王唯工科學脈診全書

Scientific Pulse Diagnosis

| 精裝典藏書盒版 |

美國約翰霍普金斯大學生物物理博士
王唯工
美國加州柏克萊大學電機工程博士
王晉中
著

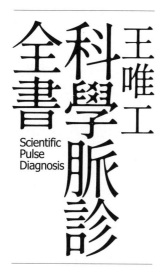

最深的感謝

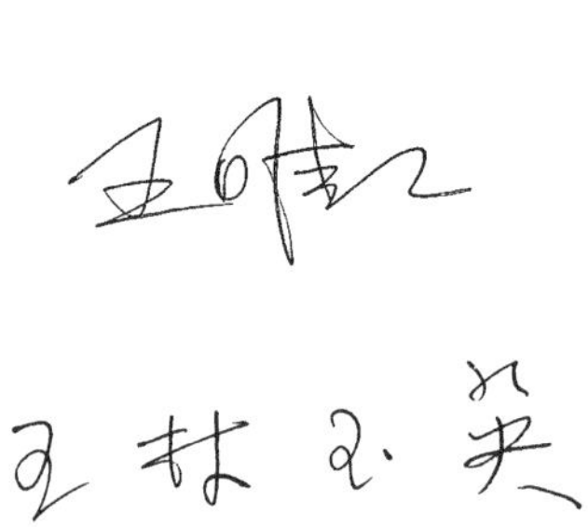

首先要感謝所有的親朋好友和讀者們！

一九六九年，我的先生王唯工在美國約翰霍浦金斯大學念生物物理，有一次他來馬里蘭大學看我，那天下著雨，他幫我撐傘，迎面來了一位從超市出來推著菜籃車又撐著傘的美國老婦人；忽然一陣大風把老婦人的傘吹翻了，他立刻把傘放在地上，去幫助那老婦人把傘修好。我看到他這樣，當時深為他的愛心感動，後來漸漸明白這事是他一生從未改變的個性寫照：當他決定要做的事，一定全力以赴，只看到他要努力的標的，不僅看不到身邊的人，連他自己都忘記了！

我們成長的年代是中華文化仍然衰落的時代，中華民族被視為東亞病夫，是以他把復興中華文化及振興中醫當做他義不容辭的志業，終其一生努力不懈。甚至在罹癌後那最後兩年多的時日還抱病完成了兩本書。他是屬於中華民族的！

二〇一七年十月，他安息了，但是他的孩子、學生、孩子們的朋友和讀者們還在繼續努力！

各位親愛的親朋好友、學生們和熱愛他的讀者們！我代表他向你們致上最深的感謝，因為在他奮鬥的過程，你們都曾在精神上或實質上給予他很多的支持和鼓勵，我們永遠不會忘記的！

合訂序

從科學脈診出發，進行日常健康管理

王晉中

二〇二〇的春天才到，就迎來了新冠病毒肆虐全球，各地疫情一波又一波，看著感染和死亡人數日益攀升，全球生物醫學研究人員無不日以繼夜的努力研發疫苗和特效藥，突然間發現，即使在這個我們以為很發達的科學時代，面對突如其來的傳染病威脅，人類還是如此的不堪一擊。

今年春節的時候，疫情在中國大陸爆發，當時一些朋友問我：「如果王教授還在世，他會有什麼建議？」一時之間，千頭萬緒湧上心頭。從目前諸多已發表的學術論文數據顯示，在沒有疫苗及特效藥的狀況下，新冠肺炎患者靠的是自身的自癒能力，所以這次新冠病毒是一次對人類健康程度的殘酷篩選，特別是免疫系統，或是大家喜歡掛在嘴邊的免疫力的考驗，很多健康的感染者都只是輕症或無症狀，而重症或更嚴重的患者則多數患有慢性病或是年老體衰。

健康身體的重要性，在新冠病毒疫情下再次被提醒，面對可能不斷變異的病毒，保持自己的健康成為最有效的預防方式，而如何能簡單有效的在日常生活中照護自己最重要的健康，一直是爸爸多年來努力的方向：從科學脈診出發，以中醫的智慧對上焦（頸）、中焦（肺）、下焦（腎）進行日常健康管理，讓每個人都能為自己的健康負責。

過去兩年裡，姊姊和妹妹也都辭去原本優渥的工作，一起為爸爸的遺願努力。在我們的努力之下，脈診技術已經可以與穿戴結合，運用現有的健康手環手錶為取脈的工具，並且也研發出了直接使用手機鏡頭的把脈技術，再結合上姊姊妹妹把上中下焦健康管理方案進一步的細化與優化，我們有信心將書中的健康知識以現代科技更直接的帶到所有人的日常，完成爸爸以科學脈診照護每一個人的心願。

目錄 Contents

【輯二・以頸為鑰】

【輯三・以肺為宗】

【輯四・以腎為基】

PART 3

解析篇 氣功也可以由數學推論 591

PART 4

實練篇 修煉內功與腎氣的動作 645

輯一

以脈為師

科學解讀脈波曲線，以脈診分析治未病

了解致病之因，才能有效治未病！
本輯追逐著脈象的變化為綱，圍繞著《傷寒論》為本；將脈診導航三十年的經驗與讀者分享，包括對中醫理論的新詮釋、中藥方的療效分析、如何建立中醫的定位系統等，逐步建構出中醫學現代化的框架。

PART 3

中醫看老化與濕

PART 4

健康之道

自序

導航無病無痛的人生

王唯工

有人說：「人生七十才開始。」

人活到了七十歲，雖然增長了知識，但是永遠跟不上時代的進步，好像看盡了世上風情，但是總也發現新事物。

七十歲終究是人生的一個大跨步，也該把自己七十年來向地球拿的，或是別人給的，做些回報。

七十歲，已是人生的冬天了。春耕、夏耘、秋收、冬藏，藏些什麼？藏在哪裡？由這本書開始，我們討論實際的問題，講求如何運作，希望把七十年來學習的心得，養生的體會，藏在大家的腦子裡，藏在中華的文化裡，藏在世界的文明中。

《傷寒論》是中醫討論實際應用的專書，雖然是承繼《內經》的理論，但是注重應用。書名叫《傷寒論》，表明是討論病毒感染如何應對之專書。其實此書作者認為所有的病都由傷寒而來，六淫中，寒邪最為惡毒。

本書就延續著《傷寒論》的思路，說明一個人如何從健康的「中和」生理狀態，逐漸發生病變。這個「中和」生理狀態要如何給與，其操作型定義，中醫對病徵、病情又該用什麼客觀的指標來衡量或界定？

《內經》指示了大部分中醫的基礎理論，其中很多見解，經過兩千年至今仍是屹立不搖。這對一個科學著作而言，是絕無僅有的。但是從《傷寒論》以降，中醫之發展始終沒有與時俱進，沒有建立客觀的指標與精確的定位。

如果我們不能為「中和」做精確定位，又怎能為疾病造成的偏性定位，更不要說對藥物、方劑、針灸、推拿等治療工具定位。

如何建立中醫的定位系統是我們著力的重點，也是過去多年研發的核心。

一旦這個定位系統建立了，精緻化了，所有的疾病就可以由此定位系統做出精準的診斷，而治療也就可以逆向工程的思維，將當下已偏離正道的、不健康的狀態，利用各種中醫、西醫的手段，將之導航回去。

關於中醫未來的發展，在內聖的範疇，我們希望提升物理治療之綜合應用，例如把推拿、按摩等，也能像中醫處方一樣，開發出君、臣、佐、使。由定位系統引導，像巡弋飛彈一樣，發揮最精準打擊病魔的力量。

在外王的方向，我們希望這個定位系統引導著全村、全縣、全省、全世界的百姓，都來享受這個便宜、不痛苦又高效率的第一線健康防衛體系，為世上的每個人導航一個無病無痛之人生。

【輯一】

PART 1

脈診、脈診儀與治未病

經由過去三十年的中醫藥研究過程，
用脈診來偵測人的健康狀態，以及藥物對脈波的影響，
透過儀器，可以更清晰準確地指出如何「治未病」。

PART 1

1

脈診分析治未病

在現代醫學的發展中，預防醫學愈來愈受重視。觀察疾病之發展過程，就像我們開車上路一樣，正常的身體宛如開在康莊大道上，一切都很順遂；但如果開錯了路，脫離了康莊大道，那麼路就愈來愈窄，路面也愈來愈差，最後，必定是無路可走了。

何謂治未病

在人生的健康之路上，主幹道只有一條，但卻有許多千奇百怪的岔路，一旦不知不覺開進了一條岔路，開愈久，離健康之路就愈遠；接下來，所遇見的歧路愈來愈多，岔路也愈變愈窄。

在分析病症時，各種病況、病情，千奇百怪。有外感的、有內生的、有急性的、有慢性的……不可勝數，而又相互糾結。

現代醫學研究以各種數據做分析研判。例如血液中的各種成分，骨頭的正確大小、長度、位置，以及器官之形狀、外觀、內視等。這些指標固然能指出已「誤入歧途」，但是真正的「康莊大道」是什麼？仍然令人迷惑。

我們研究血液和各種體液成分之變化，以及該變化與可能疾病間的關係、各個器位之變形破損等等，可能就是目前預防醫學所能做的主要工作了。一般的健檢，也是以血液檢查、影像內視鏡等為主要項目。

事實上，中醫也標榜治未病。中醫以傳統的四診——望、聞、問、切，自認可以在大病發生之前，提出預警。

所以，簡單地說，「預防醫學」就是希望能治未病的醫療。當我們一旦偏離了健康大道，就盡快提出警告，讓我們「實迷途其未遠」，及早重新回到健康之大道。而且，也因為離開大道未遠，只要採用一些溫和的手段和方法，就能把我們引導回到健康之道。

健康是什麼

要治未病，就得先定義什麼是病，什麼是健康。

在之前的書中曾討論過：西方醫學之健康，是以各種儀器及標準值來定義，所以去做健檢，總是要做血液、尿液等一般生化檢查，或再加上X光影像、核磁共振影像、正子發射成像及各種內視鏡等等。但如果檢查後異常，就已經是器質性的變化。這些不是病的原因，而可能已是病的結果，造成了血液化學成分改變和器官結構之變化。

這些變化由何而來？追求這些變化的源頭，就是現代預防醫學追求的方向，希望一步步向上推進，雖然進展緩慢，但是愚公移山，總是日有進步。所以西方醫學有原則、有方向、有步驟，一步一腳印，逐漸向前。

反觀中醫呢？**中醫對健康的定義非常簡潔，就是「致中和」，以達陰平陽秘，氣血平和。**

但是說來簡單，自從《內經》舉起這面大旗並指導了許多原則，經過幾千年後，我們仍沒有任何儀器可以客觀告訴我們「致中和」是什麼狀態。這條健康大道究竟長得什麼樣子。在各位醫聖藥賢的著作中，我們不是霧裡看花，就是鏡花水月。不僅看不真切，而且更常常像李白一樣，為追求水中明月而喪命。

這千年來的中西醫發展，就是典型的龜兔賽跑。三千年前中醫就有了氣血循環的理論，有了《內經》、《傷寒論》等經典，西方直到四、五百年前才知道血液循環。而中醫在過去數千年歷史中，似乎每隔五百年就出現一位神醫，但由現代的觀察來看，不過是把《內經》及《傷寒論》其中一部分，再次演繹與放大應用而已。

不論是養陰、脾土、下法、溫病等，都沒有超出原來《內經》及《傷寒論》的內容；而因為長期的人體驗證，只在方、藥上有了明確的進展，留下許多名方至今。以致今日發展中醫，兩岸都以方、藥當做主軸。重藥輕醫，似乎已成共識。

直覺上病得愈重，愈容易偵察，最容易分辨應是活人與死人。其實這也不是那麼明確。由於人工輔助器材不斷進步，死亡的定義由心臟的停止跳動，改進到腦幹反射功能消失。如何鑑定心死或腦死，也變得愈來愈困難，人工心臟、心臟移植、人工心肺機等，都一再延長了原生心臟死亡後，人仍能繼續活下去的可能。而腦死的判斷更是複雜，因為腦是一個大器官，可以一小部分、一小部分的慢慢死。究竟腦子的各部分死到什麼程度叫做死？

這裡我們不想再為辨別生死討論下去。只是想表達，在疾病的診斷上，即使是生與死這麼黑白分明的議題，也可以糾纏不清。

不過，分辨將死之人與健康之人似乎不是那麼困難。沒有力氣了，走不動了，不能講話，或是昏迷不醒了，這些都是表面現象。究竟是否要死了，至今仍沒有很明確的指標可分辨，也因此那本《能預知死亡的貓》才能成為暢銷書，引起多少人的好奇。因為貓比人強，居然能預測人之將死。

生病的方法千萬種，就像鄉間的小路一樣，不斷分岔，又不斷連結，只要一離開了健康大道，千奇百怪的崎嶇道路會將病人帶到不同的小路，而最後走到絕路。

西方醫學認真地研究著各種小路，像早年在非洲大陸探險一樣，試著在每條路上加上路標，找到特殊的風土人情，也希望知道這條路由哪裡來，通到哪裡去，離絕路還有多遠，用什麼方法可以回到大路。於是，檢查的項目愈來愈多，診斷愈來愈困難，當然花費也就愈來愈大，如今已經沒多少人看得起重病，造成各國的公共衛生體系都瀕臨破產。

也該是兔子醒來的時候

過去三十年的中醫藥研究過程，我們用脈診來偵測人的健康狀態和藥物對脈波的影響。在觀察數萬人的脈診分析之後，我們有了一些心得，今天將此心得與大家分享，也希望大家一起來叫醒這隻睡、睡、睡、睡、睡，跑一下，又睡、睡、睡、睡、睡了幾千年的兔子。叫牠該起身努力跑了，不能再睡了，不僅為了華人，也是為了世上的每個人。

《傷寒論》是醫書，也是方書。《內經》記載的多是指導性原則，而《傷寒論》是中醫治病之操作手冊。以往我們的書中，比較著重在認識《內經》，這本書則以務實的精神，以《傷寒論》為核心，直指中醫應用之道。

PART 1

2 從脈診重新詮釋傷寒論

《傷寒論》第一、第二主要討論脈診的原理，這部分配合脈診儀的研發，已在過去出版的書中，做過許多的討論了。這次就從《註解傷寒論》卷二探討〈傷寒例第三〉。

陰陽大論云：春氣溫和，夏氣暑熱，秋氣清涼，冬氣冷冽，此則四時正氣之序也。

春夏為陽，春溫夏熱者，陽之動，始於溫，盛於暑故也；秋冬為陰，秋涼而冬寒者，以陰之動，始於清，盛於寒故也。

冬時嚴寒，萬類深藏，君子固密，則不傷於寒。觸冒之者，乃名傷寒耳。

冬三月純陰用事，陽乃伏藏，水冰地坼，寒氣嚴凝，當是之時，善攝生者，出處固密，去寒就溫，則不傷於寒。其涉寒冷、觸冒霜雪為病者，謂之傷寒也。

傷風的典故

我們常把感冒說成傷風，可能出於兩個典故。

一則源於《內經》：「**風為百病之長。**」認為所有的病皆由風開始。所以在庶民文化中，認為所有剛開始的小病，都叫傷風。即有點小毛病，只是表之病尚未入裡的意思。另一則在《註解傷寒論・傷寒例》中說明得很清楚，更進一步點出四時之邪氣，乃致病之因。

是以春傷於風，夏必飧泄；夏傷於暑，秋必痎瘧；秋傷於濕，冬必咳嗽；冬傷於寒，春必病溫。此必然之道，可不審明之。

當春之時，風氣大行，春傷於風，風氣通於肝，肝以春適王，風雖入之，不能即發，至夏肝衰，然後始動，風淫末疾，則當發於四肢。夏以陽氣外盛，風不能外發，故攻內而為飧泄，飧泄者，下利米谷不化，而色黃。當秋之時，濕氣大行。秋傷於濕，濕則干於肺，肺以秋適王，濕雖入之，不能即發，至冬肺衰，然後濕始動也，雨淫腹疾，則當發為下利。冬以陽氣內固，濕氣不能下行，故上逆而為咳嗽。

在《氣的樂章》中，我們解釋了四季脈——春弦、夏洪、秋毛、冬石——的道理，再來複習一下。前面這段的內容是說：

春天接在冬天之後，天氣漸暖，春風吹拂，人漸漸少著衣物，原來循環在冬天以灌注內臟為主，到風和日暖百花開的春天，就開始由裡（腎為最裡）向外分配，其間經過肝膽（半表半裡），這就是春脈弦的道理。在身體表部之皮膚（腠理）將開未開之時，體表部之循環逐漸打開之際，脈之穩定度不足，本就是風的症狀。在衣著減少，春風吹拂，乍暖還寒時節，這些忽冷忽熱就造成風淫，而侵入肝。但此時肝脈正旺，即使受了些邪氣（風淫）也不會發作。

夏天肝脈衰，風淫才開始發作。本由肝受的風淫應發作於四肢（肝主筋，其華在爪），但因夏天之脈洪，所以陽氣在外表現最強，無法向四肢發作，反而向內產生瀉的狀況，但這不是外邪（細菌或其他病原）造成的拉肚子，只是米穀消化不良而產生的黃色大便（並不是紅色、白色的痢疾症狀）。

秋天濕氣重，為濕所傷，濕藏肺中，但因秋天正是肺最適合的時節，所以要等到冬天，肺氣衰後才發病，下雨天就拉肚子。

冬天時陽氣在內臟固守，即腎氣旺，固守下焦，因此濕氣無法往下，轉而向上逆行，造成咳嗽。冬天受病毒感染，抵抗力低下；到了春天，則因細菌增加而易罹患傳染病。

《傷寒論》特別強調四時正氣，春暖、夏熱、秋涼、冬冷為四時之正氣。而春風、夏暑、秋濕、冬寒乃四時之邪氣（六淫即為風、濕、暑、寒、加上熱化之火及津液不足之燥），是四時可能生病的氣候因素。

脈診發現與驗證

在過去三十年的研究中，不論由實驗的觀察或歷史之考據，都一再印證：脈學是中醫的核心知識，中醫之發展，一直纏繞著脈學而進步。

我們在此以對脈診的了解，來詮釋一些《內經》和《傷寒論》的理論及實務。

風為百病之長

風是百病之起始點，又說寒之為害最烈。這其間有矛盾嗎？

讓我們先了解風是什麼。《內經．素問．風論篇》提到「**風者善行而數變**」，表示風是不穩定的。在《氣的大合唱》書中已對風有詳細分析，此處只強調：不論內風或外風，「善行而數變」都是主要特徵。

春天的氣候乍暖還寒，容易有外風；體內之循環，也由最裡之腎氣為主，改變為半表半裡的肝膽為主，因此腠理開開闔闔也是風的性質，容易為外風所乘，而使風邪進入體內。這是《傷寒論》對風的見解。

以脈診偵測「風」、「寒」

我們利用脈診儀診斷後，發現並證明：當某個組織器官缺血，而大多又是缺氧的時候，就出現脈波不穩的現象。這正是「善行而數變」——風的表現。

因為血液的最大任務，是攜帶氧氣輸送到各組織器官，並帶走二氧化碳及廢物，所以由缺氧來了解風之成因，也就不離譜了。在「風為百病之長」的指導下，認為所有的病因都是「缺氧」、「都是缺氧惹的病」。哪裡缺氧，哪裡就沒有正氣，也就是沒有抗抵力。因此，缺氧之所在，就是將要生病之所在。

脈診的第一大功能就是可以診斷風邪所在之經絡，加上望診與觸診，更能進而確定風邪躲在哪個穴道。這裡不僅是病之所繫，也是不通則痛的痛點，更是最好的阿是穴註。

四時之氣，傷寒最成殺厲

在脈診儀研發初期，我們很快就發現有一脈象很特別，可以說是身體不適之人所共有脈象中最多的一種。經過了二十幾年的反覆驗證，我們特別命名此脈為天字**第一脈——傷寒脈**。

此脈象共同的特徵，就是均感染了病毒性傳染病（時行疫氣），在我們接觸過的病人中，不論是各類型感冒（傷寒）、各類肝炎，甚至甲狀腺不正常等等，都擁有相同的脈象，那就是第三諧波（脾）、第六諧波（膽）、第九諧波（三焦）都較平人（無病之人）來得低很多，而第四諧波（肺）及第七諧波（膀胱）就相對變大。

註：特殊的壓痛點，沒有固定位置，適度刺激，疏通阻滯，可減輕體內疼痛。孫思邈中醫學著作《千金要方》：「吳、蜀多行灸法，有阿是之法，言人有病痛，即令捏其上，若果當其處，不問孔穴，即得便快或痛處，即云阿是。灸刺皆驗，故曰阿是穴也。」

依據我們對脈診的了解，三、六、九諧波為營衛之氣，出入表裡之管道（請參看《氣的大合唱》及《氣的樂章》），更是身體抵抗力的表現。病毒入侵時，首先摧毀身體之抵抗力，而身體在抵抗不及的情況下，只能固守中樞，將大軍調回第四、第七諧波（中焦膀胱經），固守心肺等最重要的器官，以待身體的免疫系統調兵增援，發揮作用。此過程大約需要兩週，進而將來犯病毒擊潰。但有少數病人，因為免疫上的缺陷，無法產生最有效之抗體，於是就演變為慢性肝炎等慢性疾病，長期與病毒共存共舞。

寒毒誘發溫病

陰寒為病，最為肅殺毒厲之氣，中而即病者，名曰傷寒；不即病者，寒毒藏於肌膚，至春變為溫病，至夏變為暑病。暑病者，熱極重於溫也。

內經曰：「先夏至日為溫病，後夏至日為暑病，溫暑之病，本傷於寒而得之，故太醫均謂之傷寒也。」

是以辛苦之人，春夏多溫熱病，皆由冬時觸寒所致，非時行之氣也。

在這段論述中，我們對「**寒毒藏於肌膚，至春變為溫病**」最感興趣。在《氣的樂章》及《氣的大合唱》二書中，我們從症狀、用藥等方向判斷，所謂「溫病」應是細菌性的傳染病，而一些寒涼解毒之藥，如同抗生素一樣是抗菌藥物。

傷寒可以誘發溫病，如果更嚴重，可為熱病。感染病毒之同時，又感染細菌，也是常有的例子，且會變成重大疾病。

《氣的樂章》中提到，在病毒攻擊下，人體的抵抗力被抑制，所以原來在身體內的細菌就猖狂了起來。有些學者反對醫生濫用抗生素治療感冒，認為抗生素無法壓抑病毒，亂開抗生素不但沒有療效，反而容易產生抗藥性。但為什麼醫生還是為感冒（傷寒）的病人開抗生素呢？理由很簡單，因為可以立即改善咽痛、喉腫，甚至咳嗽、流鼻涕等症狀。

為何會得到改善呢？因為我們肌膚之中，血液循環不好的所在，潛伏著大量細菌。而且建築了堡壘，一旦受了春風，受了夏暑，受了秋濕或冬寒（此寒不必是傷寒），由於局部抵抗力低下，細菌就能在局部活躍起來，造成小範圍的發作，這也就是一般的感冒。這種感冒使用抗生素就有明確的抑制效果。

在避免濫用抗生素的前提下，中醫則用杏蘇散、桑杏湯、香薷飲、新加香薷飲、藿香正氣散等溫和的方劑治療，這些藥方對於局部性受淫邪，也是不錯的選擇。

如音樂般的諧波

身體的器官與心臟一起搏動，產生共振，此作用將能量輸送到全身。共振初始於心臟是為基頻，接著由低向高延伸出不同但有規律的頻率，有如音樂的諧波。

脈診則是透過科學儀器測量出各經絡的血壓波形數值，經電腦分析後，可得知各經絡的狀態，也就是氣的強弱；與標準值相比較，即可顯示出各種指標，精準地指出身體不健康之處。

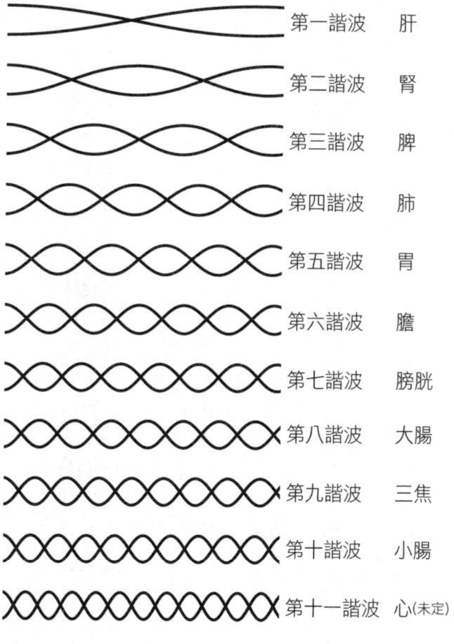

波形	諧波	經絡
	第一諧波	肝
	第二諧波	腎
	第三諧波	脾
	第四諧波	肺
	第五諧波	胃
	第六諧波	膽
	第七諧波	膀胱
	第八諧波	大腸
	第九諧波	三焦
	第十諧波	小腸
	第十一諧波	心 (未定)

◀ 人體的共振頻率與各經絡的對應關係圖

PART 1

3

重大發現：外傷雜病處亦風邪共舞處

現代人在沒有任何傷寒或感冒的明顯症狀時，百分之九十以上的人都在第三、第六、第九諧波有風之情況。還有更嚴重的是，這三個諧波分配的能量變少，當然也會造成抵抗力降低。

經過長時間觀察，並由解剖及經絡分析，發現不只是第三、第六、第九諧波，第十諧波也常一併發生相同現象，而第六與第九諧波都經過耳垂後方的脖子部位，如果用手摸脖子兩側，膽經及三焦經循行之部位，就會發現脖子歪了，造成第六、第九及第十諧波風之發生，同時能量分配隨之低下，第三諧波也因為第三、第六、第九諧波互為一：二：三之相生關係，而一同被壓抑。

這種脖子歪斜的現象，在現代可以說太普遍了。尤其是坐辦公桌的人，整天不是盯著電腦螢幕，就是低頭看文件或擬文書，造成固定脖子的肌肉過度疲乏，無法支撐頭部重量，讓脖子維持直立的狀態。

這個病態姿勢降低了抵抗力，也就是增加病毒可乘之機。由於現代人很少轉動脖子，血液循環自然不好，於是成為雜病叢生的所在。

當我們更努力在脖子上探究，很快發現脖子部分的膀胱經也常有硬塊，此硬塊可由左右膀胱經，延伸到督脈，形成一個一元、甚至五十元銅板大小的硬塊，而這個大硬塊更可能附著在頸椎，造成頸椎的病變。頸椎下面是延腦，血壓心跳之控制中樞，此處如有病變，就可能誘發心律不整、血壓下降等症狀，西醫因為無法由心臟找到病因，而不知此病如何發生。

再進而由膀胱經之重要性推論：由此硬塊或結節，可以產生更多的瘀積，甚至結成微小的血塊，順著膀胱經向肺部流下。經過各內臟的腧穴，就有可能造成內臟中之血栓，誘發冠心病或糖尿病。而對腦部及肺部血液循環的妨害，也可能誘發高血壓。

我們進一步觀察頸部後，發現很多人在上焦胃經及上焦大腸經也有風之信號。在這些位置仔細觀察、觸診，又發現沿著脖子的胃經及大腸經，超過八成的人都有小結節，按下時很痛，判斷應是細菌的堡壘。如果用力按摩推拿，會產生很多痰液。這些結節應該就是風的來源。如果以按摩、指壓、推拿、點穴等手法，將此結節清除，則風的信號也就逐漸變小，進而慢慢清除。

● 由傷寒論之指導來探討

將這些發現與《傷寒論》所述「**辛苦之人，春夏多溫熱病，皆由冬時觸寒所致**」一併思索，有些心得要與大家共享。

冬天的天氣冷，**氣溫低，身體容易受寒之害，因而感染病毒**。非典型肺炎（SARS）及各種流行性感冒（病毒型）都盛行於冬季，春夏氣候溫暖時就不再流行，可印證張仲景兩千年前的觀察十分仔細。而傷寒之後，春夏「易得溫熱病」之說，由上述各種脈診的觀察，可以推論：**張仲景所謂的溫熱病，係細菌之感染**。此細菌利用病毒感染，降低人體抵抗力之際，乘虛而入。這些侵入的細菌，即使在病毒被體內的抗體清除之後，仍可潛伏於人體，到了春夏，就能誘發感染性的疾病。

這個現象，在現代可能更為普遍，因為抗生素的發明與濫用，使細菌漸漸產生抗藥性。細菌遇到抗生素就躲在血液循環不好的位置。頸部最容易成為細菌躲藏之處，由於現代人案牘勞形，造成頸椎不正，血液循環受阻，於是成為細菌躲藏的山寨。就像梁山泊般，聚集各路好漢，不論春風、夏暑、秋燥、冬寒，只要有六淫之幫助，就必定出來造反，打家劫舍，進而誘發各種急性之病症。細菌緩慢地在身體各部位安營紮寨的狀況，在身體任何循環不良之處都會發生。

此外，**透過脈診也發現，不論男女老少，受過外傷部位很容易成為細菌的溫床**。以我個人經驗來說，我有一身的外傷，全身都成了細菌的溫床，因而之前身體極度虛弱，在研究「氣」以後，才逐漸擺脫這些細菌的糾纏，但至今仍未清淨。

舉一個傷處自療的例子來說明，我大約三歲時玩小板凳將睪丸壓傷，其實也傷到鼠蹊部、下焦脾經的位置，但我一直不知道後者的存在。直到六十六歲時，也就是六十四年後，忽然誘發嚴重腹瀉，連拉了四天肚子，最嚴重時一天拉五、六次。大便呈黃色水液，顏色有些奇怪，下腹稍有不適，最強烈的感覺在鼠蹊部，一直覺得有股力量往小腹衝。

一週之後完全好了。原來大腿內側一直覺得有些痠痛，有個角度用不上力，這時豁然開朗。更有趣的是，這四年來一直沿著脾經往中焦，又沿著膽經、三焦經往上焦，開始感覺到一個一個痛點。過去復健多年仍舊歪斜的脖子逐漸變正。同時，牽動手臂也常發痠，而將原來藏在手臂三焦經、大腸經及小腸經中的瘀漸漸化解排除。這是一個緩慢而漸進的復健過程，至今仍在進行之中。

用脈診儀診斷，可以找到許多陳年舊傷，甚至當事人早已忘記。只要經由經絡之風及能量之指標，就能找到受傷未癒之所在，也就是細菌躲藏之梁山泊的位置。妥善加以復健，就能改善，甚至反轉各種老化現象及慢性病。

山寨版的不腐肉身

佛教的高僧在圓寂後，一是火化後出現舍利子，二是成為未經防腐也不會腐化的肉身菩薩。腐化是細菌的傑作，身體不會腐化，表示已將身上寄生各種會腐蝕身體、吃肉的惡菌都清除乾淨。也就是因為修煉的成功，將這些由傷寒引入身體的細菌山寨，或是外傷引起的細菌梁山泊，都清剿了，才能成就肉身菩薩。

曾在發現（Discovery）頻道看過一個介紹日本肉身菩薩的節目，應說是日本人山寨版的肉身菩薩。

在日本，和尚是一種職業，以幫人念經、做法事賺取生活費，平時喝酒吃肉，也容許娶妻生子。他們不吃素，腸道中的食肉菌不可能清除乾淨註。再加上不守清規，不打坐，也不練功，又怎能將身上惡菌清除乾淨呢？

註：吃素的人，腸中細菌也是吃素的長得好。如果愛吃肉，腸中細菌就多是吃肉的，一旦人死，無飲食中的肉可吃，細菌就開始吃寄主的腸子維生。

這個節目內容敘述一個人（不一定是和尚）下決心要成為肉身菩薩，第一步要少吃食物，第二步每天服食砒霜（毒物），由少量開始逐漸增量，第三步盡量減少活動。由於吃得少，又吃砒霜，不僅殺了身上的細菌，同時也殺了腸道中所有的細菌，一定會消化不良而體力不濟。連續服食三、五個月後，皮膚變白，形體消瘦。此時若自然餓死或中毒死，身體就不會腐化，而成為肉身菩薩。

看完這個故事，大家對細菌與我們共生、共舞的事實，一定有了更深的認識。**張仲景提出傷寒雜病，後來與溫病結合，統稱「內傷雜病」；而脈診儀在這方面的最大發現，是「外傷雜病」**。急性的內傷雜病，因為姿勢不正（脖子是重點）及外傷而產生熱點，成就了細菌與我們共生共舞的溫床；今日抗生素之濫用，更加重了這個趨勢，使外傷雜病成為健康殺手與各種慢性病的源頭。

PART 1

4 中焦、肺脈與肺臟

在診脈中發現：在上焦之病，脖子是主角；而中焦之病，肺是主角。

三焦為水道，肺為主管

中醫古籍對肺的解析有以下說法：由生理功能看，肺主氣，司呼吸，主宣肅，通調水道，外合皮毛，開竅於鼻；又以其生理特性分析，肺為五臟中之嬌臟，不耐寒熱，為全身之藩籬，出入之要衝，臟腑之華蓋。

在脈診研究中，對於經絡定位上最大的發現是：**肺脈為中焦之主頻**。所有在脖子以下、肚臍以上的血管中，都有第四諧波之共振頻。因此，身體這個部位若是生病、受傷，都要配合第四諧波來觀察。

肺主氣，司呼吸。此處之氣，應為宗氣，也就是血中之含氧量。有些人心臟很好，但因肺功能不好，無法經由呼吸將足夠的氧氣溶入血液，即使血液都能送達五臟六腑，但血中之含氧量不足，與心臟無力並沒有很大差別。

肺主宣肅。這是個有趣的功能，其實應與通調水道、外合皮毛一起分析。

肺合皮毛。不止在脈之分配有此特性，在功能上也有相同特性。

當我們在研究高血壓的用藥時，就發現ACEI（Angiotensin Converting Enzyme Inhibitors，血管收縮素轉換酶抑制劑）能降血壓，此藥的藥理為降低周邊血管（皮毛）之阻力，脈診則為肺脈（第四諧波）增加。當我們研究ARB（Angiotensin Receptor Blocker，血管收縮素接受體阻斷劑）也得到相同的結果。而這兩種藥都是目前西藥中最優良的降血壓藥，都有增強肺脈的功能。也有報告指出，有些病人服用這兩種藥，可能治好高血壓，而不必繼續服藥；甚至還有報告指出，有些糖尿病患也能大幅改善症狀。這與我們所知：肺部虛弱是高血壓及糖尿病的致病因子，不謀而合。

由脈診來看，肺合皮毛是合理的，而由功能來看呢？

肺司呼吸。其實皮膚也會呼吸，只是效率沒有肺泡高，面積沒有肺泡大。肺的另一功能是散熱。身體散熱有兩個主要管道，一個是由皮膚分泌汗液，再由汗液的揮發，帶走熱量；而另一要角就是肺的呼氣，隨著呼氣，將大量水氣、蒸氣帶出體外。我們看到有些動物，例如狗，因為汗腺不發達，天氣熱，就以喘息來呼出熱氣。因此，肺司呼吸亦合理。

通調水道呢？在《氣的樂章》及《氣的大合唱》書中，我們曾解釋三焦經為全身之腠理，也就是真皮附近的一層血管層，與心包經互為表裡。《內經》中說三焦經是水道，所以許多過去的解釋就不夠清晰。

水道是什麼？我們在前書已明確指出水道就是汗腺。

那麼通調水道的肺經，與身為水道的三焦經，兩者功能如何分辨呢？

這個問題看似複雜，其實簡單。先打個比方，水道是送水的，因為三焦經即全身汗腺所在之處，所以就是水道，像是河道之本身就是送水的通道。而通調水道的肺經，是管理河道、決定將水放出或留在河道中的管理員。三焦經能量充足，河道中的水就充足，但水雖充足並不會自行流出，仍要由肺經決定是否打開水門，讓水流出去。

這個題目，如果用中藥材的麻黃與桂枝來說明就更清楚了。

在我們使用麻黃做老鼠實驗時，的確增加入肺之振幅，但同時老鼠口鼻大量生成黏液，一不小心就將老鼠淹死；如果使用桂枝來做實驗，則幾乎量不到脈波的頻譜改變。再看一下中藥書中之記載：

麻黃：解熱，發汗，鬆弛支氣管平滑肌，強心升壓，興奮中樞神經。味辛，微苦，溫，歸肺、膀胱經。

桂枝：解熱，鎮痛，溫通經脈，助陽化氣。味辛，甘溫，歸心、肺、膀胱經。

麻黃能升壓，但不歸心經。因為其升壓，不是由心臟之血液供給增加，而是經由中樞神經；其發汗及鬆弛支氣管平滑肌，也是透過神經系統。麻黃入肺經之功能，包含打開肝腺之水門，讓汗流出去，這與老鼠口鼻充滿黏液（因為汗腺不發達）有一致性。

而桂枝歸心經，又助陽化氣，為何血壓不升？反而是溫通經脈。由老鼠實驗看不到脈波的頻譜改變，可以知道其脈波頻譜之改變，應是第八諧波（大腸經）以上頻率有較大變化，因為老鼠的經絡只到第七諧波（膀胱經）。且由溫通經脈、助陽化氣之功能，就能判定桂枝是入三焦經。因三焦經遍走全身之陽氣，可以疏通各經絡，助陽化氣。

在解釋麻黃與桂枝相需時，中藥學教科書總是說桂枝將水液送到皮膚，而麻黃將水液由汗腺排出，兩物相輔相成。經過以上說明後，更可以理解麻黃以入肺經為主，而桂枝以入三焦經為主。桂枝經由走三焦經將水充滿，麻黃則由肺經之管控，將水放出來。

而**主宣肅**在此也就不難理解了。宣就是散熱、出汗，肅就是不散熱、不出汗，表示肺還管理散熱與出汗之意也。

肺為要衝、為華蓋，最易受侵犯

肺脈與整個中焦皆有關。由於所有重要內臟大都在中焦，因而所有內臟的病變都與肺脈有關，進而也與肺相關。

肺掌管全身之散熱、出汗，所以是全身之藩籬；也是身體呼氣、吸氣時，對外出入最多也最重要的管道。而且肺竅開於鼻，由鼻、咽喉、氣管到肺，正是呼吸的主要管道，出入之要衝。

稱肺為臟腑之華蓋，是非常有意義的。**原因之一，在第四諧波掌管的中焦，肺位置最高，又像車頂一樣打開，故稱其為華蓋。**

但是這個華蓋為什麼最容易生病，其中至少有兩重意義。一是出入之要衝，所有空氣中的病原、汙染物，都先進入肺，其開竅之鼻更是要衝中之要衝，最先受到傷害，而且鼻子除了與肺直接相連，也和上焦的所有經絡都有關。

這個設計，原本可能是為了加強鼻子的供血，但是也有巨大缺陷，如果脖子出了任何差錯，都會引起鼻子的病變。鼻病易得難治，尤其是慢性鼻炎，現在已成為患者最多的慢性病。

原因之二，**是肺在中焦的最上端又分成多葉，這也就是華蓋的象形意義**。

在肺中的血液循環有肺循環及體循環兩個系統，分別由左、右心室供血，這兩個系統要時時保持平衡，心肺系統的運行才不會出差錯。

肺在中焦最高處，要維持肺循環及體循環間的平衡，但當我們站立與坐著時，肺的上半部因血壓不足，血液無法達到高處，經常處在缺血狀態。（請參看《氣血的旋律》）

以脈診儀做診斷的結果顯示，中焦最容易發生風的位置，在肺部上三分之一的

部位。此部位因血液分布不均，只要受傷，很容易留下長久的瘀塊，於是就成了外傷雜病的源頭，造成高血壓、胃病、糖尿病等各種慢性病。即使沒有外傷，由急性傷寒引起的慢性傷寒，也可依照傷寒由表傳裡的過程，逐漸進犯身體核心。

這個位置的血液循環，在站與坐時皆不易到達。所以我們生病時躺下，睡覺時躺平，都能增加此部位的血液供應，進而提升肺部功能，增加氧氣之吸收及廢物之排除。

現代人的肺有如吸塵器

現代人的肺臟更是辛苦，空氣汙染讓肺成了吸塵器，無論是抽菸的自我汙染，或被迫吸入二手菸、油煙、灰渣、霾害等，一旦進到肺中就很難清除。

在脈診時，只要看到肺氣嚴重不足，而心、腎並不虛弱的人，就幾乎可斷定有抽菸的習慣。

抽菸的人以為只要戒了菸，就能立刻恢復健康，其實不然。我們做了一個大略的估計，抽菸十年，至少要戒菸八年，才能恢復至抽菸前約八成的健康。有人一聽要花這麼久時間復健，也只能部分恢復健康，就認為「那戒菸又有何用？」。

這麼想就大錯特錯了。現在不戒，肺功能就只剩六成。戒菸後，至少不至於繼續惡化，雖然恢復速度緩慢，但總是有在改進，至少可以由六成恢復到八成；如果繼續抽下去，肺功能就只剩下四成、三成。要知道肺氣腫的病人，面臨的是慢性窒息，死亡過程可是非常痛苦的。

前一陣子在大陸診測了許多同胞的脈，發現肺脈比平均質低。很多女性同胞在辦公室飽受二手菸之汙染，肺氣非常虛弱。她們表示，開會時室內經常煙霧迷漫，連坐在桌子對面的人也看不清，可見大陸抽菸人口之多。

想要強國必先強種，如果抽菸這種習慣繼續流行，空氣汙染也不防治，只顧推行城市化政策，只怕經濟還沒搞好，反而讓原本在鄉間呼吸新鮮空氣的農民，也一併汙染了。身體不健康，擁有金山、銀山，又有什麼意義？

◆傷風、感冒、傷寒之異

傷風一詞由《內經》而來，因風為百病之長，認為是所有疾病的開始。「傷風」應是開始生病之意，因為鼻、咽等呼吸道的疾病是最為常見之初病，於是鼻、咽等呼吸道開始生病，就習用傷風一詞。

感冒一詞最早出現在北宋，本為「感冒風邪」，其間之演變甚為有趣。南宋時的館閣，相當於今日的國家圖書館，為防止有人偷書，有值夜班的規定，而請病假的官員總是以「腹肚不安」為由。後來大學士陳鵠就提出「感風簿」與「害肚歷」，來消遣這些請假簿上的理由。到了清朝，「感風簿」演變成了「感冒假」，也就是請病假最常用的理由。

感冒一詞，直譯應是所感之風已經冒出來。近代詞彙常說到對某人、某事很感冒，也是此意的延伸，有「冒出不滿或不高興」之感的意思。

而**傷寒**也出自《內經》，《傷寒論》將其定義更為明確，本是冬天為寒冷所傷之意，西方有catch a cold，也是傷寒之意，但以《傷寒論》所述之內容分析，應為廣義的病毒感染。

由上述三個名詞的簡單分析，可以知道傷風與感冒相當，傷寒則為較嚴重之病毒感染。

因為肺開竅於鼻，司呼吸，又為全身之藩籬、出入之要衝，不論傷風、感冒或傷寒，皆經常由此入侵。而肺為嬌臟，不耐寒熱，在五臟中最容易生病，肺臟之病又以傷風、感冒、傷寒為大宗，每人每年平均總有三、五次，大家也就習以為常，認為只是休息一下就會好的小病。

也就是說，五臟之病，肺病最多，且以傷風、感冒、傷寒居多，所以要選擇一項疾病來認真研究，自然非此莫屬。

經過三十年來的脈診觀察，發現傷風、傷寒（尤其是病毒感染之傷寒）是人類健康的最大殺手，更是一切慢性疾病的根源。想對健康定義有更深入的了解，一定要清楚《傷寒論》及傷寒帶來的後遺症。

PART 1

5 從桂枝湯探討中醫病毒感染治療

對於病毒感染的疾病，在此以發生最多的流行性感冒為例來探討。

先受到侵入的是小腸、大腸或是三焦經。此時病人並不會知道自己感染病毒，只有鼻塞、流鼻水、咽喉發癢等症狀，與一般感冒無異。其實大多數病毒感染，如各種病毒性出疹、腮腺炎、小兒麻痺等，其初期症狀皆與此相似，出疹等特徵總是較晚才會顯現。

膀胱經由各內臟之腧穴與內臟相連，一旦病毒侵犯到膀胱經時，自覺症狀就多了，會陸續顯現發燒、惡寒等全身性的症狀，這是一般輕微傷風、感冒比較沒有的狀況。

天字第一方：桂枝湯

不論原來有些什麼病，以脈診儀做診測，總是會測到這個傷寒脈，所以稱為天字第一脈。

傷寒脈，是病毒感染的標準脈象。供應營衛系統血液循環的第三、第六、第九諧波，受到病毒壓制而全面低下，身體失去抵抗力；且在病毒突襲之下，雖措手不及，仍將重兵快速調回，保護重要器官。這些臟腑位在中焦膀胱經，從脈上看來，就是第四、第七諧波相對上升，以增加中焦膀胱經之供血，保護最重要的器官。

對傷寒徹底了解，就可以對中醫藥思過半矣。由於這個脈最常出現，中醫師也容易以手指把脈來辨別，因此，在扁鵲發明許多診法、治法，黃帝《內經》提出完整的理論基礎，神農氏對中藥做了精細分類、將功用整理成《神農本草經》之後，接下來第一部兼容並蓄的實用性著作《傷寒論》亦應運而生。

這本書應是追逐著脈象的變化為綱而完成。流傳兩千年後，我們再以脈診儀驗證張仲景的觀察，不僅得手應心，且經常拍案叫絕，令人不得不佩服這位兩千年前的先知先覺。

對應天字第一病傷寒，《註解傷寒論》中有詳細解說的第一方就是「桂枝湯」：

桂枝湯方

桂枝，三兩、去皮、味辛熱。芍藥，三兩、味苦酸、微寒。甘草，二兩、炙、味甘平。生薑，三兩、切、味辛溫。大棗，十二枚、擘、味甘溫。

《內經》曰：「辛甘發散為陽。桂枝湯，辛甘之劑也，所以發散風邪。」

《內經》曰：「風淫所勝，平以辛，佐以苦甘，以甘緩之，以酸收之，是以桂枝為主，芍藥甘草為佐也。」

《內經》曰：「風淫於內，以甘緩之，以辛散之，是以生薑大棗為使也。」

其他如「麻黃、杏仁、薏苡仁、甘草湯」、「白虎加人參湯」、「一物瓜蒂散」

等處方，則以「見金匱要略中方」簡單帶過。

依照《內經》所述，要發散風邪，就要補充陽氣。由共振循環理論來看，風邪造成體表之供血不足，須增加高頻諧波之血液循環能量，而辛、甘味之藥物就有發散能力，可將血液送達體表，驅出風邪。《內經》認為風淫戰勝身體之衛氣而侵入，就以辛味藥來對抗，以苦味藥來輔佐，以甘味藥來調和所用之藥，並用酸味來收斂身體不需要的補償作用。

所以桂枝是主（君）藥，因為桂枝是辛甘之味。芍藥及甘草是臣藥，白芍有酸味，而甘草有甘味。

《內經》又說：風淫已進入體內，以甘味來阻止其進一步向裡推進，而以辛味藥物將其驅趕出去。

由此可看出，此方對於風邪入侵（病毒感染）有全方位考量。它並不是直接提供新武器消滅病毒，而是有如大軍作戰般，在敵人搶灘登陸，攻破最堅固的外層防衛，遭包圍時可採取的應對方法。

也就是說，桂枝湯能協助身體調兵遣將，利用身體本身內部的抵抗力——本就存在血液中之大軍，調節血液循環之再分配，達到將風淫驅逐至體外的結果。

中、西醫對病毒感染之治療差異

桂枝湯是中醫藥方之典範，也充分顯示了中、西醫學的差異。

西醫治病毒，是用干擾素一類的藥品。研究人員先由病毒入侵細胞、繁殖、自細胞內爆出、再入侵細胞的過程中，研究各個過程需要的各種原料、酵素或輔具；而干擾素就在病毒於人體內一再複製的過程，找到它所需的各種元素加以干擾。

愛滋病的治療，也是利用各種干擾藥物，干擾愛滋病毒的複製過程。先是從一種開始，接著研發出第二種、第三種新藥物，最後，這三種干擾不同複製過程的藥都漸漸失效。

於是華裔醫師何大一提出三合一療法，發現將三種藥一起使用可以增強療效。

這件事並不是什麼偉大的發明或發現，可是卻受到中、西醫界一致齊聲讚揚。

中醫界認為這是西藥之複方，西藥在向中藥靠近了。西藥商更是樂不可支，原來全都要失去市場的三種藥，每種都花了大錢去開發，眼見所有開發費用都要泡湯了，經由這三合一療法，全都起死回生，而且一起大賣。

中醫治療病毒的桂枝湯，是由調兵遣將的手段，以自身的力量為主，來克服病毒的攻擊。

《內經》以酸、苦、甘、辛、鹹五味來為藥物之作用分類。如有不足，又加上辛甘、辛苦、甘酸等綜合口味。這種分類法由今日科技水準來看，似乎並不周延，應該說是太粗糙了。更直接一點的說法，就是不科學、莫名其妙。舉個例子，如果辛甘味能增加陽氣，那麼吃甜辣椒就好了，或離譜些吃白糖炒大蒜也行嗎？甘草有甘味，桂枝也有甘味加辛味，那麼甘草與桂枝在甘味部分是否有相同功效？被指稱不科學的中醫學，究竟要怎樣說明白這件事？值得你我深思。

【輯二】

PART 2

十二經絡與健康

中醫藥的分類法雖然原始，但歷久不衰必有其道理，
後人當傳承智慧，補充而完備這個系統，
使其能與時俱進，更為現代化。

PART 2

6

完備以感官做為功能分類與定位的中醫學

在中藥藥性分類的流程中，首先要確認是有療效、可以運作的一味藥，再進行功能的分類。

中藥藥性分類的原則是五味，並且分別對應五種功能：**酸↓收，苦↓燥，甘↓補，辛↓散，鹹↓下**。

但是以五味為坐標的分類法，不是一個完備的方法。就像選定的坐標，如果用X、Y、Z坐標，X、Y、Z軸又垂直正交，那麼在三度空間的每一點都有一個，也只有一個坐標。如果X、Y、Z軸又加了W、U、V等垂直正交之軸，就成了六度坐標。

坐標定位與地址定位之差異

以門牌號碼為例，在地球上的任何一點，都可以藉由經緯度找到。例如我的辦公室在台灣、台北、南港、中研院的某一棟樓，最後再加上幾樓、幾號，一般人利用這個地址就可以找到我的辦公室。但如果透過經緯線定位，由我的辦公室與地球中心點畫一條連結線，此連結線與地球表面的接觸點就是X、Y坐標，而只需精確X、Y坐標，以及標示高度的Z坐標註，其實不需要詳細的門牌號碼，就能找到我的辦公室。

這樣看來，以地址為基準，台灣，台北，南港，研究院路，二段一二八號，物理所（或三號樓），加上幾樓，比坐標定位要複雜多了。如果地球上有兩個台灣，台灣又有三個台北，台北有四個南港……豈不是就找不到我的辦公室了？

註：在地球表面，比較適合「球坐標」，但為方便理解，簡化為X、Y、Z坐標。

所以申請國名、省名、地名、路名等，就要有龐大的數據系統，經常性的整理，才能維持由地址運作的定位系統，而且要不斷檢查是否有重複，不斷因應城鎮與道路之變化而更新。

在遠古時期，地址想必是村門口大樹左轉處第二家是阿虎的家，或是小河邊第三家是阿美的家。後來人愈聚愈多了，才開始編巷、弄、號碼，一直到今天的地址，也經過幾千年的演化。

遷往世界各地的移民，總是喜愛自己老家的名稱，例如美國就有好幾個約克鎮，但如何與英國約克鎮分別呢？於是紐約（New York）——新的約克鎮——就誕生了。

由地址與門牌號碼的演變，再回頭來看兩千多年前《內經》對中藥的分類，不就是村門口、大樹左轉處第二家，或是小河邊第三家這種分法嗎？在那個古早的年代，為數量不多的藥物做分類，古人就想出這個可以與人的味覺直接相關的方法來做功能分類。就如同古早的地址一定是用地形、地貌、大樹、小河這些視覺上的特徵來定位，兩者是同樣的道理，都是以感官做為功能分類及定位工具。

由此可知，《內經》之藥物分類學，不是不科學，而是沒有與時俱進，沒有隨著時間而演化。**所以中醫藥的問題不是在科學化，而是要現代化。**

事實上，中醫理論發展始終未超越《內經》。難怪會像「龜兔賽跑」中那隻很會跑的兔子一樣，兩、三千年前領先西方很多很多，可是西方醫學像烏龜一樣，一步一步慢慢地爬了兩、三千年之後，終於趕上並超越了這隻久睡不醒的兔子。

中醫藥理論的小宇宙

中醫藥之理論，一直在陰陽五行中打滾，滾了兩、三千年了，還沒滾出這個小池子。

陰陽五行都錯了嗎？其實就像村門口的大樹，村子邊上的小河，雖然不是最佳的路標，但在小鎮沒有建起高樓、砍掉大樹，沒有將小河加上蓋子，以通行汽車之前，的確是可以運作的。

我們在《氣的樂章》一書中就指出：陰陽五行，是正確度只有百分之七十至八十的簡化系統。所以中醫藥在應用此系統時，總是要強調有些例外，有些補充，以便將各種情況都硬塞進這個不太合身，但終究是件衣服的陰陽五行框架之中。

中醫藥不斷地在做各方面的總整理，希望把每個發現和發明都塞進陰陽五行的框架中。因而，只要找到一個例外，很容易就可以提出反證，證明其不科學。

這道理就像在蘇格拉底或亞里斯多德的年代，想要把物質與能量合而為一，塞進愛因斯坦的質能互變理論，或把宇宙間所有的作用力都塞進統一場論，是同樣的困難，甚至是莫名其妙。

反觀西方醫學發展是片面的、局部的，每一個新發現與新發明，都只要在一個很小的封閉系統內證明是對的，再逐漸擴大其用途。例如對胃的研究，首先了解胃的解剖，再了解胃壁的功能、消化液的分泌等等，如果生病，會發生哪些變化……總是一件一件來，先求真再求變。而不像中醫，總想要一步到位，直接想證明統一場論，把所有中醫藥理論都塞進陰陽五行框架中，這個做法與真正的歸納法格格不入，只能說是「硬塞法」。

這個陰陽五行的理論，備受中醫藥廣泛應用。這些兩、三千年前的原始分類，如果真是全盤錯了，哪能經過兩、三千年來的試煉，在與不斷進步的西醫競爭下，仍能存活到今天？

這個理論有一定程度的正確性，我們做為炎黃子孫該努力將其現代化，將這個以大樹、小河來定位，直接以五官感覺獲得之信號分門別類所繪製出的地圖，以現代化的基礎理論、現代化的測量工具，將之標準化、數量化、單一化，使其與時俱進。如果這個陰陽五行果真是有些道理，不妨將之補充，使其更為完備。

如何將中醫藥分類、定位，邁入現代化

我們鎖定「氣」是中華文化的特色，也是中醫藥之基礎。由我過去所寫的四本

書，大家應能大致了解氣的意義。

在這裡要進一步告訴大家，這個陰陽五行究竟是怎樣的一個地圖，如何安排地址，更要知道如何回歸中醫最基礎的理論，以更紮實的辨證來建構中醫藥的定位系統。

解剖學是西方醫學最穩固的基石。打開肚子，看到胃有個洞、肝腫了起來，甚或腸子黑了一段。其實這也是望診，只是不僅僅在臉上看、在體表看，而是進到肚子裡面去看。由這個基石，建立了西醫的外科學，外科手術成了西方醫學最為有效的治療方式，中醫無法望其項背。

時至今日，科技發展突飛猛進，有超音波、X光、核磁共振、正子發射等影像工具，不再需要剖開肚子或頭骨檢查，就能知道骨骼、內臟、大腦的樣子，有沒有穿孔？是不是腫大了？有沒有硬塊或是積水？這是利用身體自然結構所做的定位指標，可以透過視覺直接定位。

這個系統以視覺來定位，嚴格說來仍然停留在大樹下、小河邊的方式，所幸這個以感官信息為指標的定位系統，並沒有隨著時間改變。相較於大樹、小河這些比較不穩定的地貌，肝、胃、心、肺等內臟的位置、形狀，自古至今的變化並不大，因此西醫用的地址比較類似大山的山脊、海陸相接之岩岸海灣等，是不易改變的大地形、大地貌。

現代人用的「全球定位系統（GPS）」，是由人造衛星在外太空，以地球的經緯線，為地球上的每一個地標、地物，甚至一間小茅屋定位。這種定位，每個標的只有一個坐標，只有一組數位記號。

中醫所用的望診，只限身體表面，而切診又只在體表測量脈波。在幾千年前的上古時代，我們的祖先是如何定位的呢？答案都在《內經》中。

《內經》是一部兼容並蓄的醫書，除了五味、五臟，還提出了經絡系統，並在脈診上說明如何以「寸口脈」診察全身疾病，提出「三部九候」的全身遍診系統等，書中收集了古代所有定位系統，有如海納百川以成其大。下一章中我們將探討歷久彌新的全身定位系統。

PART 2

7 中醫之全身定位系統

經過三十年的脈診觀察，以及針對血液流體力學的研究[註]，我們獲得一些關鍵性的了解。

中醫的全身定位系統，一方面是最先進的系統，另一方面是非常原始的系統，這兩種系統為一體之兩面，一同流傳至今。而現代華人與中醫師已不再理解全身定位系統先進的那一面，只會使用五味、五臟、陰陽、寒熱等，這些原始的、粗糙的、以感官和感覺分類的定位工具，與西方精確的大地標、大地形的定位系統相比，就顯得更粗糙、幼稚了。

這個最先進的系統在《內經》中已經完整提出，只是後來的中醫不再有能力運

作，反而去遷就，僅使用五官感覺來定位。但這個系統並沒有消失或被拋棄，只是後繼者逐漸喪失了操作這個系統的能力。

●歷久彌新的十二經絡系統

這個最古老而又最先進的系統，就是十二經絡系統。這個經絡系統與地球的經緯線一樣，是對身體定位的最佳系統，再加上「三部九候」中之三部——上部、中部、下部，可以對身體的左、右兩區，各做二十二個部位的定位。

當古人將三焦定義為上焦肺、中焦脾胃、下焦膀胱時，已將上部全部拿走，而下部也去掉一大半，只留下全部的中部及部分下部。如何做全身定位？

當張仲景提出六經辨證，就把十二經去掉一半。後來的八綱辨證或營衛氣血辨

註：請參看一八七頁延伸閱讀。

證，更是把六經降為二經了。八綱為陰陽、表裡、寒熱、虛實，其中陰陽是骨幹，表裡是病變發展之趨勢，表為陽，裡為陰，仍未離陰陽之內涵；寒熱是病之屬性，是對病之特性做判斷，是對治療及用藥之指導，已不是定位的功能；虛與實則是病人本身之狀態，與病邪之實力間的對比關係，本身體力不足為虛，病邪強大曰實，也不是定位系統之一環。

所以八綱辨證只是依據二分法說明中醫對疾病的看法。在體表（陽）或已入裡（陰），對病情之判斷是以寒性或熱性表達，這是指導治療的大方針；而虛、實則是身體抵抗力與外邪破壞性間之消長關係。如以中醫對陰陽之廣義定義，都可視為陰陽學說在定位（表裡）、病勢（虛實）、治療（寒熱）上之應用而已。

而營衛、氣血也是同樣的二分法。營為裡，衛為表，其所定位者為表與裡的關係，是許多互為表裡中的一組而已，其特殊價值是因為營為脾經（第三諧波）、衛為三焦（第九諧波），此三、六、九諧波是氣之出入最重要的管道。（請參看《氣的大合唱》）

「氣行血，血以載氣」是中醫所有理論之基礎，氣為推動血前進以進入組織之原動力，而血是這個推力的載體。

就像空氣與聲波一樣，空氣為載體，如同血的角色，而空氣中之聲波為推力，是氣的功能。舉個例子說明，如果一個管子中有空氣，且氣壓與管子外相同，管子之中如有聲波，那麼不論在任何位置，只要有個小孔，聲波就能把空氣由管內推到管外。但是如果管內壓力較大，即使沒有聲波，空氣也能被推出管外（如同心舒壓之作用）。不過，如有聲波（脈波），推出管外的空氣就可以更多，而且可依聲波之強度（脈波之大小）比照心縮壓，愈高則脈波愈大，也就是聲波愈大，推出之空氣就愈多。

如果把空氣換成血，而聲波視為氣，那麼「氣行血，血以載氣」這個概念就不難了解。

由此看來，氣血、營衛仍是陰陽之擴大版。氣為動態、為陽，血為靜態、為陰，而營為脾經、為陰、為低頻，衛則為三焦、為陽、為高頻。

所以古老的十二經絡定位系統從《內經》之後，不論八綱、營衛、氣血等，在定位的目標而言，都只是陰陽二分而已。

人體上的經緯線

我們如要精確定位，一定要回到一個完整的經緯線系統，經度與緯度都是垂直正交的，而且經度為三六〇度，緯度為正九十度至負九十度，涵蓋了整個地球。在身體中有哪個系統是如此完備呢？

西醫用消化系統、循環系統、神經系統、內分泌系統、呼吸系統等等，是以解剖及功能來分門別類，非常容易以「望」診來分辨，這是個很好的定位系統，也成就了今天西醫在外科上的輝煌成績。

中醫的經緯線系統又是什麼呢？是在身上像地球一樣畫上直條、橫條的線？或像西醫一樣是可以獨立出來的外觀，加上其特定功能？

中醫由《內經》之內容，或馬王堆等出土古文獻之記載，都顯示十二經絡之明確位置，不僅有一條一條的線畫出，且有左、右兩邊，共二十四條，每條上面還明確標示穴道位置，每條經絡又與內臟相關。

這是一個非常精細的定位系統。但這個系統是怎麼設計出來的，根據的是什麼原理？或什麼生理參數？又與什麼相關？

我們一直追隨著脈——血液循環——從事中醫之研究。因為脈波是中醫理論發展的源頭，而脈診是中醫應用的核心思考。

心臟的脈動是相對穩定的，除非生病、發燒。在靜止時，我們每個人的心律幾乎都是固定的，即使有些小的變化，也不會影響其大略的跳動規律。

這種跳動規律為重複的信號。在信號分析上有一個重要的定律：「重複信號其組成之頻率，只包含其基頻之諧波。」基頻就是這個重複信號的一個單位，是用以當做基礎之頻率。

例如心臟一分鐘跳七十二下，這七十二下跳動是同一個脈波之波形重複了七十二次，所以每一次跳動就是一個基頻，也就是1.2Hz（1.2秒一次）。而根據「重複信號其組成之頻率，只包含其基頻之諧波」，可以知道一位心跳一分鐘七十二次的人，在其血管中傳遞的血壓波。其組成之諧波有：

1.2Hz（第一諧波）

1.2 x 2=2.4Hz（第二諧波）

1.2 x 3=3.6Hz（第三諧波）

1.2 x 4=4.8Hz（第四諧波）

1.2 x 5=6.0Hz（第五諧波）

1.2 x 6=7.2Hz（第六諧波）……一直往下延伸。

但真正在測量人的脈波時，發現到了第十一諧波以後，能量就非常小了，小到幾乎無法測量。由此現象，我們決定分析到第十一諧波為止，也就是由第〇諧波（一個脈波的總面積）到第十一諧波，共有十二個諧波。

在經過許多生理實驗後，更發現每個諧波與其相對應器官及經絡上之穴道產生共振。其中，第一諧波與肝及足厥陰肝經共振，第二諧波與腎及足少陰腎經共振，第三諧波與脾及足太陰脾經共振……每個脈波之組成頻率，都與經絡有了一一對應之關係。

因為血脈壓力波是一波一波的重複信號，我們在導出之血液波前進方程式中，自然也就是由這些諧波來組成特徵向量（eigenvetor）。

換言之，以經絡為特徵向量，在人體內有自第〇至第十一，共十二個諧波，對應於十二經絡。以數學的空間表示，就是十二度空間。而每個諧波又是像X、Y、Z軸一樣，是互相垂直正規化之軸（orthonormal），所以由此十二個諧波組成之十二度、垂直正交之空間，就可以如同地球之經度、緯度一樣，在地球上為任何位置做精確的定位，這也就是全身定位系統可用的坐標。

地球只是個三度空間的實體，而人體是個十二度空間的實體，所以要在人體上找到不正常之處，比起在地球上找斷層、找火山或預測地震、颱風等困難多了。

目前我們熟知的消化系統、神經系統、呼吸系統、循環系統等，以功能及解剖為定位之西方醫學系統，比較像地圖中之河流、山脈、道路、建築等圖案，是以感官可分辨之重要而巨大的形體做為地標地物。這也是一個很實用的系統，但並不是一個特徵向量的系統，所以比較雜亂，無法簡化為垂直正交之完整系統。

古代的長安城，及後來模仿長安城規劃的日本京都城，將城內以縱橫之道路分隔，呈棋盤式布局，就是想要用X、Y等特徵向量來簡化道路編排的好例子，如此可使城中之道路、門牌號碼井然有序。

身體之經緯線是十二度空間之經絡，每個經絡為一個心跳諧波運行之通道，而相對應器官也與此經絡中穴道有相同的共振諧波。這就是我們要建立的健康導航系統，依照人體經緯線（十二經絡系統）就能正確定位與導航。

由十二經絡系統定義健康

在脈診時，每個心跳之諧波，也就是特徵向量，都分配到一些能量，為此特徵向量之特徵能量，而中醫對健康或不健康的定義，就很容易由特徵能量來規範了。

中醫對健康之定義為「致中和」，就是各個特徵能量都是在一個小的平衡範圍之內，也就是**十二經絡能量之分配要中規中矩，充分供給各個器官及相對應穴道，才能維持身體之健康**。

中醫之六淫，就是因外來邪氣的影響，破壞了此平衡狀態。所謂「風為百病之長」，就是說所有破壞「中和」狀態之外邪，第一步做的就是讓受入侵之經絡，與其相對應之共振頻，所分配到的特徵能量不穩定。

而張仲景在《傷寒論》中以此十二度空間之坐標，描寫身體受到寒邪（病毒）侵入後的各種反應及治療法。但實際上張仲景已經將十二度空間之身體，簡化為六度空間之六經辨證。

當病毒入侵時，先由頭、面開始，這就是所謂「太陽經受之」。由脈診來看，天字第一脈傷寒脈，是第三、第六、第九諧波能量低下，而第四、第七諧波為保衛中樞而增加能量為身體之補償作用。

由身體的經緯線為指標之導航系統，可以很清楚地看到，先由小腸經（第十諧波），而後三焦經（第九諧波），脈波能量之不穩，然後被壓抑低下；接著到第八諧波、第七諧波，至此受邪之病人開始會有些全身性的反應，出現畏寒、流鼻涕、咳嗽等症狀；然後進入膽經、胃經，更嚴重就入脾經、肺經，甚至入腎經、肝經，最後因病致死。

這些過程及如何救治就是《傷寒論》想要告訴我們的內容。

《傷寒論》是一本以經絡體系為導航系統所寫的病理及治療方針。只是後代的中醫無能力去理解，更不知如何運作十二度空間的導航系統，反而駕馭簡化為二度空間之陰陽、營衛系統中去理解、辨證，這是多大的退步！

即便如此退步，中醫之經絡定位體系與西醫以各個生理及解剖系統定位，這兩個體系終究不是使用同一個坐標，一個是大地形、大地貌，另一個是經緯線。近代中醫雖然已由十二度空間退化到二度空間，而中醫所謂的表裡、寒熱，類似指出位置在北半球或南半球夏天或冬天的簡單概念，仍為以地形、地貌做為指標之西醫所不能理解。

中醫在內傷雜病之治療，如果方向正確，也會發生西醫至今仍不能理解的奇特效果。可見在過去一兩百年的中西醫論戰中，真是雞同鴨講，完全無法溝通。

而今，我們以血液循環理論為基礎，以脈診為工具，將這個十二度空間之經緯線再度明確的標示出來，希望徹底解決疑問，並融合中、西醫學，使其昇華為一個中西合璧的嶄新局面。

PART 2

8 以十二經絡系統來解析桂枝湯

讓我們以此十二度空間之經絡系統，來分析天下第一方：桂枝湯。

桂枝，三兩、去皮、味辛熱。芍藥，三兩、味苦酸、微寒。甘草，二兩、炙、味甘平。生薑，三兩、切、味辛溫。大棗，十二枚、擘、味甘溫。

《內經》曰：「辛甘發散為陽。桂枝湯，辛甘之劑也，所以發散風邪。」

《內經》曰：「風淫所勝，平以辛，佐以苦甘，以甘緩之，以酸收之，是以桂枝為主，芍藥甘草為佐也。」

《內經》曰：「風淫於內，以甘緩之，以辛散之，是以生薑大棗為使也。」

前面我們遵循《傷寒論》的指導，以五味來為桂枝湯的功能做了一些詮釋，也做了一些延伸。

現在我們以十二經絡的定位系統，以「致中和」為健康之定義，再次來分析與詮釋桂枝湯。

先來看看桂枝湯中的藥材特性：

桂枝

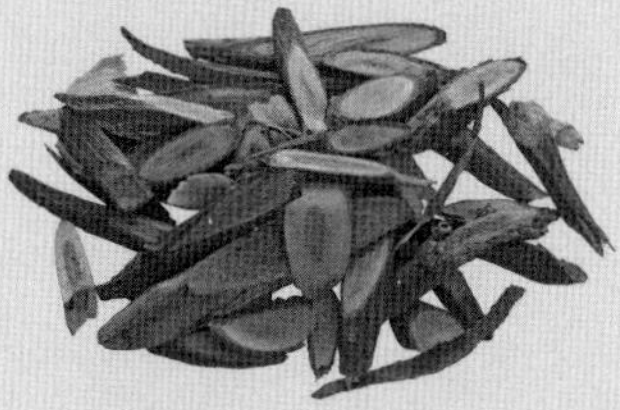

- **處方用名**：桂枝、炒桂枝、蜜桂枝、桂枝尖、桂枝木
- **化學成分**：含肉桂醛及乙酸肉桂酯
- **藥理作用**：解熱、鎮痛、鎮靜、抗驚厥、健胃、止咳、利尿和抗菌
- **性味**：辛、甘，溫
- **歸經**：歸心、肺、膀胱經
- **功效**：發汗解肌，溫通經脈，助陽化氣，平衡降氣
- **應用**：用於風寒感冒，脘腹冷痛，血寒經閉，關節痹痛，痰飲，水腫，心悸，奔豚

甘草

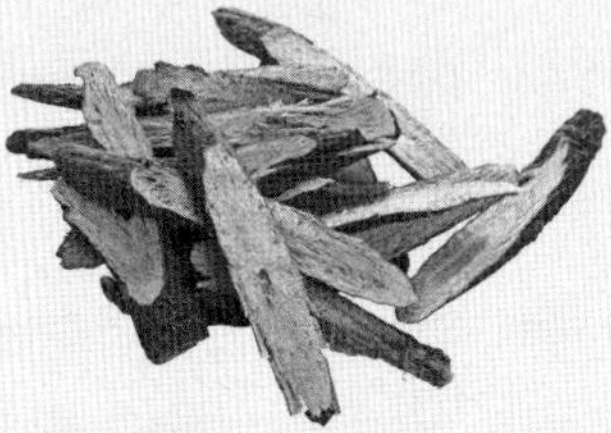

- **處方用名**：甘草、蜜甘草、炙甘草
- **化學成分**：含甘草甜素、甘草苷、甘草苷元和激素樣成分
- **藥理作用**：腎上腺皮質激素樣作用、抗炎、抗過敏、抗腫瘤、抗菌、鎮咳、袪痰、解毒和抗潰瘍
- **性味**：甘，平
- **歸經**：歸心、肺、脾、胃經
- **功效**：清熱解毒，止咳袪痰，補脾和胃，調和諸藥
- **應用**：用於脾虛便泄，胃虛口渴，肺虛咳嗽，咽喉腫痛，心悸，胸痛，癰疽腫痛，胃腸潰瘍

芍藥

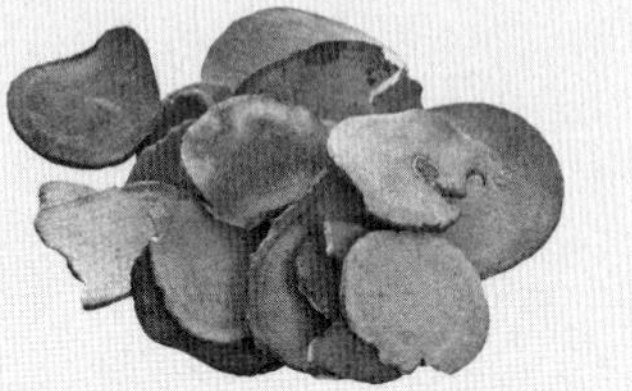

- **處方用名**：白芍、杭白芍、白芍炭、酒白芍、炒白芍、芍藥
- **化學成分**：含芍藥苷、羥基芍藥苷、芍藥內酯苷、苯甲酸、鞣質、ß-谷甾醇
- **藥理作用**：解痙、抗菌、解熱、消炎、鎮痛、鎮靜和預防消化道潰瘍
- **性味**：苦、酸，微寒
- **歸經**：歸肝、脾經
- **功效**：養血柔肝，緩急止痛
- **應用**：用於頭痛眩暈，胸脇疼痛，瀉痢腹痛，手足拘攣疼痛，月經不調，痛經，崩漏，血虛萎黃，自汗，盜汗

生薑

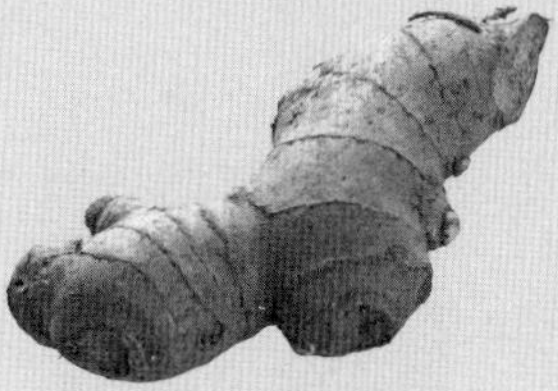

- 處方用名：鮮薑、生薑
- 化學成分：含揮發油，其中主要為薑醇、薑烯、薑辣素、薑酮、薑烯酚、天門冬氨酸、谷氨酸、絲氨酸、甘氨酸等
- 藥理作用：驅風、健胃、抑菌、降溫，興奮呼吸、血管運動中樞，以及殺滅陰道滴蟲
- 性味：辛，微溫
- 歸經：歸肺、脾、胃經
- 功效：解表散寒，溫中止嘔，化痰止嗽
- 應用：用於惡寒發熱，胃寒嘔吐，寒痰咳嗽

大棗

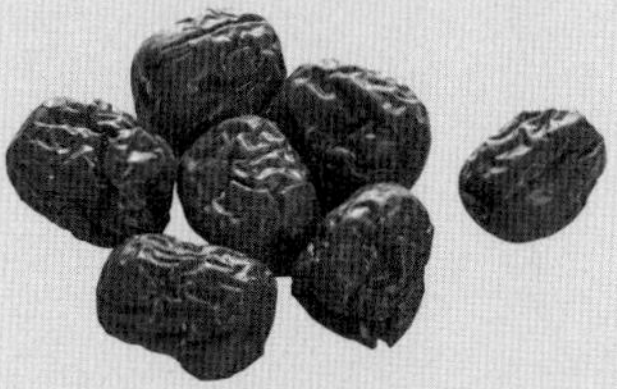

- 處方用名：大棗、大紅棗、紅棗
- 化學成分：含光千金藤鹼、去甲荷葉鹼、阿醚洛賓、大棗皂苷、蛋白質、醣類，維生素A、B_2、C和鈣、磷、鐵
- 藥理作用：保肝健胃、營養強壯、增加體重、升高白血球、抗過敏
- 性味：甘，溫
- 歸經：歸脾、胃經
- 功效：補中益氣，養血安神
- 應用：用於脾胃虛弱，泄瀉，痢疾，體倦乏力，婦人臟躁，紫癜

桂枝補心（第九諧波）；白芍補脾（第三諧波）、降肝火（第一諧波）；大棗補脾（第三諧波）；生薑補脾（第三諧波）、肺（第四諧波）；甘草歸心（第九諧波）、肺（第四諧波）、脾（第三諧波）。把這些歸經的條件加在一起，**就是補脾為主，補心（三焦）及肺為輔，並清降肝火**。

桂枝湯的處方對於第三、六、九諧波被壓抑的傷寒脈，的確有撥亂反正之效，具有將傷寒脈拉回致中和的力道。此外，甘草與生薑也入肺，能將入脾經之能量，向中焦集中，而非下焦。記得非典型肺炎（SARS）造成病人死因，常常是免疫反應過度激烈，產生自體免疫，導致肺臟衰竭。因此，治療非典型肺炎要抑制免疫反應，須使用腎上腺皮質素。

桂枝湯使用甘草，其藥理作用與腎上線皮質素相同，可抗炎、抗過敏……，與治療非典型肺炎時抑制免疫反應是同樣思路，可見此方之奧妙。

甘草是《傷寒論》中的常用藥之一。在治療溫病時，也就是細菌感染的傳染病，甘草的地位就被生地取代。生地之藥性與甘草相似，同樣以補心肺為主，但性寒滋陰、清熱涼血，用於陰虛低熱、內熱消渴、血熱妄行、發斑發疹，是以退熱涼血、保護津液見長，而非抗過敏。對於急性細菌感染的熱病，體液流失是最為致命，現代多以打點滴輸液補充，在古代就由生地來做退燒及保持體液的工作。

遇偏性的處理

張仲景又提出，如果病人除了傷寒，還有其他偏性該如何？

若酒客病，不可與桂枝湯，得湯則嘔，以酒客不喜甘故也。

如果是個愛喝酒的人，就不適合桂枝湯。因常飲酒，胃有濕熱，不喜歡甘味的桂枝湯。愛飲酒的人喝了桂枝湯，容易覺得肚子發脹而想吐。

人若飲酒，胃氣會旺，所以西餐飯前常用開胃酒。而酒又會引發肝火，因為酒精要由肝去代謝排除。

簡單地說，少量喝酒會增加腎氣及胃氣，對身體有益，可以改善血液循環，放鬆血管、血壓；但是喝過量會引起肝炎，再過量些會有反轉效果，造成胃經及腎經血流不足，引起胃的潰瘍、萎縮，同時腎經能量也由升反降，下焦（腎之共振頻）和胃經沿線供血不足，久而久之，容易造成大腿與骨盆接頭處的骨頭壞死。

少量飲酒者的脈象與婦女懷孕脈象相似，都是肝、胃脈上升。由此脈象判斷是否懷孕，可靠度可能不夠；但是婦女懷孕時喜嘔，尤其是吃甜食易吐，這點與張仲景所指：「**酒客內熱，喜辛而惡甘，桂枝湯甘，酒客得之中滿而嘔。**」似乎相合。

張仲景又說：「**幾服桂枝湯，吐者，其後必吐膿血也。**」也可解釋為何服用桂枝湯不僅「中滿而嘔」，更嚴重的，還會有吐血的情形。這是因為嗜酒之人，恐怕胃已經潰瘍，就容易引起吐血。

《傷寒論》對於酒客有此偏性，該如何治療傷寒，並沒有直接給答案，但是有記載著：

太陽與陽明合病，必自下利，葛根湯主之。

太陽與陽明合病，不下利，但嘔者，葛根加半夏湯主之。

葛根性涼，歸脾、胃經，發表解肌，透疹，解熱生津，升陽止瀉，所以當陽明（胃）受到侵襲而下痢時，就以桂枝湯為基礎方，加上葛根來止瀉；半夏性溫，歸脾、胃、肺經，燥濕化痰，降逆止嘔，消痞散結，常用於妊娠止嘔吐。

《傷寒論》中亦有許多針對其他併發症狀時，如何處方的指導。像是〈辨太陽病脈證并治法上〉中記載：「**太陽病，項背強几几，反汗出惡風者，桂枝加葛根湯主之。**」如果後背及脖子強硬，也要加葛根。

至於物理治療的部分，其中有這麼一段：

凡治溫病，可刺五十九穴。又身之穴三百六十有五，其三十九穴灸之有害，七十九穴刺之為災，并中髓也。

太陽病，初服桂枝湯，反煩不解者，先刺風池、風府，卻與桂枝湯則愈。

表示如果治不好心煩，先以針刺風池穴、風府穴，再服用桂枝湯，則病可癒。

在《傷寒論》中對於物理治療之提示並不少，如〈辨太陽病脈證并治法上〉中有「**鍼足陽明**」、「**復加燒鍼**」，在〈辨太陽病脈證并治法〉也有「**縱，刺期門**」、「**橫，刺期門**」，〈辨太陽病脈證并治法下〉有「**當刺大椎，第一間，肺俞，肝俞**」、「**當刺期門**」等等。

張仲景對於偏性更重大的病人，就不再沿用桂枝湯，因而發展了更多深入治療並能應付病症變化之處方，例如各種承氣湯、各種四逆湯和小柴胡湯等等，這些名方中已經看不到桂枝湯的影子。此後，《傷寒論》也因為種種流傳於世的處方，而成就方書之祖的崇高地位。

印證傷寒論之心得

根據我們對於《傷寒論》的了解，可歸納出以下幾點心得：

❶傷寒一病可引起各種疾病。雖先由陽經侵入，但可能陸續引起各種偏性，誘發各種疾病。對人類而言，病毒是我們健康最大的敵人，加速我們的老化，甚至造成死亡。

❷在方劑中可以加味的方式，擴大矯正偏性的能力，但如偏離原方之適應症太遠，就要另組新方。

❸內服方劑再好，仍要配合物理治療。以內服用藥矯正偏性是分區塊的，如同脈診一樣。但因無法歸經將藥力引入左邊或右邊身體，只能有二十二個區塊，而這已是內服方劑之最高境界——完全對症。不過，物理治療可直接處理一個穴道，比內服藥改變脈波分配力道大了幾十倍，且力量又集中，對於結節、病灶，必然有百倍以上之功效。

由此反推，如果因為外傷造成結節、病灶等循環之破壞點，是否也會造成內服藥方不易治療的疾病呢？

PART 2

9 西醫重形，中醫重勢

其實《傷寒論》是非常好的導航地圖，張仲景不僅告訴我們，一般人受到病毒感染之後，要如何扶正，回到「中和」的大道上來；更告訴我們，如果在病毒感染之前，已有一些宿疾，又將如何補救。

一個平人，也就是本在「中和」的健康狀態，沒有偏性，車子仍開在健康大道上——保持中和的體質及平衡的循環狀況。

西醫對平人的定義，重形，也就是外形。以解剖為標準，以望診為主要手段，以看到的組織、器官之改變做為診斷的主要標準；而一些聞診，如血液之檢查，仍是以血液中之成分為目標，查看其與標準值相差多遠，確認是否有造成組織或器官病變之危險性。但那只是一個相關性的研究結果，例如血中膽固醇偏高，因為膽固醇是細胞膜的主要結構之一，所以推論血中膽固醇含量過高容易造成動脈硬化。又因為動脈硬化被科學家推論為高血壓之重要成因，因而血中膽固醇高於平均值，就被視為造成高血壓之重要因子。

其實，血中膽固醇過高↓血管硬化↓高血壓，之間有兩個「↓」，也就是兩個推論，都是由相關係數之研究得來。「↓」表示有較高的相關性。其實也可能是高血壓↓動脈硬化↓血中膽固醇升高，或者高血壓↓動脈硬化血中膽固醇↓動脈硬化等等。因為相關性並未指出因果關係。何況目前知道的相關性，多是膽固醇過高，則血管相對硬化的比率高百分之四十，或血管硬化相對嚴重的人罹患高血壓機率多百分之五十。這些不是直接的因果關係，只是正相關而已。

所以現代西方醫學仍是以器官、組織之結構改變為其診斷重點。血壓高是危險的，血壓高的成因則被推論為：因為組織中血管硬化。又因膽固醇過多為構成血管硬化之主要原因，由此推論，血中膽固醇高會引起高血壓。其中之重點在觀察到血管硬化的事實，這個形的改變可以由望來證明，眼見為實，紮實了西醫的基礎。但是因為只重形不重勢，對疾病的了解，總是有點後知後覺。

何謂形勢

在進一步探討「勢」之前，我們先討論一下「勢」是什麼？

毛主席常說：「形勢大好。」形很容易了解，形就是現狀、現況，例如某公司資本額是多少、營業收入是多少？毛利是多少、淨利是多少？看報表就能得知，非常簡單。

可是做股票的高手，總是進一步看營業收入之季變化、月變化、年變化；毛利和淨利的季變化、月變化、年變化……。這是看改變的趨勢，也就是營收、毛利、淨利變化的速度。

而做股票的最高級分析師，則要針對公司研發的投入、新產品開發之大方向、新產品開發的進度等，做更進一步的分析。

由物理學的術語來看，形是指現在的位置。例如一個氣球現在停在五千公尺高空，這是最容易一目了然的。

而勢包含了營收、毛利、淨利之動態，就像是速度。一個在五千公尺高空的氣球，如果每分鐘下降五公尺或上升五公尺，那麼二十小時之後，每分鐘上升五公尺的氣球已經到了離地面一萬多公尺高，而每分鐘下降五公尺的氣球卻已經降到了地面。

進一步看勢，是一種潛力，尚未成形，還沒能成為淨利、毛利、營利等確定的結果表現，但這些潛力會影響這些結果，改變變化之速度，用物理學的名詞比喻，就是加速度，也就是速度的變化速度。

如果一個在離地五千公尺的氣球，目前以每秒五公尺上升，而上升的速度每分鐘又增加兩公尺，那麼十分鐘之後，上升速度就成為每秒一百零五公尺，二十小時之後，就跑到外太空去了。

由此可見，所謂勢就是速度加速度。在分析一個公司或任何實體時，勢與形比較起來，究竟是相同的重要或是更為重要？

形是由過去的勢所決定的，而勢又決定了未來的形。

商學或生理學，終究不是數學或物理學，沒有一個永遠維持正成長的公司，更沒有一個永久不退化的身體。以上所舉例子，只是讓我們了解形與勢之間的關係，以進一步分解中醫與西醫在健康這個問題上、在視野或雷達上所看到的不同之處。這也是中西醫在根本上的不同。

西醫以大地形、大地貌為其對健康診斷的主要定位、定標。所以當這些地標、地貌有了重大改變，就知道「生病了」，再以外科為主的手段，將這些損壞或變形的器官、組織移除或修正過來。

而中醫以脈診為主要診斷手段，以「中和」為健康的標準，當脈診看到異常，就知道生病了，或是快要生病了。

西醫的診斷方式與工具，大家經常接觸與使用，應該非常熟悉。X光、內視鏡、核磁共振、正子掃描等所有醫學影像，都用於觀察這些內臟和組織之變形、變異，是個眼見為憑、以形取勝的醫學。

而中醫，以脈診為診察之主要工具，究竟能看到什麼呢？脈診這個原始而古老的技藝，既奇幻又神秘，不知多少傳說、神話，圍繞著這個傳統的技藝。但自《內經》以來，由十二經絡加三部九候，將全身分為四十四個區塊的診斷方法，已退化為二分法，只剩下陰陽而已。

如果不能正本清源，真正了解中醫脈診的基本架構，只在《內經》以後的文獻中打混，又怎能找到中醫精髓。

脈診的領悟

中醫脈診在《內經》的指導下，以現代的科技將之執行，那該是個什麼光景？

在我們研製、使用脈診儀達三十年之久後，有些心得與大家分享。

脈診是以十二經絡、三部九候為坐標之全身性定位系統。脈診不僅以十二經絡為身體精確定位，找出各個器官、組織已經不正常的微細變化，更進而由「風」之指標看出未來趨勢——這個不平衡，下一步將朝哪個方向發展，會有哪些後繼之病變或併發症，又有哪些新症狀即將發生……。

兩千年前，張仲景所著之《傷寒論》只是應用了《內經》的部分指導，其所領悟的傷寒傳變及治法，已能體會這個精神的大要。

而在今天，有了現代化科技儀器、高解析傳感器、數位化數據分析工具之際，我們應能更充分的發揮《內經》之指導，超越張仲景之領悟才是。

【輯一】

PART

3

中醫看老化與濕

中醫認為水濕在身體的聚積過程，就是人類或動物老化的過程，
寒、暑、火是老化的推手，燥可以是老化的現象之一，
風則可視為生病的動態指標。

PART 3

10

人的老化由陽經開始

在從事脈診研究的過程中，第一個重大發現是傷寒脈，其表現為營衛之氣受病毒所制，身體以重兵保衛中焦。

第二個重大發現就是人的老化由陽經開始。

這與金元四大家朱丹溪「**陰常不足，陽常有餘**」的觀察似乎是背道而馳。我們發現，所有的風都是由陽經開始，而且由最高頻之小腸經領頭，接著是三焦經等陽經。一般而言，除非某個經絡受到外傷，依照自然的老化，人總是由能量分配較低的經絡開始老化。

《內經》上說：「**五臟屬陰，六腑為陽。**」又說：「**遲者臟也，速者腑也。**」

心、肝、脾、肺、腎，此五臟是屬於陰；膽、膀胱、大腸、三焦、小腸則屬陽，而六腑中的胃是半陰半陽的過渡器官。遲者臟也，表示臟的共振頻率較低，是以振動得比較慢；速者腑也，表示腑的共振頻率較高，是以振動得比較快。這與我們發現的心包（第〇諧波）、肝（第一諧波）、腎（第二諧波）、脾（第三諧波）、肺（第四諧波）、胃（第五諧波）、膽（第六諧波）、膀胱（第七諧波）、大腸（第八諧波）、三焦（第九諧波）、小腸（第十諧波）、心（第十一諧波？）不謀而合。

心經是否為第十一諧波？之所以放上一個問號，是因為其關連至今仍未定規，因為心經如為第十一諧波，其能量之分配，接近我們設計的機器之極限。所以目前暫且存疑，等設計出更好的測量工具再來確定。

這十一個已有證明的經絡，分配之能量在手腕動脈，不論以寸、關或尺量測，除非得了病，而且有些嚴重，總是排在前面數字較低的諧波能量較高，也就是：

能量（一）＞能量（二）＞能量（三）＞能量（四）……。（　）中之數字表示諧波序。

由能量之分布，也可知道人體本身對此經絡之重視程度。愈重要的經絡分配到愈多的血液，所以當老化時，也就撐得愈久。

西方對老化的看法

在進一步討論人的自然老化之前，先來探討一下現代西方醫學是如何看待老化的過程。

西方老化研究中最聳動的發現是端粒（Telomele），這個發現曾使一家公司的股票漲了幾十倍，因為大家都認為找到了老化的機制，也就是找到老化的原因，就可以進一步控制老化了。

端粒是人類基因中的一部分。像從前剪格子的回數車票一樣，有一定的格數，每用一次，就剪掉一格。這個基因中的車票是這樣運作的：細胞只要經過一次分裂，就會剪掉一格，等到車票的格子數量用完了，細胞也就死了。

細胞分裂時為什麼總是會少一段DNA（去氧核醣核酸）呢？這道理不難理解。DNA為了要複製，一定要把雙螺旋的兩股DNA先打開，分別在兩股DNA之上，以原來的DNA為樣版，複製為完全相同的兩個。這個過程之中，一定要有一個固定點，將原來的兩股DNA絞在一起。複製至最後階段，只好把原來絞結在一起的最後一段放棄，於是兩個新的DNA就做出來了。這兩個新的DNA與原來的DNA一模一樣，就是少了最後的一段：原先將兩個單股DNA絞在一起的片段。每次細胞分裂，總是要將兩股DNA絞在一起的最後片段丟掉，也就造成愈剪愈短，像剪格子式的車票一樣，每用一次就少一格。

有沒有辦法維持端粒的長度呢？發現端粒的公司又發現了端粒酶，可以

▼ DNA端粒示意圖

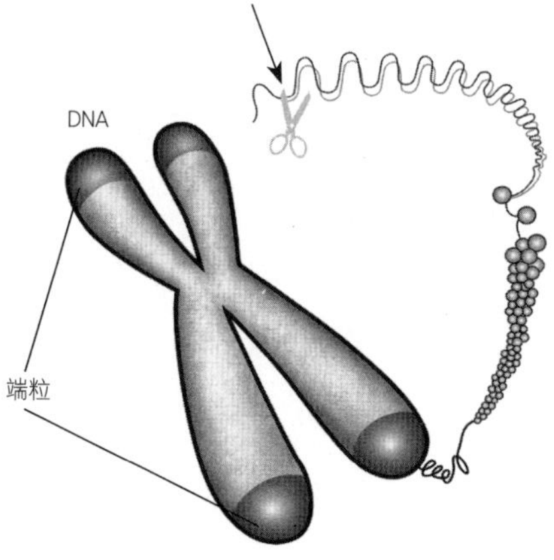
複製時多出的一段，就如剪
掉車票格子般會被放棄。

延長端粒的長度。那麼細胞就能長生不老？不久後又發現，癌細胞可以不停生長的秘密，就是可以自行用端粒酶延長自己的壽命，以致可以永垂不死。這個時候，發現端粒那家公司的股價就被打回原形了。

在做細胞培養時，不論使用的培養液調配得有多好，正常細胞壽命總是有限。目前使用最廣的培養細胞叫海拉細胞（Hela Cell），是由Henrietta Lacks女士的子宮頸癌細胞培養出來的，因為是癌細胞，所以可以不死。

一般的細胞，只能培養幾十個世代。而由年紀愈大的人身上取下來的細胞，能培養的世代愈短。

例如一個嬰兒的細胞可分裂四十餘次，一個六十歲人的細胞就只能分裂二十餘次了。由此現象可大略推估，人類的壽命不容易超過一百二十歲，因為六十歲時，細胞的端粒已經剪掉大約一半的格子了。六十歲的兩倍，就是一百二十歲。

何況所有的外傷、內傷都會造成細胞死亡。為了補充死去的細胞，就更加速了細胞的分裂，讓我們更快用完這張大約四十多格的「端粒車票」。

但是不論怎麼打折，也不應該七、八十歲就死了。現今醫學最發達的國家是美國，而醫療資源使用最多的也是美國。可是美國人的平均壽命在世界各國中排名第四十，比我們台灣排名三十九還落後一名，而前三名則分別是日本（82.73歲）、瑞士（81.81歲）、香港（81.61歲）。台灣人的平均壽命為（78.19歲），美國為（77.97歲）。從二〇一一年所調查的一項研究統計中，再進一步來看美國人的主要死亡原因：

❶心臟病
❷腫瘤（惡性）
❸慢性下呼吸道疾病
❹腦血管疾病
❺意外
❻阿茲海默症（老人痴呆）
❼糖尿病

❽流行性感冒及肺炎
❾腎炎，腎病，腎衰竭
❿自我傷害（自殺）
⓫敗血症（菌血症）
⓬慢性肝病及肝硬化
⓭高血壓及高血壓性腎臟疾病
⓮帕金森氏症
⓯因固體或液體引起之肺炎

這些美國人的主要死亡原因，除了第八名的流行性感冒是病毒感染、第十一名的敗血症是細菌感染之外，其他多是慢性疾病或器官衰敗所造成之死亡。

我們不禁要問，慢性病以及器官衰竭，為什麼西醫不會治療，反而成為死亡的主要原因呢？

西醫治病，對健康的定義重形，所以急性的病來勢洶洶，一下子外形就改變，研究起來容易觀察，做實驗驗證也容易。可是器官衰竭之類的慢性病，一般而言，其外觀變化緩慢，甚至無法由外觀直接看到。即使外觀、外形有改變，也是細碎步伐，進三步退五步。

觀氣色以偵測身體狀態

在中醫的診斷中，脈是主要的依據，而依據脈的原理，我們提出中醫重「勢」的觀念，以與西醫重「形」來對比。

中醫也有望診，原理與西醫是一樣的，只是中醫有「善觀氣色」的說法。氣色又是怎麼回事？

氣血的觀察與現代血氧濃度計的原理有些關連。血氧濃度計是一種非侵入性的醫療儀器，常用在重症病人，夾在手指上監測動脈中血紅素含氧量之變化。這個機器的原理就是利用光的波長來測量，含氧血紅素的吸收在660nm之間，比無氧血紅素在同一波段少了約十倍。所以，比較660nm之吸收，與940nm左右之吸收比例，940nm處的含氧血紅素吸收大於血紅素數倍，就可知道有多少比例的血紅素帶有氧氣。

中醫講究望而知之，所謂「善觀氣色」也是相同的原理，光譜中的可見光有紅橙黃綠藍靛紫，如果含氧血紅素多，在600nm至700nm之吸收差，表示我們看到的膚色在600nm至700nm就會多些，臉色就會呈現白裡透紅。但如果是無氧血紅素，在450nm至500nm之間，其吸收能量就比含氧血紅素少了很多，反映在皮膚顏色上就比較偏暗藍色。當然，這些只是相對的比例。不過，以人類有訓練過的眼睛是可以分辨的。而940nm是紅外線的波長，眼睛無法看到，只有血氧濃度計的光電感應器才能測量出來。

其實「善觀氣色」還有更深一層的道理，是與循環有關。當循環長久不佳，皮膚會粗糙無光，也是可以幫助判斷皮膚表層肌肉中缺氧的因素。

由前面所述，中醫之「善觀氣色」基本上還是與循環狀態有關。

我們多花了些文字討論望診，只是要強調：中醫的基礎診斷大多集中在對供血（氧）狀態的偵測。中醫由臉看氣色，因為這是陽經集中之處；中醫喜歡看手掌的顏色，檢查指甲，也因為這是循環的末端，如果全身供血（氧）充足，就顏色粉紅、皮膚細緻、指甲明亮，反之就是供血（氧）不足，要生病了?!而腳底按摩可用來診斷一些疾病，也是相同的道理。

血液的分配與健康趨勢息息相關

中醫的診斷以供血（氧）狀態為主。那麼供血（氧）在生理上有什麼意義？血在身體中是氧氣、營養的攜帶工具，也是將二氧化碳及各種廢物帶走的工具。血在身體健康的角色是獨一無二的，所以中醫就提出「目受血乃能視，耳受血乃能聽……足受血乃能行」的說法，表示所有的生理功能都是非血莫行的。

在日常生活的經驗中，與血最類似的例子是錢。我們每天的生活，每個動作，都是無錢莫辦。但是以錢來比擬血，仍不足以說明血的重要，或許空氣、陽光、水，再加上錢才能比擬。因為錢只在買食物、買運輸工具、買電視、買電腦等食衣住行的用品才用得到；但不要錢的空氣、陽光或水，更是不可或缺。所以把這四個要素加在一起，就大略接近血對於身體的重要性。

為了說明血的重要，我們退而求其次，更退好幾步，還是拿錢來做比喻吧！這是大家想得較多，也是每天想賺的。

一個公司現在價值多少，是形。而未來的可能變化，成長？衰退？萎縮？則是勢。這在前面的篇章已經討論過。

要看一個公司的未來走勢，最簡單又扼要的方法，就是看這公司的現金流量。如果出大於入，表示衰退；只出不入，就會萎縮；入大於出則成長。由金錢金流來看，要分析了解形與勢都是更為容易的。

中醫的診斷與治療，都是提綱挈領，抓住金流——血液之分配狀態。所以中醫重勢。

中醫看老化，濕是關鍵

中醫的診斷是偵察血液分配的合理性，其治療是矯正血液分配的偏性。有了這個認識後，我們再來一一分析中醫致病的因子「六淫」——風、寒、暑、濕、燥、火。究竟由中醫的理論來看，老化又是怎麼回事？老化之「形」以何為代表？

風：風為百病之長。風表示不穩定，供血不足，時有時無，這與供電不足時，電燈就忽明忽暗是一樣的道理，所以任何地方供血不足，就是病之將至。風只能看成是個指標，是個示警，因此可用風來觀察一個人當時之供血狀況，觀察疾病的發展方向，但不能表達老化的狀態或形。

寒：傷寒是對身體最大的戕害，而身體也用全力來對抗它。所以傷寒脈是天字第一脈，是摧殘健康、送人歸西的主力。但也只是一個動作，是催老的主要動力，也不是老化之「形」。

暑：中暑，受熱，傷人而已，也不是老化狀態的代表。

燥：身體、組織缺少水分，因而降低抵抗力，增加受感染的機會。可能是老化現象之一，但不是老化狀態的代表。

火：在中醫是指發炎的狀態，是受細菌感染後之狀態，與傷寒一樣摧殘健康，也不是老化狀態的代表。

濕：水濕在身體的組織器官中聚積，成為細菌、病毒躲藏的溫床。

我們認為，由中醫之觀念看來，**水濕在身體的聚積過程，就是人類或動物老化的過程，**寒、暑、**火是老化的推手，燥可以是老化的現象之一，風則可視為生病的動態指標。**

PART 3

11

濕與老化

水濕如何產生？在《水的漫舞》書中已明確指出，是因為供氧不足造成二氧化碳在組織中堆積。二氧化碳溶於水中會產生碳酸，再水解為 H_3O^+ 與 HCO_3^-，皆是自由基，而 H_3O^+ 更是酸根。

濕就是酸水

現代理論認為，自由基與酸化體質是人體衰敗老化的主要原因。由於水濕凝聚在身體各組織之中，細胞與細胞之間也充滿這種飽含自由基的酸水，造成細胞間隙擴大，細胞養分、氧氣供應更加惡化，產生更多二氧化碳，如此惡性循環。

人體為了應對這些酸水，不讓酸水侵犯重要器官及組織，於是用絕對不漏水的油脂，將多餘的酸水打包起來，放在下巴、肚腩、大腿、上手臂等比較不礙事的位置，但是多餘的酸水仍在身上各處漫舞。

關於急性傷寒，張仲景在《傷寒論》給了很多說明，不僅是病之發生和以後的傳變，還有各個階段的治療。當急性的病毒感染發作之後，我們的身體是否真有能力終結所有的後遺症，並恢復我們的健康？

現代醫學在血清中找不到病毒，在發炎處（如咽喉）及痰、尿等體液，或取樣的檢體中找不到細菌，就認定為病毒或細菌已經被清除了。真的是這樣嗎？那麼單純疱疹病毒HSV-1和HSV-2，或乳頭狀瘤病毒HPV等長期潛伏在體內的病毒是怎麼回事？細菌潛伏無處不在，像是腸中之細菌、口中之細菌……可說是千萬上億，都與我們共生著，有些促進我們的健康，更多則危害著健康。

對抗這些病毒或細菌的侵犯，身體是依靠免疫能力及白血球（也可視為免疫能力的一部分）。這個系統經過幾億年的演化，學會如何辨別敵我，如何分別益菌、惡菌，也學會選擇性的將不利人體的異物消滅並清除。

這些免疫能力之展現，要依靠血液輸送。首先由血中的偵察隊發現敵蹤，接著接近偵搜情報，確定入侵敵人的性質，回報數量，然後由應急部隊（白血球）立即馳援，將後方相關的作戰重兵裝備好，開赴前線。這個順序與所有作戰過程一樣。

這裡最關鍵的角色是血液，它先送出偵察隊，然後帶回偵察隊，引導白血球展開第一階段防禦。再送出特定偵搜隊，確定敵人的特性、武器、裝備，把信息帶回總部，以決定動員武力數量，並將配有適當裝備之大軍送到前線作戰。也就是說，在我們抵抗外來侵入者時，所有信息的傳送和人員武器的輸送，全都依賴血液為交通工具。在這些環結中，任何一個失誤，都將延遲作戰之效率，造成外敵佔領更大的領域，過程中若有任何一個重要據點（維持生命之主器官或功能）被破壞，我們就夭折了。

這裡所舉例子是大戰的狀況，其實小戰幾乎天天發生，時時發生。就像美、蘇帶領的冷戰一樣，外敵隨時找機會侵入、佔領身體，最後消滅我們。這場戰爭持續了幾億年，病毒、細菌不斷被消滅，但仍前仆後繼，不斷演化。生物也是一再繁殖出下一代，重新裝備上場。雙方都以生殖的方式延續著大我的生命。

我們探討生物個體的老化過程，其關鍵就是血液的功能如何退化，如何降低上述所有的作戰能力，不論是冷戰或大戰。

當血液的功能逐漸退化，我們身體防線也就隨之鬆垮，最終全面失守。而中醫所看到的六淫：風、寒、暑、濕、燥、火，其中濕是慢性的、堆積的，濕就是酸水，充滿二氧化碳的酸水在身體不斷的堆積、堆積、堆積……。

這就是中醫對老化的觀念，與西方端粒的觀念完全不同，但又與西方認為老化是身體像物理系統一樣，亂度（Entropy）不斷增加，以致最後亂到成了死人的看法有些相似。只是中醫對亂度的增加提出了確切的元素，因而可以追蹤，甚至反轉此過程，就這個角度而言，中醫可是科學得多了。

腎為先天之本

我們在追蹤老化的過程前，必須先了解幾件事。

首先，**由對濕的了解來看，老化的關鍵有兩個重大因素。一為基本的因素，或是先天的因素，也就是中醫常說的腎為先天之本。**

濕是因為二氧化碳在身體內排不出去，形成酸水，進而在身體堆積，成為濕的擴大與老化之進行。中醫為何提出腎為先天之本呢？

長時間從事脈診的觀察，我們很早就發現，實驗中的老鼠如腎氣強，則皮毛發亮，動作敏捷；把腎動脈夾住，老鼠的脈波變化（減少共振）也較大。轉而觀察人時，則發現企業大老闆，或事業有成的知名人物，這些敢於創新、勇於冒險的人，都有腎氣很強的共同特性。

所以，中醫認為腎為先天之本，應是長時間觀察之後的心得，了解到身體的動脈是個連通管，所有動脈之中都沒有分隔，而心跳又是週期性的，這種系統必定有

相生、相剋的現象。（請參看《氣的樂章》）

中醫的腎氣旺會帶出哪些相關特性呢？

一、**心會較強：**腎強則靜脈回流一定好，心腎相交，心臟也跟著強。所以在脈診的診斷時，總是將心臟與腎臟一起分析來當做先天之本。

二、**肺會較強：**腎是第二諧波的共振，肺是第四諧波的共振，第四諧波為第二諧波的兩倍頻，有很強的相生關係。因而腎強的人，肺也容易強。

這下子可以看出端倪，腎強的人，同時心、肺也會強，所以腎為先天之本的道理就很容易說明白了。

濕是由於二氧化碳排不出去造成的，而要將二氧化碳排除體外是由心、肺來掌管——肺負責氧氣之吸入及交換，同時將二氧化碳呼出；心臟則透過血液負責氧氣和二氧化碳之輸送。要請走這位「二氧化碳」瘟神，心與肺的功能缺一不可。

其實中醫對腎的認識更超過前面所述這些要點。中醫還有一個常用的術語「腎陽不足」，譯成白話就是「腎臟沒有能力提升第二諧波以上各個諧波的能量」。中醫並且觀察到，腎臟在提升高頻諧波能量方面也提供很大助力。加上這個觀察結果，應該更能理解，為何中醫會認為腎為先天之本。

先天不足是個很令人沮喪的現實。腎虛的人是不容易補救的，即使長時間的鍛鍊、運動，成果也是緩慢的，這些方法將在後面說明。積極地改進先天之本會是場緩慢的學習，需要漫長的歲月；但相對簡單、也比較容易做到的是，不要再讓已有的本錢虛耗掉。

脾為後天之本

中醫認為脾為後天之本。這個說法，也有好幾個面向，就像四面佛一樣。

❶脾掌消化，由飲食來調整身體是既快速又有效的方法。現代營養學已經有巨大的進步，遠遠超過中醫的有限知識，就不再多說。

❷脾是免疫力的根源，身體之衛氣是第九諧波。第三諧波（脾）、第六諧波

（膽）、第九諧波（三焦），互為諧波，為氣之出入途徑。（請參看《氣的大合唱》）

❸脾統血，所有內外傷出血都會傷害到脾，瘀血與濕的排除也依靠脾之運化。

❹練氣、補氣之飲食，使用中藥多能補脾氣。脾是最容易以食補或功法來增強的。因為脾是免疫力、抵抗力的根據，所以身體對抗病毒、細菌等外邪的攻防，總是在營衛氣上見消長。

自然老死——無疾而終

經過了前面的鋪陳，我們再來仔細分析老化的過程。

正常的老化，是不可改變的。我們的細胞用盡所有端粒，或是在生命維持上不可或缺的某一種細胞，只要其中任何一種的端粒用完了，我們就必定自然死亡。這種死亡應是「無疾而終」，覺得沒有元氣了，於是就閉上眼睛，不再睜開。

這大約是多少年呢？依人類端粒狀況的估計，上限很難超過一百二十年，而大部分的人約在九十至一百零五年之間。大多數能夠健康活到九十多歲的人，都是無疾而終，坐著、躺著就閉上眼睛，這是一個理想、完美的人生句點。因為油盡燈枯，生意已絕，就不會再有痛苦的臥床，不會全身插滿管子，嚥不下最後一口氣。而提早死亡的人，就像一部車子油箱中的油還很多，引擎不肯熄火，但是車子已經壞了，發出巨大噪音、冒著黑煙，忽快忽慢的往前拖拉著，痛苦不堪。

在正常老化過程中，濕是不佔角色的，這種油盡燈枯的無疾而終，不是由於濕（酸水堆積）所造成，而是一生中每次生病受傷都大量折損某一種或幾種細胞，身體為了補充這些折損的細胞，就加速細胞分裂，以致細胞壽命大幅減少。小病小傷減個三、五年，大病大傷減個十年、八年，加總起來就短少了二、三十年的生命。

不正常的老化——濕邪堆積造成慢性疾病

不正常的老化，最常見的是含二氧化碳的酸水堆積，也就是中醫所謂的濕邪在身上漫開，將細胞之功能逐漸降低，以致身體基本功能一項一項的降低效率。而在現代醫術的補救之下，雖然仍能活著，但是品質與日俱下。

由中醫的角度來看，各種慢性病都是由濕而來。只是濕藏在不同的器官或組織，造成不同功能的惡化，就成為形形色色的各種慢性病。在現代醫學的產物，如抗生素等推波助瀾之下，更多急性發炎也都轉為慢性發炎，細菌之聚集處成為新的酸水製造中心。

在過去三十年的脈診過程中，我們逐漸歸納出身體老化的一些規則。這些規則，在沒有以經絡為經緯線做為定位系統之前，是無法辨認的。過去幾千年的中醫發展，並沒有在十二經絡為基準的診斷上提升能力，因而也就沒有能力分辨這些老化現象。也因為時下主流的望聞問切不能察覺，這些現象就被視為「末病」。

以十二經絡為經緯線，以致中和為平人之標準，這個全身定位系統非常精確，目前我們僅了解其中一部分，而且只是很少部分的開發，就已為其威力讚嘆不已。

PART 3

12

發現新病種之一：慢性傷寒症

脖子是慢性老化的第一個熱點，這是由十二經絡定位在頸部的新發現。

我們先由脖子的解剖學來看這個發現。脖子的肌肉大多是與頸上脊椎骨平行，不像背部肌肉多與脊椎骨相垂直。這個設計給了脖子極大的轉動空間，不過卻犧牲了脖子的穩定性，與胸部、腰部相比，脖子的轉動較為自由，但是胸椎、腰椎比較不會扭曲變型。

這樣的設計對人類非常重要，尤其是古代的人。古代的人要打獵、打仗，脖子要不斷前後、上下轉動來面對各方向，例如面對樹上、地上的獵物或敵人；而現代人最常做的是玩手機、打電腦，長期低頭的結果，就造成脖子斜了，頸椎也歪了。

頸椎與背部脊椎肌肉分布示意圖

▶ 從人體背部的肌肉示意圖中可看出，肌肉紋理分布的方向，頸部附近多為與頸椎平行，自由度較高，方便頸部扭轉；愈接近軀幹就愈與脊椎垂直，以支撐身體，維持穩定性。

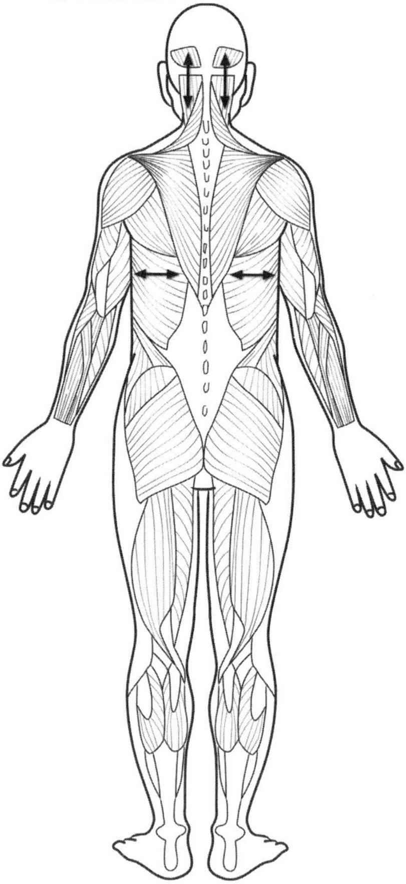

慢性傷寒症的發生

前面討論《傷寒論》時，曾提到傷寒之發病，病毒總是先抑制人體的免疫力反應，也就是將營衛之氣，第三、六、九諧波的能量往下壓，使得人體失去抵抗力。

現代人本來脖子就非常疲乏了，加上整天當低頭族，低著頭玩手機、打電腦，很容易造成頸椎移位。頸椎側邊，耳垂後方，正好是膽經與三焦經通過之處，因而膽經、三焦經都受到壓迫。因為第三、六、九諧波有相生的特性，所以當第六或第九諧波受壓迫時，會同時影響到第三諧波。於是第三、六、九諧波同步有不穩定的現象，進而能量不足，抵抗力下滑。

這種低頭族很容易受病毒感染。由傷寒脈來看，以往是病毒侵入身體後，壓抑這第三、六、九諧波之能量，以利其進一步入侵；而今由於頸椎位移形成壓迫，自己壓低了營衛之氣，病毒正好乘虛而入。就急性的傷寒感染而言，這種人常罹患感冒，而且很容易重複感冒。

低頭族想要趕走病毒，一定要用更大力量和更長時間，也就是病得更重、更久。而更大的問題出在免疫力，營衛系統能量低下，很難將病毒完全驅趕出身體。

每次受到病毒感染，因為抵抗力不足，體內的細菌就開始作亂，即使病毒後來被趕走了，抵抗外邪的營衛之氣仍舊受到頸椎壓迫而不得伸張，於是細菌就明目張膽地長駐在身體之中。**我們將這種因頸椎不正與傷寒外感交互作用，所產生慢性細菌長駐體內的狀況，稱之為「慢性傷寒」**。

這種慢性傷寒的症狀在一般診斷中看不到。如果你很容易重複感冒，一感冒就咳個不停，或是感冒長期不癒，進一步誘發氣喘……由於找不出原因，醫生總是會告訴你：「這是因為你的體質不好。」

我們目前的流行醫學，不論中醫或西醫，不經意用的詞，就是「體質不好」，表示非戰之罪也。這是你的天生特質，所以這麼容易感冒、咳嗽，甚至氣喘，可不是醫生的本領不夠。

之所以將這個使「體質」惡化的病程命名為「慢性傷寒」，乃因它是人類老化的最普通途徑，且由脈診觀察其傳變的順序：三焦經→大腸經→膀胱經→膽經→胃經→肺經→脾經→腎經，也與《傷寒論》所描述由表向裡傳是相同的。

我們是先由脈診看到百分之八十以上的人，都在第六諧波以上的高頻諧波頻譜上發現風之指標；其中時常久坐辦公桌不動的白領身上，這種現象則超過百分

頸部穴道示意圖

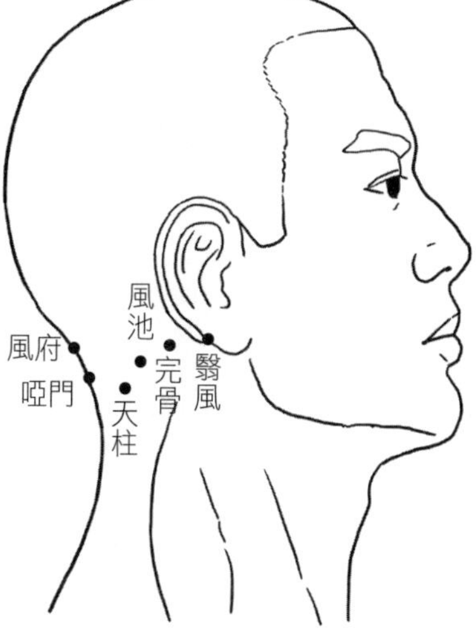

▶ 三焦經的翳風穴及膽經的完骨穴是慢性傷寒最常起始之處，接著沿經絡往下蔓延。

之九十五。再透過望診，發現脖子歪了；經由觸診，發現沿著頸椎大多往右邊偏，而這個情況可能與慣用右手、右手常使力有關。如果順著頸椎上下尋找，就會發現在耳根下方，耳垂的稍後位置，**用手指按壓三焦經的翳風穴及膽經的完骨穴，會感覺特別疼痛**。這不是一般肌肉受壓後的壓迫感，而是往耳朵裡、腦子裡鑽的真痛。

當然，此時小腸的穴道也同樣有風之指標，只是小腸不及三焦經及膽經重要，因為這兩經與脾經相生，就將營衛氣、抵抗力、消化力一起壓垮了。

溼氣鬱結終成疾

這個狀況在每次傷寒之後都會惡化，而且逐步向裡推進。最初只是脖子不舒服，久了就習慣了，可是**溼氣酸水會沿著小腸經、三焦經往肩膀、手臂蔓延**。肩膀、手臂、手肘、手腕關節開始發痠，進而疼痛，這在一直用右手打電腦的人極為普遍。可是，只治療手腕治不好，復健手肘也治不好，這是現代非常普遍的痠痛病。

其實造成手部的痠痛算是幸運，**酸水也可能經由風池傳到膀胱經的天柱穴**，這個方向是比較不好的發展，但自己反而感覺不到。此時，膀胱經上會開始長東西，這種狀況在現代成人身上約有六、七成。

起先是在膀胱經上有一些像肥油似的泡泡，摸起來是軟的，有滑動感，會上下左右移動，這些泡泡愈長愈大，愈變愈硬，逐漸變成了硬塊，很容易摸得出來，我們不妨自己檢查一下。最近有國外的報導指出，頸部、喉部的癌症有大量增加的趨

慢性傷寒的惡化過程

▶ 頸部堆積的濕氣酸水沿著小腸經、三焦經往肩膀、手臂蔓延。

▶ 濕氣由風池穴傳到天柱穴，可能會擴散到督脈的風府、啞門、大椎。或沿膀胱經至膏肓、神堂；或至各內臟的腧穴，影響內臟。

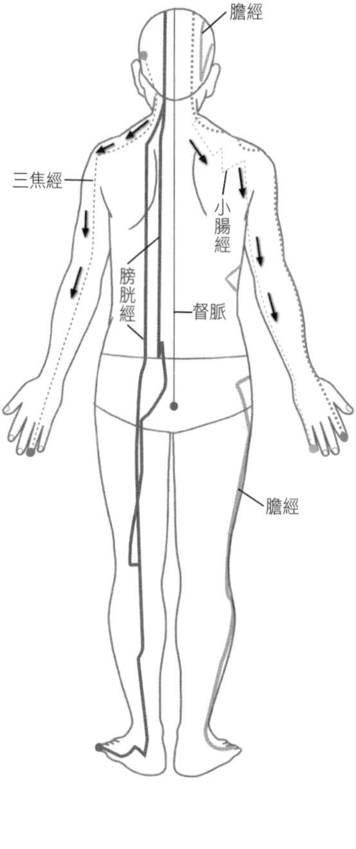

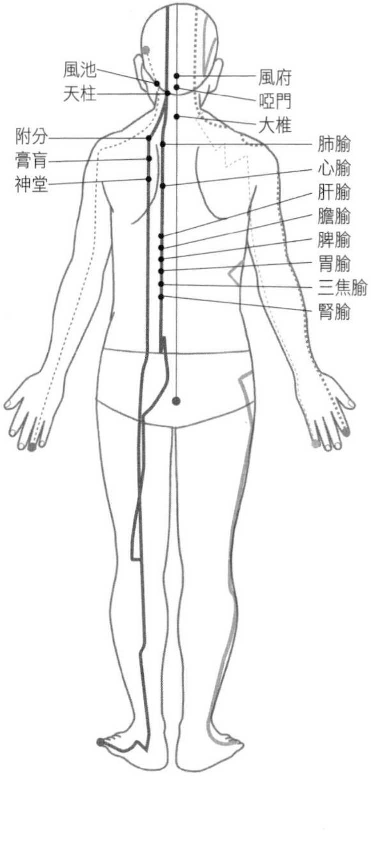

勢，可能也與此慢性傷寒有關，導致病毒與細菌之集結，進而癌化。

這個檢查可以自己常常做。在頸椎兩邊與頭骨下方交會處，左右各有一凹陷，是**膀胱經上的天柱穴**，在其附近找找有沒有像油泡的軟組織。如果結成了硬塊，會擴大至**督脈**，也就是兩條筋的中間，脊椎骨的上面有硬塊。一旦硬塊更加惡化，就會吸附在頸椎上，不斷地長大，佔據接近**啞門**、**風府**穴的位置。

這個結節因為在膀胱經上，可能經**由膀胱經往下走**，**經過大椎**穴，**進入各個內臟的腧**穴，**而進一步影響內臟功能**，當然容易引發糖尿病之類的慢性病；也可能經**過附分穴**，**走向膀胱經外側的膏肓**、**神堂等穴道**，**誘發心臟及心血管等疾病**。

濕的流動並不是必然順著經絡走。人站立、坐著的時候居多，所以濕可以由結節處往下流動，造成腰、腿、膝等關節的疼痛和痠麻。很多人並沒有走很多路，也沒有跌跤，膝蓋、腳踝一樣痠麻疼痛，可能是脖子上的濕邪向下蔓延凝聚所引發。而背痛，尤其下背痛、腰痛，也常是由上方形成的酸水順流而下造成。

慢性傷寒也可以像傷寒一樣，由膀胱經傳至胃經、肺經而進入中焦。這個傳輸的過程，不只是濕或酸水的凝聚，也可以配合細菌的躲藏。每次病毒感染時，因為我們抵抗力的低下，也是體內細菌起來作亂的時機。細菌趁我們無暇自顧的時刻，大大的造反，擴大勢力。這個過程中，細菌就隨著病毒的進犯途徑，如影隨形，狼狽為奸，一起由表往裡進攻。

當身體全體動員將病毒打敗並驅趕出去以後，這些細菌並沒有跟著離開。但在沒有病毒的支援下，細菌沒有實力與體內抵抗力直接作戰，於是就躲在身體中，藏在有濕邪之所在的酸水中，進而築起堡壘，打算長期進駐。現代抗生素之濫用，甚至引導這些細菌的演化。你進他退，打不過就建個堡壘先躲起來，這個堡壘成了細菌的大本營，一方面阻止血液、體液流入，以防堵抵抗力送進來；另一方面因為阻止血液之流動，製造更多酸水，擴大勢力，以保護細菌本身。

這個老化的過程在用脈診觀察時一目了然，可以看出目前已傳到哪條經絡，大約有多嚴重。如果能依照脈診所顯示的狀況，逐步復健，身體就能漸漸康復。

PART 3

13 發現新病種之二：外傷雜病

張仲景提出傷寒，並將其所引起之各類疾病，命名為「傷寒雜病」；而溫病亦因後世醫家的知識逐漸累積成一類型。現代人則常將傷寒與溫病這兩種外感病合稱為「內傷雜病」。此內傷，並非真的由內以力打傷，而是由病毒及細菌等傳染性疾病引起身體內的傷害。嚴格來說，這些病的發展比較有跡可循，可以寫在教本，供後人學習。

前一章所述的慢性傷寒症，也可視為慢性內傷雜病。雖是由病毒與細菌一起引發的慢性細菌感染，但其罪魁禍首仍是病毒，沒有病毒的急性發作，細菌又怎能乘虛而入，進而久居不走呢？

而本章所談外傷雜病，則是真正由外部之外傷所引起的疾病，不論是出血的外傷，或是不出血的鈍傷，總是會紅腫、疼痛。如果傷筋動骨了，這是立刻可見的大傷。但即便沒有流血，沒有骨折，也沒有很明顯的外觀改變，仍舊可能對血液循環產生重大影響。

濕為細菌之溫床

各種外傷，只要引起紅腫疼痛，或是下陷長久不好，都會引起濕的堆積。

正常的身體，每個器官、穴道都與心臟共振，這是最和諧最理想的匹配狀態。但所謂「最理想」只有一個，一旦遭到破壞，就不再是最理想的狀態。循環開始變差，血液送不進來，氧氣不夠，於是酸水就集聚了。

酸水的聚積只是第一步，接著就會有各種細菌，不小心或故意撞進了這個酸水池。這下是「如菌得酸水」，快樂得不得了，馬上住下來，一方面鞏固降地，另一方面力求發展，於是就成了新的細菌堡壘。

這些堡壘與前章所談慢性傷寒所產生的細菌堡壘，在本質上相同，都是細菌在酸水多的地方建築山寨，做為打家劫舍的根據地。

但兩者生成的原因，仍有根本上的不同。**慢性傷寒由傷寒引起，有跡可循，其產生及發展，都可由張仲景的《傷寒論》來推斷了解；外傷雜病卻是天馬行空，毫無方向。**

柳暗花明

使用脈診後，我們發現外傷雜病的過程充滿戲劇性。

外傷不是中醫的傳統強項，雖然少林寺有很多跌打損傷的治法與方子，但是外傷終究不是中醫的主流。骨傷科雖然是中醫的分科，但是地位不如傷寒、溫病或針灸等項目。

最初是從一個胃病案例中發現外傷的影響。有位病人為胃病所苦，但西醫治不好，中醫也治不好，經過我們用脈診儀測量，果然胃的諧波能量非常低下，風的指標也非常大。但是患者飲食正常，心臟也都沒有問題，就是胃不舒服，隱隱作痛，常嘔常吐。

於是我們要求將上衣拉起，一看到前胸及肚皮，這才恍然大悟。此人在胸下腹部，胃經的位置有個四、五公分的大黑疤。於是就請病人回去按摩、復健這個疤，幾天之後，胃就舒服了，從此告別纏身十數年的胃病。

經過這個成功的例子，很快又發現更多案例。譬如有人在上胸部胃經受傷，也會胃痛。即使病人是在十數年或數十年前受的傷，如今身上已找不到明顯的疤痕，可是受傷經絡所對應的器官就是不舒服，這種例子以胸上半部及頭部為最多。

接著又發現胸部的外傷可造成高血壓，尤其是心舒壓變大的高血壓；頭部或胸部以外受傷所產生的高血壓，則多是心縮壓高的高血壓。

於是進一步研究發現，不論是抽煙、外傷或傷寒所造成的肺功能不佳，如果心臟功能仍好，就容易高血壓，而且是心舒壓上升的高血壓。

尤其更有趣的是，有些病人左手量血壓正常，而右手量血壓就是高血壓。仔細用脈診觀察，配合目視的望診和手的觸診，再加上一些經驗、幾分運氣，一旦找到了受傷部位，幾天的復健就能將血壓降下來，恢復正常。

其實這種外傷誘發的高血壓很容易治療，重點是要找到受傷的確切位置。反倒是抽煙、空氣汙染等引起的高血壓難以治癒。

這類外傷後遺症，留在胸上半部的例子最多。那些地方平時血液循環不容易充足，而這與胸的上半部容易生病是一樣道理。這類的傷也不容易以目視「望」出來，總是要試探幾個可疑的位置，尤其是穴道之後，才能逐步定位，並確定受傷的確切位置。此時病人通常會忽然想起一些往事，例如：

「啊！這裡的確在三十年前被牛撞到過。」

「對耶！我十年前出過車禍。」

「聽大人說我小時候有從鞦韆上摔下來。」……等等。

如果不是脈診找到大略的位置，又由望診、觸診找到痛點，因而喚回久遠以前的記憶，當事人早就把這檔事忘得一乾二淨。因此我們認為，**外傷雜病將是脈診最有效而廣泛的應用**。

慢性傷寒雖然也是由脈診發現，但是終究有跡可循，我們可以追隨張仲景《傷寒論》的指示，按圖索驥。而外傷雜病是全新的發現，此病的發生完全隨機，曾經受的外傷也在病人的記憶中被淡忘，但卻可能深深地影響我們的健康。

至此，已經說明**兩個由脈診發現的重大新病種：慢性傷寒與外傷雜病**。這是過去三十年來，我們的研究群針對疾病與老化現象研究的重要發現。自古至今，不論中西醫都沒有發現也未曾去了解，且因為缺乏資訊，這兩類病患在就診時，醫生往往以「體質」不好來診斷，而在理解這兩種病種的來龍去脈後，未來應該用新觀點重新看待。

PART 3

14

陰常不足，陽常有餘

由慢性傷寒與外傷雜病的發現，再回頭看滋陰學派大師，金元四大家朱丹溪的名言「**陰常不足，陽常有餘**」，如何解釋才好。

由《內經》之「**五臟屬陰**」、「**六腑屬陽**」可知，中醫之陰為心、肝、脾、肺、腎，而胃、膽、膀胱、大腸、三焦、小腸為陽。五臟為低頻屬陰，六腑為高頻屬陽，以胃為分界，常稱為半陰半陽。

依朱丹溪所言，心、肝、脾、肺、腎常常能量不夠，而六腑的能量總是過多。也就是人在老化過程，陰向不足的方向走，陽向太過的方向走，破壞了致中和，形成陰不平、陽不秘。

但朱丹溪不久就發覺自己錯了，又提出「相火論」。這理論在傳統醫學教材中，老師總是講不清楚，學生也總是聽不明白。

其實只要用精確的脈診觀察幾位老人與幾位年輕人，就能詮釋朱丹溪心中真正想要說的話。

老化是由陽氣不足開始，而傷寒也是由陽經侵入身體，這在前面已經討論過。如果不是從陰開始，那麼陰火是什麼呢？

人在老化後，自腎以下，脾、肺、胃、膽、膀胱、三焦、大腸、小腸各經之能量逐漸下降，且風之指標也由高頻逐步向低頻蔓延。

這個趨勢在慢性傷寒是如此，外傷雜病也類似。慢性傷寒與傷寒的病況進展是一樣的，由外的三焦、膀胱經過膽，向胃、肺、脾、腎內傳。在外傷雜病方面，如是頭部外傷，則陽經受傷再逐漸向內傳；胸部、腰部、腳部受傷，則是中焦、下焦，第四諧波及第二諧波會同時將其對應的高頻諧波拉下來。

如果是胸部、胃經受傷，則第四諧波、第五諧波一起下降，同時拉下第八諧波大腸經及第十諧波小腸經，當然就會影響第八、第十之間的第九諧波。如是下部脾經受傷，則第二諧波腎經、第三諧波脾經都將下降，脾經下降就會同時影響第六諧波膽經、第九諧波三焦經，而第二諧波腎經下降就影響第四諧波、第八諧波。所以當陰受損時，其兩倍頻而相生的器官或經絡，一定也跟著受害，功能下降。

由脈診觀察發現，「老化」是陰陽皆不足之過程。不論是慢性傷寒或外傷雜病，這兩個最常發生的老化過程，都是這樣的現象。

朱丹溪終究是大醫家，他在進一步觀察後提出相火論，指出陰常不足，不一定表示陰的能量不足，而呈現虛的狀態，可能反而是「相火妄行」。

而朱丹溪所說「相火妄行」應是肝火，李東垣所提之「陰火」則是心火。在老化過程中，腎、脾至三焦、小腸的能量多是逐步下降。為了補救這個能量的消失，此時虛火上升，就是加強肝之能量及心之能量，來補救第二諧波以上能量之不足。而心火為第〇諧波，肝為第一諧波，皆屬陰。其實腎虛容易引起心火，脾虛容易引起肝火，補土派提出心火，滋陰派提出肝火的理論，也是耐人尋味。

後人稱朱丹溪為滋陰派，其實應稱朱大醫家為補腎派。《丹溪心法》中的「虎潛丸」、「大補陰丸」，以及後世《景岳全書》的左歸、右歸等，都是補腎為主的方子。所以，如將其原文「陰常不足」改為「腎常不足」，那麼這一句話就沒有瑕疵了。

我們回想一下在討論腎為先天之本時，曾經指出腎的重要性，上可以救心，下可以助肺，並對所有第二諧波以上的諧波提供幫助，這也就是腎陽的基本功能。可見此先天之本何其重要！

倒是在「致中和」這個健康的概念中，腎成了例外。因為似乎腎可以比較強，也就是腎之第二諧波所分配的能量較高，雖然不是在中和的狀態，反而可以使人更加健康。

「腎愈強愈好，但常不足。」這恐怕才是朱丹溪大醫家真正體會也想要表達，但卻未說清楚的道理。

【輯二】

PART

4

健康之道

身體的保健，基本上要配合兩個原則：

一要致中和，把不通的經絡打通，將身體治療至健康狀態；

二是勤勞的練功，以補先天之氣。

PART 4

15

促進健康之道

由脈診導航，使我們對體質有了進一步的了解。許多現在中、西醫師所說的體質不好，或體質虛寒、火燥等等，常常是對老化過程不了解，更因為無法偵察出原因，不得已而使用的推託之辭。

從脈診可以清楚看到慢性傷寒、外傷雜病等，造成身體的老化過程或狀態，經由適當的復健治療，進而改善所謂的體質。

但是有沒有體質這回事呢？**體質還是可以給予定義的。如心、腎強的人體質好，心腎虛的人體質弱。**這裡所謂的體質，是先天之本，腎氣之足與不足。先天腎虛之人，心臟也必然較弱。所以心腎功能之強與不強，就可以用來定義體質。那有沒有辦法改善先天體質呢？

從功法解說養生優劣

流行在坊間強身健體的養生功法眾多，氣功流派更不下千家。如何知道哪些是優的？哪些是劣的？

在傳統練功術語中，有一個叫「走火入魔」，這是對劣質功法最傳神的說法。由脈診來看，致中和是最健康的指標，所有的功法應該是補救其不中和的部分。《內經》有言：「**獨小者病，獨大者病。**」就指出了致中和的真諦。

如果一種功法不是針對身體的弱點加以補強，而是補強某一個或幾個非不足的經絡，結果必定是「大者愈大」、「小者愈小」，這就是「走火入魔」的廣義定義。

中醫講求「辨證論治」，要先分辨各經絡的虛實、寒熱，才能以平衡的目標加以導正，以達致中和之境界。

走火是什麼

如果一個人膽經氣血不足，胃經及膀胱經就會以虛火上升為手段，加以補救。這是生理的自然反應，以維持每個組織都能獲得基本的血液循環。因為膽經、胃經和膀胱經是上頭面的主要經絡，如果膽經虛了，胃經、膀胱經就會被迫增加能量，以補救至頭面之供血，造成膽經虛，而胃、膀胱經虛火旺的病態。

如果練功之人不去加強膽經之復健，反而去加強胃經及膀胱經的能量，結果必然是胃經、膀胱經虛火愈來愈大，相對膽經就更虛了。這個功法練得愈勤快，惡化得愈快，也與致中和的距離愈遠。因為一般人感覺得到自己身體氣血通暢的經絡，對氣血不通的經絡反而沒有自覺（請參看《氣的樂章》）。在功法中隨便教人運氣，或是教人隨氣之引導而擺動身體，都有這個危險。

所以走火，就是受阻，使該通暢的經絡愈來愈不通，反而是已經通暢的經絡，不正常的虛火愈來愈大。

入魔又是怎麼回事

老年痴呆的病人，因為腦子的某個部分萎縮，逐漸擴大到整個大腦都萎縮、壞死，而各種大腦功能逐漸喪失，最後走向生命終點。

在這個過程中，常常可以看到人格的改變。老年痴呆的病人，有人變得和藹可親，完全不會生氣；也有人變成脾氣火爆，對什麼都生氣罵人。

如何由腦科學來了解？

人腦中有管理情緒的部位，本來是友善與火爆都各有所司，而情緒就在友善與火爆之間取得平衡，成為一個講理的人。

如果腦中掌管友善功能的腦細胞先死了，而掌管火爆的細胞仍功能正常，這個人就成了火爆個性。反之亦然。

所以練功不當的確可以改變人的性格。由於腦子的供血已失去中和——平衡，有些部位因供血多而過度活化，有些部位因供血不足而功能退化，就造成與老年痴呆病人相似的個性改變，在別人看來就是入魔了。因為個性、行為都改變了，如同著魔一樣。

過去在不正確的練功過程中，也發現許多人自以為看到異象，甚至有了一些特殊能力，多是走火入魔的不同表現。

走火入魔是由於血液循環之異常，造成神經系統的穩定性降低，這個現象與老人痴呆的神經細胞逐步死亡，究竟還是有些不同。在神經細胞氧氣不夠時，細胞膜電壓就不到位，由負二百多毫伏（mv）升高為負一百多毫伏，甚至負幾十毫伏，造成神經系統的穩定度不夠。於是杯弓蛇影，幻視幻聽，一些說自己看得到鬼的人常常都有這個問題。民間常說八字輕的人容易活見鬼，大約也是這個道理。身體先天心腎虛弱，如果肺功能再低下，就很容易因腦子缺氧而產生幻覺，很多人還以為自己有了特異功能。

我們曾測量過許多自稱有千里眼，可以感覺幾十公里甚至幾百公里外事物的人。可是當其運功遙視時，我們所測得的脈波，只證明當時受測者頭上嚴重缺血，所有上頭面的經絡都呈現供血不足的狀態。這個主觀自覺的千里眼，恐怕只是腦子缺氧後的幻覺。

而活見鬼之人們，總是說在「黃昏後」、「小河邊」看到鬼，其實也可以有合理的解答。「黃昏後」太陽已下山，但仍未全黑，視覺本就模糊，東西看不真切，此時植物開始由光合作用的釋放氧氣，改變為呼吸作用的吸收氧氣、放出二氧化碳，空氣中含氧量迅速下降。而在「小河邊」一定比其他地方更冷一點，加上空氣中缺氧，使得血管收縮、循環阻力上升，腦子就更加缺血、缺氧了。

而人的腦子對看不真切的雜訊，總是用自己過去的經驗、文化背景去合理化。於是天主教徒就看到聖母，佛教徒就看到觀世音菩薩，不信宗教的人就看到鬼了。

時下流行的養生功法，大都能提升人的氣，但是怎樣練才是正確的、安全的，真正能促進健康，而不會「走火入魔」？要運動練功之前，值得三思而行。

PART 4

16

早期預警系統之需求——脈診儀的誕生

一個保健的運動，基本上要配合兩個原則：一要致中和，就是要把不通的經絡打通；二是補救先天的缺憾。

要打通經絡就得先知道哪些經絡不通，這其實是最難的問題。一般西醫的診斷方法，在於可看見的器官損壞，並以血中指標分子濃度改變，做為早期預警系統。以中醫目前望聞問切的水準，沒有能力在患者有重大自覺症狀之前，就先行診斷出哪裡的氣血平衡出了大問題。何況人的自覺能力會隨著健康狀況改變。健康的人氣血充盈，各種感覺敏銳，稍有不適就能察覺。常常自覺這裡痠、那裡痛的人通常不會得大病，因為這部機器的所有感應器都能正常工作，稍有差錯就積極示警。

反而是身體不好的人，一得就是大病。原因是身體在老化的過程中，最靈敏的感應器——由神經組成的先期預警系統，已因供血、供氧之不足而被迫關閉。

更可怕的是，**愈是氣血不通的經絡，愈沒有能力感應到自己的現況**，不知道自己的慘況。這就好像是宵小橫行的地區竟然沒有犯罪紀錄一樣，因為警察早已撤哨了，連警察局都被宵小佔領，當然就沒有被搶、被偷的報案記錄。警察都撤防了，政府又怎能知道當地發生了什麼壞事，總是要等到流寇攻進大城，佔領政府機關，這才知道原來有暴動。這些亡國的過程與我們逐漸老化、走向死亡十分相似。

目前我們總是看到器官有重大損壞才知道自己病了，之前的各種徵兆總是被醫生以「體質」帶過；真的得了大病，醫生又會說：「如能早些發現就好了。」

早期發現生病的可能

經過三十年的研究，我們對於十二經絡為經緯線的導航系統有了許多認識，並進而設計了脈診儀。

這個儀器像個全球定位系統，引導你在台北（生）至高雄（死）的高速公路上行駛，並在用完我們天生的端粒之後，無病無痛，無疾而終，順利走完快樂而莊嚴的一生，乘化而歸。

老化的過程就像高速公路上的交流道——歧路，不論是慢性傷寒或外傷雜病等，總是強迫我們從高速公路——健康大道——上開下來。於是進入城市道路、鄉村小路、山間險路……最後迷路，也就是走進了病痛的迷宮，路愈走愈窄，病愈生愈重，進行插管、裝上人工呼吸器、打強心針，直到痛苦地嚥下最後一口氣。這是目前醫療體系下的人生，使大多數人無法乘化而歸，無疾而終。

而西方的醫療方式，就像一張畫得很仔細的城鄉地圖，疾病相當於各個鄉鎮、村莊的小路，什麼病有什麼症狀，如何確定診斷，有哪些重要指標……成千上萬的病名及其特性特徵，都設法研究清楚。如果這個導航系統沒辦法把我們導回原來行駛的健康大道，即使對疾病有再多的了解，對疾病有更詳細的描述，也是枉然。

脈診則是最精細的導航系統，你才不小心犯了錯誤，由高速公路的交流道開了下來，在你尚未開進下一個岔路前，它就有能力警告你，已經駛離了高速公路。在不精確的導航系統還未察覺時，它就已經警鈴大作了。

即使你稍微離開了交流道，已進入城市道路，這個導航系統仍可以精確地告訴你要怎麼開回去。而不精確的導航系統，可能都以為你還沒下交流道呢！

中醫各種傳統的治療方法，不論是推拿、按摩、針灸、刮痧，進而使用湯藥，其實都是配合這個導航系統所開發。

在使用脈診導航了三十年之後，我們對中醫的治療方法有了更深層的認識。

●病徵與病態

中醫所謂治「未病」，並不是指沒有病徵，而是指沒有病態。病徵是可用測量工具發現生病的徵兆，包含現代的各種影像工具，如X光透視、X光立體成像、核磁共振或正子發射成像、超音波、內視鏡等等，可以偵測到的生病跡象。而病態是一個人的外觀表現出生病的樣子，可以由感官直接察覺的狀態，例如腳痛會造成跛腳的行走步態，胃痛會不自主地彎腰。這些外表形態的改變，雖然有的很細微，但病人會不自覺改變自己的動作、動線、體態等，因此外人可以觀察得到有些不正常的情況。

而發燒、疼痛更是最常見的病態，也是我們會去看醫生的主要原因。小孩沒精神、不吃飯，也是容易看見的病態。

由於內臟大多沒有感覺神經，而循環不好的部位，即使有神經，也失去了感知面與通報的能力。因而總是在病態浮現出來，開始有發燒、疼痛、吃不下飯、便血、尿血……這些明確的異常表現，我們才發現自己有病了。

所以，**中醫所謂治「未病」，應是在這些明確的異常病態出現之前就加以治療**。

PART 4

17

亟須改革的醫療體制

由前面幾章所述，我們已經了解老化是個連續的過程。

我們人體內的端粒，每經過細胞分裂一次就少一次，而酸水的堆積更是不間斷地愈堆愈多。

如果是端粒先用完了，我們就無疾而終，完美過完一生。

如果是酸水的堆積，則會直接妨害我們的基礎生理功能。

此時，酸水堆積，端粒並未用完，細胞仍是充滿活力、生機，但是補給品之供應被濕所妨礙，無法送達，廢物又堆積在附近無法運走，長期毒害細胞，於是細胞想盡辦法掙扎著，痛苦地求生存，細胞癌化就是其中的一個手段。

為何醫療保健愈來愈貴

現代的各種急救工具可以延長這個痛苦的掙扎過程，但是並無能力挽回或減輕這個過程的痛苦。醫療保健的耗費愈來愈龐大，正因為大量的醫療資源都投入在這類急救工具、藥物上，而加護病房就成為醫藥公司的淘寶地。

在研發上，這種工具可以將人從鬼門關前強拉回來，很容易證明其功效。但是從鬼門關拉回以後呢？這個題目就很少有人研究了。拿強心工具做例子，這類直接刺激心臟跳動的藥物與工具，如果病人只是心臟意外停止跳動了，這工具當然是好用，也應該使用。

如果是端粒用完了，或其他維生的器官功能也已喪失了，心臟的停止跳動只是最後的一個句點，全身都死得差不多，只留下心臟跳著，有意義嗎？可能嗎？

而目前面對的困境是在資本主義的大旗下，一切向錢看。沒有人願意去研究透過急救所救活的病人，依照各種不同的病症來分析統計，其平均的存活時間究竟還有多少年？

這個題目只會減少藥廠、醫療器材廠賺錢的機會，誰願意做擋人財路，又對自己沒好處，這種吃力不討好的工作呢？而又有誰肯資助呢？

由這個角度來看，醫療保健的費用註定是個沒有底的黑洞，像天體物理的黑洞一樣，吸盡所有靠近的物件。而「醫生的天職就是救人」、「生命是無價的」……這些高尚的口號更是喊得喧天價響，又有誰能反對呢？誰敢反對呢？

美國的資本主義醫療

醫療健康產業目前的發展，充滿資本主義的色彩。美國總統歐巴馬費了九牛二虎之力，才將健康保險普及到大部分的國民。但是，這種制度上的改革，雖然讓醫療普及，也讓醫療花費更為龐大，但並不會改變美國醫療之昂貴排名世界第一、國民平均壽命僅排在第四十名的現實。

美國的醫療健康產業究竟有什麼根本問題，居然使得維持國民健康變得如此昂貴呢？

台灣、大陸、香港的老百姓在公園運動，練拳、打球等都有室外的公共場地。可是美國多得是最先進的室內體育場、室內球場、室內運動場，美國人到室內運動場去用跑步機運動，到室內球場打球……這些地方沒有陽光，也沒有新鮮空氣。

跑步機要錢，室內運動場也要錢，因為要空調、要照明……。台灣、大陸的人想跑步，多半覺得去跑操場就好了，一毛錢也不用花，還有新鮮的空氣，加上天然的陽光，物美價廉。

我舉這個例子是希望讓大家容易理解，為什麼在美國醫療保健要那麼貴，而品質又不見得更好。

我再舉個日常生活中的產品做例子。以往我們炒菜都用鐵鍋，後來有廠商發明了某種可鍍在鍋面的材質，可以讓鍋子變得不沾黏，價格當然比較貴，公司也很賺錢。但等到專利過期後，開始有這些塗布材質會危害健康的說法，而資本主義社會卻不會回頭去關心這個問題，因為賺了多少錢才是資本主義的核心價值。

如同運動，如同不沾鍋，美國整個醫療體系也是繼續往賺錢至上的方向發展。近年來美國流行成立集團醫院，醫院之重要主管都聘請工商管理的專才，在這個體系下，醫生、病人、醫院自然而然都成了財閥的賺錢工具，醫療成本又怎能不繼續上漲呢！

PART 4

18

淺談以中華文化保健身體

在中華文化中，一個人成就自己，不是看你有多少錢。儒家思想最能代表中華文化，而在儒家入門書《大學》中就提出了對一個人成就的看法。

〈經一章・大學之道〉

大學之道，在明明德，在親民，在止於至善。知止而后有定，定而后能靜，靜而后能安，安而后能慮，慮而后能得。物有本末，事有終始，知所先後，則近道矣。古之欲明明德於天下者，先治其國；欲治其國者，先齊其家；欲齊其家者，先

修其身；欲修其身者，先正其心；欲正其心者，先誠其意；欲誠其意者，先致其知；致知在格物。物格而后知至，知至而后意誠，意誠而后心正，心正而后身修，身修而后家齊，家齊而后國治，國治而后天下平。

自天子以至於庶人，壹是皆以修身為本。其本亂而末治者否矣；其所厚者薄，而其所薄者厚，未之有也。

全文內容可綜合整理如下：格物→致知→誠意→正心→修身→齊家→治國→平天下。

而格物、致知以達誠意正心之功的途徑為：知止→定→靜→安→慮→得→誠意→正心。

中華文化是先由內省，完成自我，再向外發展，以成就全家→全國→全天下的福祉。這是中華文化對一個人成就的看法。

以修身為本，內聖外王是儒家思想的最高境界。

華人特別喜歡練功，中醫強調扶正，都是反求諸己的做法，與資本主義的一切向外追求，一切向外發展，在本質上是截然不同的。這個文化的特質也影響了國人對醫療保健的看法。

中華保健的特色

在思考未來醫療保健發展的方向前，讓我們先「格物致知」一下。

在我們的傳統文化中，華人特別喜愛練功。這就是反求諸己。在古代，有煉丹的文化，也有練丹的文化。煉丹是以火煉礦石，以成服食之丹；練丹則是以身體為爐，以練功來結丹。

這些工作，大多是以悲劇收場。自古不知多少皇帝，就是吃了有毒丹藥而死；也有許多方士，練功不成，走火入魔成了瘋子。

在道家這麼多保健文獻中，我們找到一個最具代表性、也最成功的人物——張三手，集太極拳之大成者。

《內經》、《傷寒論》中討論的是人如何保持健康。如果不幸生病了，又該如何由生病的狀態，拉回到健康的狀態。這是一個健康的全身定位系統，對人因食五穀雜糧，難免生災害病後的補救辦法。

而張三手教我們的卻是如何補先天之氣。以勤勞的練功，來補充自己先天之氣，與醫書所教導在受六淫所傷之後才治療完全不同。這是個主動出擊，加強自己先天之氣的秘訣。

如何力挽狂瀾

我們來思考一下，這個以內省為先，繼之以發揚於外的中華文化，在健康醫療的黑洞天坑即將吞噬我們大部分資源的當下，怎麼做才能力挽狂瀾。

在中華文化之中，道家是出世的，只追求內聖，張三手也是個典型的道家。

而佛家分小乘與大乘，小乘也是出世的，直到近代印順法師及佛光山星雲法師、法鼓山聖嚴法師……等積極提倡人間佛教，才把大乘佛法的精神真正的發揮，走入人群，渡己渡人。

孔子一生都奉行著自己提倡的內聖外王之理想，一直奔走在各國之間，想要完成他圓滿的一生，但是也只做了魯國司寇大約三年。

由孔子的例子，可見在帝王專制的體制下，內聖外王的儒家理想行不通。在中國過去約五千年的歷史中，只有堯、禹可以說是圓滿了這個理想；而後的少數盛世明君，多是在鬥爭中奪得王位之後，再講修養以求內聖。但最後終究沒有不腐化的權力。只有在清初盛世的幾個好皇帝，從小就受到祖訓，禮、樂、射、御、書、數無不精通，且或許身邊有個賢能的孝莊文皇后，後來成為太后、太皇太后的大玉兒在旁監督著，才能善始善終。到了乾隆，天皇老子當久了，還有什麼內聖的工夫要做？一切朕說的算，也就逐漸腐化！

在這個大環境之中，封建制度之下的聰明人，就走向佛、道去求內聖；而世襲的君王為求維持權位，就利用儒家的內聖外王理想，引誘一些聰明人來為其效力。觀察近代的中國，常以打倒孔家店為革新口號，這個誤會可大了，「孔家店」不是孔子開的，是封建的國王盜用了孔子商標，冒牌開的山寨店，目的是用來引誘或說服一些已有修養（內聖）的名人，為其所用（外王），以維持自己的權位。

回到保健，應從個人做起，我們不妨從下一章，透過脈診印證張三丰的練功之道，尋找屬於中國人的健身養生之鑰。

PART 4

19 張三丰對健身的提示

由張三丰親自留下的文獻之中，有一段有關健身知識的文字流傳最廣，這段話也比較能夠以脈診的知識，以及本身練習四十九年太極拳的體會加以說明。

〈十三勢行功心解〉

以心行氣，務令沉著，乃能收斂入骨。以氣運身，務令順遂，乃能便利從心，精神能提得起，則無遲重之虞，所謂頂頭懸也。意氣須換得靈，乃有圓活之趣，所謂變動虛實也，發勁須沉著鬆淨，專主一方，立身須中正安舒，支撐八面，行氣如九曲珠，無往不利，（氣遍身軀之謂）運勁如百煉鋼，何堅不摧，形如搏兔之鵠，神如捕鼠之貓，靜如山岳，動若江河，蓄勁如開弓，發勁如放箭，曲中求直，蓄而後發，力由脊發，步隨身換，收即是放，斷而復連，往復須有摺疊，進退須有轉換，極柔軟，始能極堅剛，能呼吸，然後能靈活，氣以直養而無害，勁以曲蓄而有餘。心為令，氣為旗，腰為纛，先求開展，後求緊湊，乃可臻于縝密矣。

又曰，先在心，後在身，腹鬆淨，氣斂入骨，神舒體靜，刻刻在心。切記一動無有不動，一靜無有不靜，牽動往來氣貼背，斂入脊骨，內固精神，外示安逸，邁步如貓行，運勁如抽絲，全身意在精神，不在氣，在氣則滯，有氣者無力，無氣者純剛，氣若車輪，腰如車軸。

我們先介紹一下練功，一般功法可粗淺分為兩類：外功與內功。

外功是以技擊功夫為主，主要鍛鍊三焦經的氣。但因為脾經（第三諧波）、膽經（第六諧波）與三焦經（第九諧波）分別為一：二：三之倍頻，所以相互之間有相生的關係。三焦經分布全身的真皮、汗腺，也就是中醫所稱的腠理。當其充氣時，其實是血液將真皮層像氣球一樣充實起來，而這個充滿彈性、包圍在體表層的皮囊，就成了身體表層的一件防護衣。所謂的金鐘罩、鐵布衫，就是由此充滿彈性的防護衣而來。

一些所謂的硬氣功，基本上都是由此第九諧波為表，第三、第六諧波為裡，將氣血充填在腹內（第三諧波為主）及體表（第九諧波為主），以塑造一個耐打、耐壓的身體。這種氣的能量是類似聲音的振動波，在身體內沿著血管傳送，而以穴道為其加壓充氣站。

這種能量是可以由一個人傳送到另外一個人。武俠小說中所述將功力傳給徒弟，理論上是可行的。我們就曾測量過，一個人在接受輸氣之前與接受輸氣之後，其脈波頻譜的變化。

這些變化主要在高頻第八、第九、第十等諧波，而且這些諧波的能量可以比輸氣之前高出約四十至五十個百分點。

但這個人一點也不舒服。因為這些高頻能量已高過排在第七、第六或第五諧波等較低頻諧波的能量。這就是「真氣」無法收歸己用的現象。這些外來強行灌進的能量，只能在陽經幾個最高頻的諧波中遊走，無法收到低頻屬陰的經絡及器官中，不久也就消散了，只是白忙一場！

大部分的外功與許多所謂的補藥，都會產生身體溫暖的感覺，而這個感覺讓人很舒服，主要來自第三（脾）、第六（膽）、第九（三焦）諧波能量之增加。

我們在研究咖啡及茶對人體的影響時，也發現類似於補藥的作用，第三、六、九諧波能量皆會增加，但咖啡會同時造成肝火上升。

一般功法都強調要「收功」，這與上面所提的灌氣實驗有密切關係。如果練功後不收功，就像被灌氣的人，只是部分陽經充滿了氣，無法將之回歸己用，終究白忙一場！不過是促進血液循環的一般運動，沒有「功」可言。

把能量均勻分配到第三、六、九諧波，尤其是第三諧波，是收功的主要目的。這個收功的功課做不好，或是練的外功過分加強某幾個陽經，而壓抑其他經絡中分布的能量，就可能走火入魔，不可不慎。

內功比較高深，也較難懂。其實功分內外，就已是非常令人困惑的事。簡單來說，外功以增強體表能量為主，內功以增強內臟能量為主。

只練外功不練內功，即練拳不練功，只是拳腳功夫，強健了手腳，但可能損及內臟，進而賠上身體。所以一些拳腳師父，甚至短跑健將，都因各種內臟疾病而常常不能享天年。

在華人練功的文化中，講究的是「內外兼修」，內功外功一起修煉。在〈十三勢行功心解〉中，有曰：「**以心行氣，務令沉著，乃能收斂入骨。**」又曰：「**先在心，後在身，腹鬆淨，氣斂入骨……牽動往來氣貼背，斂入脊骨。**」

再三叮嚀「氣要收斂入骨」，這可是所有內功的神髓。

什麼是收斂入骨？又如何收斂入骨？

根據中醫基礎理論指出「腎主骨」，收斂入骨就是收斂成為腎臟、腎經之氣。在所有經絡之中，腎經最接近中軸，又在腹部。腹屬陰，背屬陽，腎經是屬陰之經絡中，最為入裡的一個。我們認為，腎經與三焦經合成任脈。

在前面我們討論過，腎為先天之本，不容易修煉；脾為後天之本，不論練功吃補，都能容易的將脾氣練起來。很多練功夫的人，第三、六、九諧波都練得堅強，脾主筋，外有金鐘罩、鐵布衫，肌肉也能結實，但是可能心、腎這兩個最重要的器官反而虛弱。

如何將氣收斂入骨，就是如何將氣收為腎氣，而不只是停在脾、膽、三焦經之中，因為停在這三經之中，不能固本，難為己用。

在此分享一個收斂腎氣的秘訣：

《內經》中指出脈之四季變化有「**春脈弦，夏脈洪，秋脈毛，冬脈石**」，又進一步解說，春天脈入肝為主，為半表半裡，夏脈入心，洪脈走體表，秋脈收斂入肺，冬脈入最裡，故入腎。

我們曾經解釋過這個四季脈的變化。其實是血液的分配從半表半裡到表，再至半表半裡，又至裡的變化過程。

夏天氣溫高，身體需要降溫，血液就湧往體表，毛孔打開，將體內因新陳代謝產生之酸、熱，加速由體表與汗液一同排放出去。

冬天則是相反的運作。外面太冷，血液集中流灌最中軸的內臟，也就是任脈為主。此時，任脈之外的身體就成了與衣服一樣的絕熱體，以保持內臟的溫度，維持生命。

由這個生理反應，我們理出了一個收斂腎氣的訣竅。

「以心行氣」說得容易，但如何「沉著」，如何「收斂入骨」？當我們感到寒冷時，氣血自然而然向內收斂，也就是收斂入骨。如果懂得利用這個生理反應，就能體會如何收斂入骨。

我們不妨多次練習。忽然由溫暖的環境走入較冷的環境，此時會覺得身體之表層，皮膚及肌肉都忽然收緊起來，這就是收斂入骨的感覺。如果能夠體會出這種感覺（應是交感神經及副交感神經所掌管），慢慢體會就能加速掌握，進而達到張三丰指導的境界。

「**精神能提得起，則無遲重之虞，所謂頂頭懸也。**」這又是個重點，要在不打拳時也能做到，並且配合「**立身須中正安舒，支撐八面**」。古人云：「**立如松，坐如鐘。**」就是姿勢挺拔。

放鬆，放鬆，什麼是放鬆？

練習太極拳時，師父總是教我們要放鬆。這是太極拳養生的重大啟示。一般人對放鬆的認識，也就是把身子癱下去，於是彎腰駝背矮了一截，誤以為這樣子才全身放鬆了。

張三手提示要把脊椎骨整根打直，頭頂到尾椎有如拉一條線。要做到這點，就要像頭頂上吊了一根繩子，並向上拉，就是頂頭懸，而不是彎腰駝背的「鬆」。

脊椎骨是撐起主動脈的架子，一旦**架子歪了**，**主動脈的送血效益一定受損**。何況內臟在脊椎之前，脊椎一彎，必定受到壓迫，必會影響血液之流灌，進而受到傷害。所以〈十三勢行功心解〉文中又提到「腹鬆淨」，這是在脊椎打直之外，又要求肚子放鬆。這點與現代的健康要求不謀而合。

要「腹鬆淨」須做到以下幾點：

一、**不可過飽**：吃得太飽，肚子一定又撐又脹，氣血便無法運行。

二、**排除宿便**：這是吃得太飽的另一個結果。吃得太飽會積在腹中，而排得太少，也一樣會積在腹中。中醫之藥方非常注意排便狀況。排泄之流暢對健康有很大的影響，平日就要留心注意。

三、**消除大肚腩**：肥胖挺著大肚子，就像吃得太飽，也似大便秘結，兩害併發。更麻煩的是，這些大肚腩，可能是在腹腔內的酸水造成，是濕在身體腹部堆積成型，對身體之傷害更大，而且不易短時間消除。

以上幾點皆能做到，自然能「神舒體靜」。

總結整理出個人保健原則：

❶以脈診找出身上之慢性傷寒病灶，將之治癒。

❷以脈診找出身上之外傷雜病，將之復健。

❸珍愛自己，不暴飲暴食，不熬夜酗酒，不放縱慾望。

❹心安理得，不做傷天害理之事。

❺以保健為己任，每天從事太極拳等養生功課。

張三丰小記

一般人對於張三丰的印象，多半來自武俠小說或電影、電視，無論是年輕的張君寶，或者武當山的祖師爺，都充滿了故事性。

歷史上的確有張三丰這個人，除了鄉野間流傳著許多他的事蹟外，《明史・張三丰傳》中還有一段他的史實記載，真人都如此傳奇，也難怪戲劇小說都愛提到他。此外，根據相關記述，張三丰的活動時期約在西元一三一四至一四一七年，因此，道教界推測這位奇人最少享壽一〇二歲，甚至有傳說他早已修煉不死之身。

不過，張三丰本人並不如戲劇中那樣飄逸俊秀。據說他「頎而偉，龜形鶴背，大耳賀目，須髯如戟」，而且不修邊幅，穿著邋遢，一年四季都是一件道袍，身體好得寒暑不侵。不過，還沒成為張真人，卻已經有個不雅的外號，叫做張邋遢。

他的飲食習慣很特別，可一次吃下一斗米，也可以很多天才吃一頓飯，甚至幾個月不吃飯。他天性聰穎，很喜歡看書，可以過目不忘；又愛雲遊四海，傳說可以日行千里。

有一天，張三丰到了武當山一帶，在看了武當山的風水形勢後，就對同行的人說：「此山異日必大興。」其實當時武當山經過元朝戰亂，上面的道觀、屋舍全毀，但張三丰卻慧眼獨具，領著徒弟們披荊斬棘，整理斷壁殘垣，搭建草屋在此居住，開創了武當一派。

有陣子他留在陝西寶雞金臺觀，當時發生了一件事情，讓當地人嘖嘖稱奇。

原來張三丰有一天覺得自己即將駕鶴西歸，於是交代完自己的後事，便停止呼吸仙逝而去。當地人將他入殮準備埋葬，沒想到此時竟聽到棺木中發出聲音，打開後才發現張三丰竟然復活。日後大家傳頌這件事，都說張真人應該是已經可以元神出竅，神遊太虛。

各種事蹟的流傳，連皇帝都對他十分感興趣，但儘管明太祖、成祖先後下詔延請他入朝，張三丰卻仙隱於山間，避開一切俗事煩擾。於是，成祖命人修建武當山，建宮興觀，長達七年時間，所費不貲，使武當山儼然成為道家聖地，雖然應驗了此山必大興的預言，但究竟是地靈人傑？還是有仙則名？就不得而知了。

有人說，張三丰如神龍見首不見尾，充滿傳奇色彩，但張三丰開創的太極拳卻實實在在流傳至今，勤練這結合氣功與武術的內家功法，是長壽健康的秘訣之一。

提到中華文化養生的代表，更不得不提到張三丰，以道家之道搭配太極功法的自然養生，值得現代人去了解與實踐。

後記

工作尚待完成，期待共襄盛舉

本書所報告的，只是我們三十年來在血液循環理論，以及在中醫應用所發現的一些初步分析。「未濟」之工作仍然千頭萬緒，以下就目前所能想到的一些重點，加以整理，希望能引起大家的興趣，一起共襄盛舉。

一、**脈的結構與辨證之關係：**已初步以脈波之諧波所代表的經絡做為坐標軸，可以為身體健康狀態做精確之定位。但是這個以經緯線為準的定位系統，如何與以大地標、大地形為準之定位系統更緊密的結合？

這個工作也就是融會貫通中西醫學的工作，將經絡的辨證，適度轉化為器官、各個系統等實體之辨證。

二、**對系統性老化更深入的研究**：我們已初步了解「慢性傷寒」、「外傷雜病」是有跡可循且系統化的老化過程。而在這兩大類的疾病之外，還有些什麼系統性、規則性的老化過程？還有什麼可單獨加速老化的獨立事件？

三、**穴道診斷與脈診之配合**：脈診所用以定位者，經絡也。但經絡終究是一個大綱，仍不足以涵蓋身體上所有的樞紐點——穴道。

經絡有十二條，奇經八脈是三焦經與其他本經之混合體(註)，加入上、中、下焦，左右側也只能各有二十二個分區。而不論根據《甲乙經》、《銅人經》或《資生經》等古籍中的記載，皆為左、右邊各有穴道三百餘個，加上正中穴道約五十個。所以脈診定位之解析度，全身只有四十四個區塊，但穴道則可達六百五十個以上的定位點。換算起來，穴道可以將脈診定位之解析度，提高十五倍以上，穴道診斷值得深入探究。

以肺及肺經為例

肺經走手，故由脈診來分析只能在第四諧波看得到。所有肺及肺經之病由脈診來看，只有左、右手之分，其他都沒有進一步的解析度。

但如由穴道來看，手太陰肺經上有中府、雲門、天府、俠白、尺澤、孔最、列缺、經渠、太淵、魚際、少商共十一穴。

而肺經之五輸穴（又稱五腧或五俞），由手指向手肘分別是：少商（井穴）、魚際（滎穴）、太淵（輸穴）、經渠（經穴）、尺澤（合穴），其脈氣由小到大，從遠心到近心端。

《內經》對五輸穴的說明：「**所出為井，所溜為滎，所注為輸，所行為經，所入為合**。」表示井為地下出泉，脈氣淺小，其穴位於爪甲之側；滎為水成小流，脈氣稍大，其穴位於指掌交接處；輸為運轉，脈氣較盛，位於腕關節附近；經為長流，脈氣流注，其穴位於前臂腕附近；合為匯合，脈氣深大，其穴位於肘關節附近。

註：例如原子之軌道有S、P……等，而共價鍵常為SP_2或SP_3，就是混合S與P軌道之結果。

《難經》又補充：「**井主心下滿，滎主身熱，輸主體重節痛，經主喘咳寒熱，合主逆氣而泄。**」不論這些說法有沒有道理，至少已明確指出這五個最末端的穴道各有其特性，也各有其代表的功能及治療上的特色。而在脈診，卻完全沒有解析度。

舉幾個穴位為例，來看看其主治的症狀：

中府：古代的咳嗽喘急、咳吐膿血、胸膺痛等，及現代的肺結核、肺炎等。

俠白：古代的咳逆上氣、心痛氣短、乾嘔煩滿、赤白汗斑等，及現代的支氣管炎等。

尺澤：古代的肘臂攣痛、手不伸、身痛煩心、吐血、遺尿等，及現代的感冒、咽喉痛、肋間神經痛等。

少商：古代的中風昏仆、牙關緊閉等，及現代的腦溢血、肺炎、扁桃腺炎等。

魚際：古代的喉痺、咳嗽、吐血、失音不語、胸背痛等，及現代的咽喉炎、扁桃腺炎、肺結核等。

只提出其中五個，已能看得出不同位置，主治症狀不同。而在脈診，只能在左、右手第四諧波各看到一個指標而已。

由此看來，穴道之診斷不僅可為脈診加強其必須增加的解析度，更可能對前面所述之第一項及第二項工作提供重大助力，應是未來工作的主要著力處。

也許有人會問：「既然穴道之診斷是這麼重要，那麼直接開發並應用穴道診斷就好啦！」

直接用穴道診斷看似一個好主意，但是全身有六百多個穴道，全要診遍不是短時間可以完成的事情。如果**先有脈診做四十四個區塊的定位，再選取這個區塊中十至二十個的穴道做精確診斷及定位，才是最符合實用性的定位系統**。

目前谷歌（Google）用的定位系統，也是先由經緯線做大位置定位，再由地標、地形做精確定位。如果以衛星引導飛彈攻打航空母艦，也必須先知道航空母艦現在位置之經緯度，等飛近了再以航空母艦外型做最後定位及確認，才能真正中的。這也是巡弋飛彈的定位攻擊模式。我們與病魔作戰，也要用相似的模式。

如何以中華文化建構全民的醫療保健網

這個系統要施行儒家思想，皆以修身為本，全民依照前述五項個人保健原則，來為自己做保健；將自我保健有成者，編為保健鄰長、保健里長，協助指導同鄰、同里之人如何實行保健。廣泛配備脈診及穴診工具於鄉、村等地方衛生單位，以簡單有效的方法，站在醫療的第一線。

以傳統中醫手法與治則，協助鄰里好友處理剛發生、仍未惡化之小病，對醫院的需求就可大量減少，只要少數設備良好的大醫院、醫學中心來補救一些「漏網之病」，將醫療保健之費用花在第一線的保健上。

一般人可以輕鬆地由矯正姿態、打太極拳，或者舒服的推拿、按摩、按蹻、針灸，或者服些中藥等，就能恢復並保持健康。到了端粒將盡，自然乘化而去，無疾而終。為自己、家人、同胞，甚至為全人類，導航一個無病無痛的人生。

延伸閱讀

近年來，我們的研究團隊針對脈波的流體力學發表了相關的論文，以下是兩篇相關論文之摘要，並附上可查閱的網址，如有興趣的讀者可以直接下載觀看。

◎題目：脈診的過去、現在與未來

作者：王林玉英、王聖宏、詹明宜、王唯工

刊登期刊：Journal of Traditional and Complementary Medicine Vo1. 2, No. 3 (2012)

摘要：脈診為中醫之特有診斷手法，在中醫歷史中對脈診之記述充滿了驚奇與神話。經過了三十年的血液流體力學研究，同時在臨床應用上也做了一些探索。本文僅就三十年來之心得，將過去脈診發展過程中之轉折、功過做一些分解，對古人之心得也嘗試以現代的知識及語言加以剖析。在共振式血液循環現象發現之後，中醫將可能站在力學大師牛頓先生的肩膀上，引領現代醫學的發展。希望這一個經由時域與位置之特徵向量經絡而發展的脈診工具，可以為中醫帶來活水，以量化之研究穿越過去僅用類比邏輯定性的困境，以發揚光大帶來新的健康革命。

期刊官網：http://www.jtcm.org/

論文網址：http://www.jtcm.org/text.asp?2012/2/3/164/106851

◎**題目：Theory and Applications of the Harmonic Analysis of Arterial Pressure Pulse Waves**

作者：Yuh-Ying Lin Wang,Tse-Lin Hsu,Ming-Yie Jan,Wei-Kung Wang

刊登期刊：Journal of Medical and Biological Engineering, Vol. 126 30. No. 3 (2010)

摘要：Pulse wave analysis is widely used to monitor cardiovascular diseases. Our previous studies have shown the arterial pressure wave drives the blood into tissue. The output from the heart, which generates the harmonics of the heartbeat, and the matching condition of the heart with the arterial system are mutually influenced to generate the harmonic spectrum of pulse wave. Here we review experimental work using harmonic analysis and extend the method to some popular studies of hypertension. The results show that the pressure pulse wave distributes blood throughout the body, and monitoring it provides useful information about the health condition of an individual.

期刊官網：http://jmbe.bme.ncku.edu.tw/

論文網址：http://jmbe.bme.ncku.edu.tw/index.php/bme/article/view/595/758

輯二

以頸為鑰

跟百歲人瑞學脖子保健，輕鬆疏通百病之源

資訊時代3C橫行，健康拉「頸」報！運動頸項，排除酸水，別讓脖子成為細菌的溫床！本輯向古今百齡人瑞看齊，以科學方法分析長壽者養生之道。理論與實證並進，專門為現代人的脖子研發復健及保健運動，動作簡單，蘊藏深刻智慧與科學原理，完全體現古傳養生法之精妙。

自序

抗老從脖子保健做起

王唯工

中華文化，傳承了上萬年，所累積的資訊，成億上兆！這其中有迭失、有變造、有假託的內容……也就光怪離奇、良莠不齊、是非難辨、真假難分了。這與今天我們因為電腦資訊科技的發達，造成知識之大爆炸有相似的處境。只是在中華文化中，這個知識大爆炸，已經發生幾千年了。也難怪訓詁考證，一直是中華文化中的核心學問。

在中華文化中，孔子「述而不作」，朱熹「校注四書」……都成就了大儒的身分。而黃帝《內經》在醫學上也是綜述各家之長，兼容並蓄。《內經》的核心內容：十二經絡，應與河圖洛書是同時形成，都是許多人心血的結晶。但其間經過戰火、天災、秦始皇焚書坑儒；或透過後人蓄意的變造，增加內容……以致留傳下來的內容，已經很多失真。

其他醫書大多由《內經》衍生而出，更因人之智慧、體會各有所長，卻也難免瞎子摸象，各有領悟，青菜、蘿蔔各有喜好。金元四大家、溫病學派，各有所見，各述所長。至於保健方面，更是各家雜陳，只去翻一翻就能皓首，而不能窮之。

在我七十歲之前，多埋頭在科學驗證工具的開發，希望找到一個比較快速驗證的工具。一來可以不再需要記錄整個治療過程，因為以一個人生病與治療的整個流程來當樣本，是很難有對照組的，所以開發脈診來簡化臨床測試；二來也可以藉由脈診更深入了解中醫藥內涵的核心。

過去，為了自己虛弱的身子，一直是懂多少做多少，五十多年來嘗試著各種功夫和保健運動。因我自幼身體孱弱，少時就被斷定活不過十歲。幼年時，鼠蹊部脾經受重傷（同時壓傷睪丸）；由五公尺高的樹上摔下來，跌歪了脊椎骨，因而後背生惡瘡，經年不收口。又被石頭打中風池穴，血浸半身；釘槌打中印堂，血流滿面；其他如頭維穴、前頂穴、下巴的承漿穴……受傷出血就不勝枚舉了。小時候曾血中毒，打擺子瘧疾得四次，其他小怪病更是不斷，每想到母親當年養育之艱辛，就想要多開發些健康之道，以慰母親在天之靈。而今活到七十歲了，自己也覺得慶幸，不僅沒有早夭，還能一天比一天活得健康開心，更是感激中華文化中有關健康的瑰寶。

我選擇養生之道時，總是先看是否合乎中醫之基礎學說：血液循環之「共振」理論；二則盡量汲取前人的經驗。這裡我有一個標準：提出這個養生之道的人，一定要活過八十歲，而且最好超過九十歲、一百歲，否則看看就好了。也是這兩個原則，讓我很快可以專心在比較實用、簡單和有效的運動之中。

這本書是專門為脖子老化所開發的保健處方。以孫思邈的指導為底蘊，加上多年來研究的心得及長時間實踐、身體力行的體驗，還有一些發現的過程，以增加趣味性、學術性。希望大家試試看，由淺入深，由少至多，逐步體驗是否真的對自己的健康有幫助。如果真有改進，記得要感謝孫思邈。

謹祝大家健康開心！

《以脈為師》的全面解答

我們是怎麼老的？這是多少人心中的疑惑。

如果能了解老化的過程，我們就能進而推遲或甚至反轉老化的進程。在《以脈為師》書中，已點出老化的西方理論「端粒學說」及中醫之觀點「濕的堆積」。

不論由西方醫學之病毒感染或中醫之傷寒，都一再說明傷寒，也就是病毒，對健康傷害最烈。我們的老化不論由端粒學說或濕的堆積來分析，病毒感染都是老化最有力的推手，也常是把體弱之人送進鬼門關的臨門一腳。

最可怕的是傷寒之後，我們不能完全康復，反而由急性之傷寒，轉變為慢性傷寒。由嚴重咳嗽、大量的鼻涕、發燒、全身倦怠等急性症狀，緩和為慢性的咽喉腫大、慢性鼻炎、氣喘……。

慢性傷寒在現代人大量使用電腦及手機之後更為普遍，而其中的罪魁禍首，就是「脖子歪了」。

這本書中我們要討論，歪脖子是如何產生的，為什麼會衍生出各種慢性病？更重要的是，要如何防治這個慢性傷寒——這可是《以脈為師》出版後，我被問了千百遍的題目，就在本書做個比較全面的解答。

【輯一】

PART

1

脖子的重要性

脖子是多條血管的通道，神經、血管與經絡的必經之路，

一旦脖子歪了就會開始堆積濕痰、酸水，

向下影響內臟，造成抵抗力下降，提前老化……

PART 1

1 談慢性傷寒

在中醫的經典中，具體提出治未病的是《內經・素問・四氣調神大論》。

夫四時陰陽者，萬物之根本也。所以聖人春夏養陽，秋冬養陰，以從其根，故與萬物浮沉於生長之門。逆其根，則伐其本，壞其真矣。故陰陽四時者，萬物之終始也，死生之本也。逆之則災害生，從之則苛疾不起，是謂得道。道者，聖人行之，愚者佩之。從陰陽則生，逆之則死；從之則治，逆之則亂。反順為逆，是為內格。

是故聖人不治已病治未病，不治已亂治未亂，此之謂也。夫病已成而後藥之，亂已成而後治之，譬猶渴而穿井，鬥而鑄錐，不亦晚乎。

參照《內經》對於治未病的說法，可以發現由「慢性傷寒」的病理狀態與表象來看，仍符合《內經》所說的未病。

潛伏的細菌伺機而起

當流鼻涕、咳嗽、多痰，甚至發燒、全身倦怠等明顯的病態消失時，仔細感覺一下，咽喉還是覺得有些發癢，如果張口檢查，則會發現扁桃腺或唾液腺可能仍舊紅腫著，這時病情雖然已穩定在一個正邪平衡的狀況，但身體的抵抗力不能把殘餘的「邪」徹底消滅。此時的「邪」，大多已是病菌，只有少數可能是病毒。而正邪間的熱戰已經停息，細菌也沒有能力再向其他組織擴散，呈現一個冷戰的狀態，相互對峙著。

大家都知道希臘的著名史詩故事「木馬屠城記」。特洛伊城久攻不下，希臘軍隊決定假裝撤退，並打造一隻巨型木馬放置在城外，特洛伊人以為是戰利品，不疑有他就拖進城內，但沒想到木馬中藏了許多敵軍，到了晚上裡應外合，特洛伊城一下子就被攻破。

這種「慢性傷寒」所面對的也是相同的危機。因為敵人已經躲在身體裡面，只要外面的敵人打過來，裡應外合，很快就能攻城略地，讓我們病倒。

在吳鞠通的《溫病條辨》中就指出「太陰內傷，客邪再至」，於是內外相引。這就是比較難治之病，也是比較入裡、比較嚴重的病。

所謂太陰，有足太陰脾經與手太陰肺經，此處所指之太陰，主要應是脾經。因為脾經是衛氣之根本，此太陰內傷造成濕遏衛陽，就是濕傷脾。而脾為衛氣大本營，衛氣就是人體的防禦抵抗力。因濕邪傷了脾，加上營氣為衛氣之本，也就是其所對應的第三諧波（營）、第九諧波（衛），加上第六諧波（膽），是共振之倍頻（六為三之二倍，九為三之三倍），故有最強的相生特性。（請參看《氣的大合唱》）

在《傷寒論》中也指出，嚴重的傷寒可以「直中三陰」，也就是病毒侵犯可以不經過風寒初起、太陽經受之等等，由表入裡，或是由腑而臟的傳變過程，而直接就侵犯以脾經為主的內臟，是為嚴重的大病。

未病，現代人的隱憂

這些中醫經典都指出，如有濕邪，也就是酸水，造成細菌聚集之地（請參看《水的漫舞》），即是在身體內的木馬，而木馬裡面藏著最邪惡的敵人。一旦有外邪，不論是病毒或細菌，或風、寒、暑、濕、燥、火六淫，在外引動，就會裡應外合，一起造反。

身上帶著這些不定時炸彈的人，平時與常人無異，但是特別容易傷風感冒。常常感冒只是其一，一旦得了感冒，又會比別人病得更重、拖得更久，逐漸變成慢性鼻炎、慢性咽喉炎、慢性氣管炎……，一次比一次惡化。想要找出原因，卻往往只能得到「體質不好」的答案。接著，細菌逐漸擴大其勢力範圍，進而產生全身性的慢性病。

根據長期觀察，許多糖尿病、胃腸病，甚至腎臟、肝臟疾病，都是在嚴重的傷寒之後才被誘發的。

在現代社會中，幾乎人人都是「慢性傷寒」的患者，只是病情的輕重有些不同而已。這種「慢性傷寒」也是人類老化的最普通途徑。

PART 1

2 脖子的演化

在生物演化的過程中，脖子的進化，具有指標性的意義。由早期的動物，如魚類、兩棲類、爬蟲類身上，是完全看不出脖子的存在。

動物脖子的演化

動物演化至能飛行，主要是因其上肢演化為翅膀，體毛變長並演化成為羽毛，然後能展翅飛翔。不過，原來的肚子及下肢的重量，遠遠超過上肢與上肢以上的脖子及頭部的總重量，飛起來當然非常不容易平衡。為了提高飛行的效率，鳥類演化出非常細的下肢、非常壯碩的翅膀和胸肌，以及很長的脖子。我們可以觀察發現，愈需要長途飛行的鳥類，脖子愈長，飛行時不僅容易平衡，而且可用尖嘴劃破空氣障礙，減少阻力。

但是會飛的動物，雖然演化出很長的脖子，卻並未隨之演化出更大的腦袋，反倒一方面為了啄食方便，更是為了平衡下半身的重量，在上半身的最前端，加上重重的喙。

於是鳥嘴在飛行時，經由伸縮脖子的動作，就可以藉槓桿原理，調整脖子（力臂）的長度，增加飛行時的靈活性、操控度及穩定性。而鳥類的大腸也是非常短，大便絕不留在體內，一旦消化完，立即排出體外，以減輕腹部重量。

而哺乳類雖然有了脖子的外形，但脖子常比頭還粗。像老鼠的模樣，就是我們罵人常說的「小頭銳面」；犀牛、大象雖然臉大了些，一樣脖子又粗又短，必須轉過身，才能看左邊、看右邊，不能光靠轉動脖子左顧右盼，一點都不靈活。所以，當犀牛要來撞你，一定得要移動整個身體，先把頭上的「角」對著你。

直到演化成猴子，脖子就顯而易見了。但相對而言，其實是頭部變大，腦容量變多，而不是脖子變細了。在此同時，動物長出了肩膀，逐漸站立起來，因此脖子可以較正、較直的支撐頭部。而此時我們的經絡也進化到有大腸經、三焦經。有了三焦經之後，身體的體毛也逐漸退化。

《內經》上寫著：「三焦者決瀆之官，水道出焉。」這時演化出分布全身的汗腺，身體對體溫的調節也更為有效。

由鳥類到人類的脖子演化過程，可以發現，脖子相較於身體各個部位，可說是變化最為巨大的部位。鳥類之所以長著長脖子，我們已有些了解，而人類腦子變大時，為什麼脖子不是同時強化呢？沒有相對變粗、變壯，反而變細、變弱了。

●人類的脖子演化與功用

在由猴子演化到人類的過程中，變化最大的是腦容量變大、功能變得複雜；頭部愈變愈大，經絡愈變愈多，因此，相對於身體其他部分，對於氧氣與供血量需求也大量的增加。

不過，在這個演化進程之中，脖子並未因為頭部變大、腦子供血增加而跟著變粗。但卻要支援更多的經絡及血管通過，並且增加血液的流量，以將更多的血液、氧氣供給逐漸演化為愈來愈大的腦子及頭部，相對於以往的動物，人類脖子的負擔似乎更大。

當人站立起來後，頭不再位於脖子的前端，而是在上方。身體與頭的相對位置，由前後連結變成了上下支撐。原本身體與頭的相對位置在前後狀態時，脖子需要很大的力量向上拉，以穩定住頭部不往下墜，所以動物脖子的後面，都有肥厚的肌肉群，才能把脖子拉住。

漸漸演化成為人類後，頭已長在身體的上面，不再向前伸出，也不需要很大力量吊住，來維持不向下墜。此時，頸椎已是一節一節的直接堆疊往上，因此脖子的肌力就大幅退化。

●脖子演化後的優勢

頭在身體之上，在演化上究竟有什麼優勢？

人的頭部因為腦子之增加愈來愈重，而人又要將雙手釋放出來，做較複雜的勞作或工藝，於是站立起來，讓手與頭腦相互作用，同時進步。如大拇指與其他四指分開，可以更靈活運用工具，甚至能做更精細的工作，如畫圖、寫字、雕刻、剪裁……。

大腸經、三焦經、小腸經、心

大腸經、三焦經、小腸經、心經位置圖

▶ 在演化過程中，大腸經、三焦經、小腸經、心經逐漸演化出來配合手至頭部的供血，用以提高手與腦的分化功能。

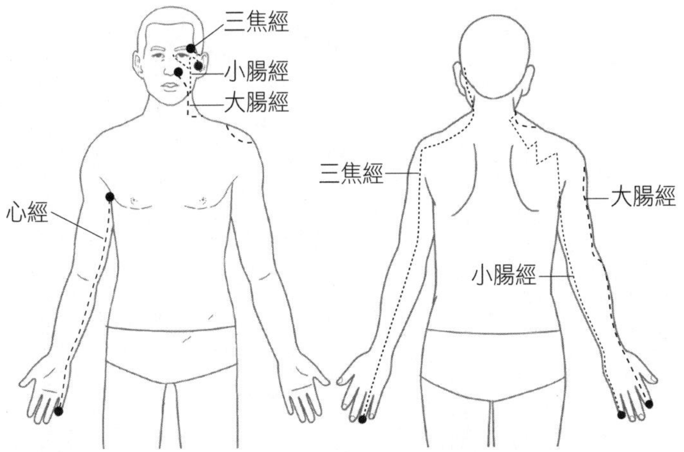

經也在這個過程中逐漸演化出來配合供血，尤其是手至頭部的供血，用以提高手與腦的分化功能，衍生各種高深的思考、精密的動作。手腦並用，讓人類有語言能力，進而可傳說、可讀寫，利用文字可記錄，以保存延續知識，進而創造發明。

而頭放在身體的正上方，在人類站立起來後，不僅釋放了我們的雙手，也加強了脖子的轉動能力。少了肥厚的後頸部肌肉，脖子變細，更加可以自由的轉動了。這對上古人類或猴子都是極為重要的優勢。

動物的眼睛長在臉上，也就是頭的正面，就像是個預警機。兩軍交戰，愈早發現敵人的一方，對後來的作戰愈有利。這個附有預警機、雷達功能的動物雙眼，也要能夠四面八方的掃視，才更具備優勢。所以，當人類擁有這個細細的脖子，就擁有了一個容易自由轉動的功能，不但有利於盡早發現食物，也能更靈敏的發現四周的敵人，這在演化上又是絕大的優勢。

PART 1

3 現代人的脖子是百病之源

在古文中就有「案牘之勞形」的說法，表示坐在辦公桌或書桌是很傷身體的。這個人類進化的關鍵發展，手腦的高度進化，產生了現代的文明，卻給了我們一個十分脆弱的脖子。

肌肉與關節的微妙設計

脖子一方面提供轉動，也是多條血管的通道，更是延腦所在之處。頸椎是包含頭腦與身體交通的全數神經及多條經絡的必經之路，而這些轉動既不能阻礙血液的暢通，也不能壓迫到神經，不能妨害經絡運行，足見設計之精巧。

在《以脈為師》書中曾指出頸椎與肌肉的力學結構，與胸椎及腰椎之不同。脖子的肌肉與頸椎是平行的；而胸部及臀部肌肉是與脊椎骨垂直的。

脊椎不正或椎間盤（為避免骨頭硬碰硬，而在一節一節脊椎骨間加的軟墊）的病變或突出，多是由於兩側肌肉，不能平衡拉住每一節脊椎，造成這節脊椎歪了，進而壓迫與上一節及下一節脊椎之間的軟墊。

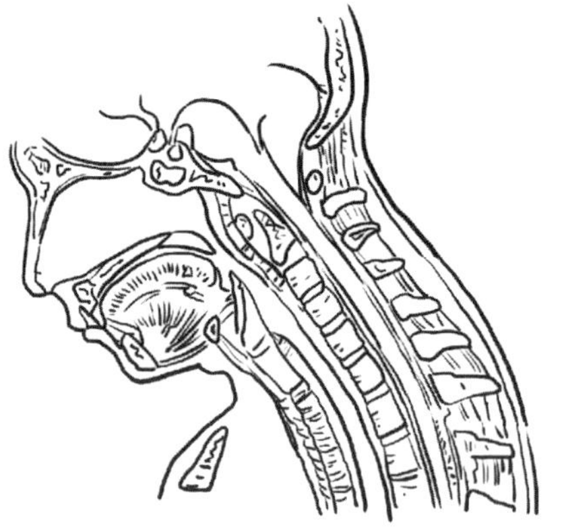

脖子設計精巧卻脆弱，在現代人的生活中，竟然成為老化關鍵。

這兩側肌肉不能平衡施力，大多又肇因於一側肌肉的過度使用，使肌肉長時間處於拉緊狀態，血液、氧氣被收縮的肌肉阻擋在外面而造成的。

當我們學習太極拳或氣功類的功夫時，老師總是一再叮嚀我們放鬆、全身要放鬆，其道理也是一樣的。由於心臟收縮會產生壓出血液的能量，但心縮壓分配到各個穴道或肌肉，只有不足十幾公分的水柱，只要肌肉沒有放鬆，稍微緊了些，血液就流不進去了。

運動對健康之所以十分重要，也是因為這個緣故。**肌肉在運動時一鬆一緊，骨頭的關節在運動時一開一闔，都是促進血液流進肌肉或關節的重要動作。**

而當人們沒有運動時，不論肌肉或關節，更需要處在放鬆的狀態，否則長時間沒有運動，又沒有放鬆，血液就難以流進肌肉或關節內，這樣會使肌肉因缺氧產生酸水，進而失去彈性，關節也因此產生酸水，堆積代謝廢物，失去給養，加速磨損。更可怕的是，如有細菌趁機進駐，那就更複雜了，先是會痠痛、紅腫，然後充滿黏液而喪失功能。

無論是道法自然，或是上帝依照自己的形象造了人，這個細長而優雅的脖子，精雕細琢了這麼多的功能，默默地為我們工作，每天十六小時以上，從不懈怠，卻不幸被我們虐待，反而成了老化的罪魁禍首。

現代人生活型態對脖子的傷害

為了轉動方便，脖子放到身體的上方，以脊椎為軸，上、下、左、右都能看得見；再加上手腦並用，透過智慧知識的開發與傳承，使人類成為地球的主人。

當人類的知識發展進入了資訊時代，電腦、手機、平板……這些個人電子裝置，尤其是手持裝置，讓大家經常都將眼睛盯在顯示幕上。於是脖子就被「釘」在一個方向，甚至同一個位置，一「釘」就是一兩個小時以上。這個可不是脖子原始設計時所預想的情境。

人類雖然仍在演化之中，但是資訊時代之來臨，可是又快又急，我們演化的速度，就遠遠地落在後面。這個嶄新的時代對脖子的挑戰是前所未有的，而醫學或生理學好像也沒有跟上腳步。

現代人的生活與古人比較起來，有兩個明顯的不同之處：第一是坐辦公桌時間愈來愈長，第二是對電腦的依賴愈來愈重。一個上班族在八小時的上班時間內，總有六、七個小時是坐在電腦前面，一動不動地盯著螢幕看資料，下班之後繼續使用手機、平板，一天加起來，有十二至十六小時都在看螢幕。

只看螢幕還沒關係，更可怕的是低著頭。所以，現代有個生動的稱號叫「低頭族」，指的就是一天到晚醒著就低著頭，眼睛盯著3C螢幕，手指在面板上滑來滑去的人。上班時看公事、辦公事；下班後傳訊息聊天、玩社群、上網購物、玩電腦遊戲，甚至有人網路成癮，一個小時不碰螢幕、不上網，就像鴉片癮發作一樣，渾身不自在，甚至打呵欠、流眼淚……感覺活不下去。

從豬、狗、牛等頭長在身體前面的動物，經過猴子、人猿……逐漸站立起來，頭演化成長在身體的上面，脖子不再需要無時無刻吊著沉重的腦袋，後頸部肌肉亦隨之退化，脖子變成細長而優美。這個進化的過程，並未能預料到，現代人因為電腦科技的發達，每天盯著螢幕長達十餘小時，而且是低著頭，像豬、狗、牛等動物一樣，又把頭伸到身體的前面去了，可是頸後的肌肉卻還來不及演化，回到豬、狗、牛一樣「強壯的後頸部肌肉」。

在肌肉力量不夠支撐的情況下，由於各節頸椎不是垂直架在下一節之上，肌肉因疲勞而痠痛，進而麻木，再也沒有能力支撐這個強加在其身上的功能。於是放棄了，使得各節頸椎無法維持相接處的空隙，產生磨損，肌肉也因長期疲勞，堆積酸水，開始長些脂肪，將多餘、排不走的酸水包覆起來，此時後頸部肌肉（大約是膀胱經的位置）會長一些軟軟的肉瘤。

如果狀況繼續惡化，就會形成垃圾堆積中心。因為酸水堆積處，血液循環嚴重受阻，身上各種廢物就自然而然的以此處為堆積場。就像一個地方有人丟垃圾，其他人也效法，一下子就成了一個大垃圾堆。

只是個垃圾堆還不夠可怕，就像在我們周遭的垃圾堆，一定是蒼蠅成

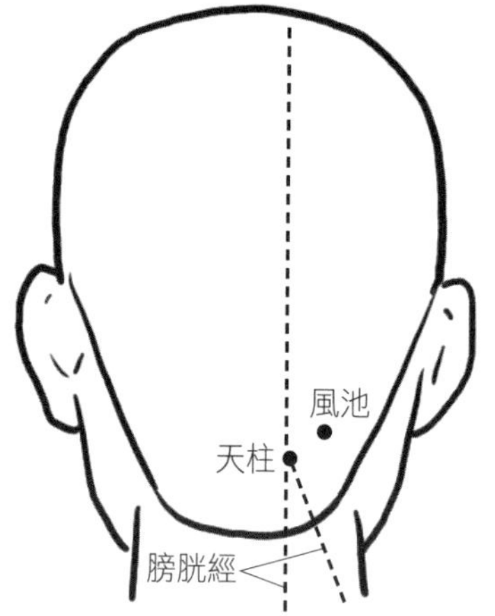

頸後膀胱經位置是容易堆積酸水、長肉瘤的區域。

群，蟑螂亂竄，甚至是老鼠、野貓、野狗都來找食物般，我們的脖子也會因此細菌叢生，毒蟲群聚。

你能想像你的脖子成了一個垃圾堆，而且養了一大群蒼蠅、老鼠……，還有細菌、毒蟲……，成為百病之源嗎？

4 酸水的堆積與「漫延」

雖然說脖子成為垃圾堆，令人不敢想像，但真實的情況更為可怕。我們的身體本來就躲藏了許多細菌，這下子再多個垃圾堆，就像是細菌的天堂，吃喝齊全，又沒有白血球與抗體的追殺，自然就在此落地生根，繁衍子孫。

酸水堆積的過程

細菌勢力範圍坐大，與垃圾堆一同成長，結成腫塊，阻撓血液循環，增加酸水生成，也擴大垃圾堆體積。而垃圾堆之擴大，正好提供細菌營養及躲藏的庇護，將身體的抵抗力與清潔部隊阻於垃圾堆之外。這些只是順著時間自然而然發生的情況。如果遭受病毒感染，也就是傷寒，又會是什麼光景呢？

病毒首先會攻擊我們的免疫系統，也就是營衛之氣中所稱的衛氣。這在葉天士的醫學理論中佔了核心的地位，與吳鞠通的「三焦治則」，同為明末以來中醫學上之重要發展。

要將衛氣壓制下去，必須仰賴三焦、膽、脾這三個經絡，此三者代表營衛氣及其出外入裡之通道，而這三個經絡共振頻分別為第三（脾）、第六（膽）及第九（三焦）諧波。

第三、六、九諧波，本就因位於頸部與頭交接之處，受到強大壓力。如果脖子歪了，整個頭歪斜而直接壓迫頸脊，能量沒法傳送，進而使三個諧波能量受到壓抑，會陸續出現更嚴重的症狀。

就病毒入侵的角度來看，脖子歪了這件事，可是最佳內應。因為這個現象，壓抑了我們的抵抗力（衛氣）及本身體力之根本（營氣），也就是第三、六、九諧波送血入器官及經絡的能力，因而抵抗力低下，而且後備部隊不但招募不到，更訓練不出來，防禦工事殘破不堪，增援部隊也無力徵集。於是外敵（病毒）很容易在短時間內就長驅直入。

我們還忘了這兒有個垃圾堆，養了大批蒼蠅、蟑螂、細菌、毒蟲……，這下可好，全成為病毒的內應。病毒進一步壓抑抵抗力，提供細菌擴大地盤、增加數量的環境；而細菌則擔任病毒的馬前卒，破壞身體各器官，佔據身體各經絡，一步一步加速我們的老化，促成身體退化、衰亡。

惡性循環，每況愈下

分析一下這個惡性循環，從脖子歪斜開始，造成抵抗力低下，接著使脖子成為酸水中心、垃圾堆積，細菌接著來建立堡壘，再引導病毒入侵，進一步壓抑抵抗力，協助細菌擴大地盤，並與病毒一起傷害身體，結果造成脖子更歪斜，抵抗力更低下……最後又回到起始點，如此循環不斷，每況愈下。從大循環圖中可見細菌一波又一波擴大勢力範圍，加速我們身體的衰敗及老化。

即使身體動員了大量資源，消耗了太多體力，也只能力挽狂瀾於「與病毒一起傷害身體」這個階段前，看起來中止了急性的症狀，並減少急性的傷害，結束這個下墜式的健康惡化，但不少人就在這個階段，駕鶴西歸。即使沒死，一個健康的大躍退依舊發生，而此惡性循環仍將持續循環下去，只是縮小了

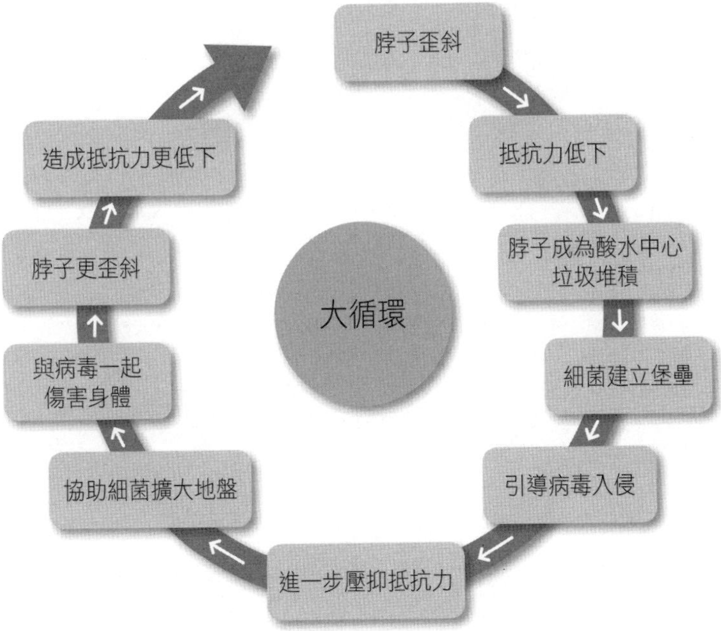

循環圈，如圖示之小循環。

如果這些惡性循環只是造成脖子成為酸水中心，這還不是最可怕的。若這兩個大、小惡性循環只是侷限在頸部肌肉，那還不打緊，最多造成頸椎之異常，長骨刺，骨頭變形，頸椎沾黏在一起罷了。

但是人因為站立了，頭長在身體正上方，脖子也在身體的正上方。這個位在脖子，也就是胸腹、腰膝之上部位的酸水中心、細菌溫床，即使沒有病毒的協助，也會順著身體，靠地心引力的幫忙，向胸、腹、腰、膝一

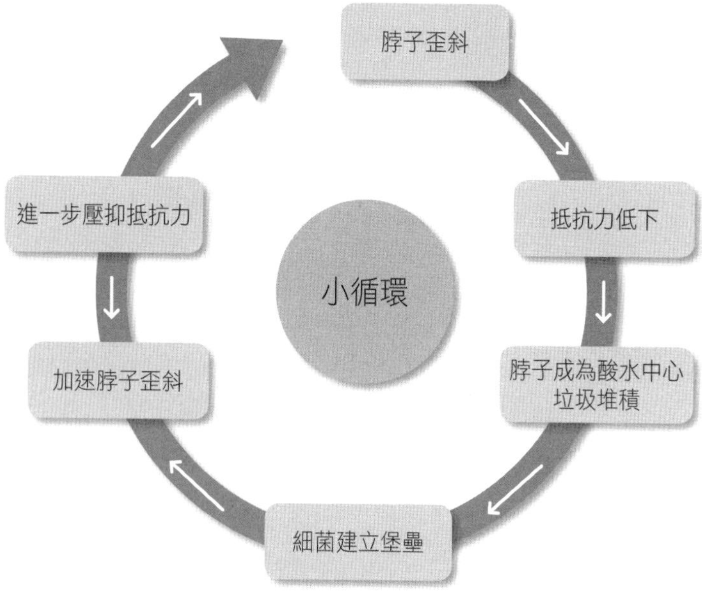

直「漫延」下去。（請參看《水的漫舞》）

即使只在脖子的部位作用，但因為脖子上段有延腦，這是最原始的腦子，又稱腦幹，是血壓、心跳、體溫等基礎生理功能的控制中心。如果脖子裡的垃圾堆，堆積到腦幹上去，就可能造成心律不整或心跳遲緩等狀況，這可是足以致命的症狀；也可能引起高、低血壓症，尤其是低血壓症，目前沒有什麼治療藥物，可以把這種低血壓給升上來，所以也是要命的症狀。最近新聞常聽到名人們腦幹出血，也就是腦幹中風，這也是立即能要命的。

以上這些都是由脖子的垃圾堆擴大，造成對健康的直接傷害，都非常危險，目前卻沒有什麼指標可以偵測預警，也不知如何預防與治療。

酸水向下漫流，製造各種病變

「酸水垃圾桶」向下往身體腰膝、雙手「漫延」後，狀況就更為複雜了。這些帶菌的酸水，可說是漫流到哪裡，就把麻煩帶到哪裡，是道道地地的麻煩製造者。

這些酸水本身不但會妨害血液循環，由其攜帶的細菌與垃圾更有如土匪，所到之處一定引起發炎症狀。由於有酸水與垃圾的簇擁與保護，這些細菌就像坐了裝甲坦克車，或是搭乘攻擊型直升機一般厲害。而且這些細菌與身體的抵抗力——白血球、抗體等，已經在脖子經過長期作戰，所以顯然經驗豐富、訓練有素，如今只是揮軍向下。

於是當細菌走到心臟的位置，就能造成心血管堵塞；走到胰臟的血管，就能發作糖尿病；到了下背，就產生下背痛；走到腎臟血管，可產生腎臟病變……這些酸水挾帶著垃圾及細菌，就這樣大搖大擺沿著膀胱經的各個腧穴，侵入各個器官，造成各種各樣的慢性病，甚至急性發炎。如果再往下，可造成腰部、膝蓋的各種痠痛、紅腫、發炎，成為各種慢性病之源頭，這也可以說是慢性傷寒的惡化過程。（請參看《以脈為師》）

這個頸部的垃圾堆，也可以經由三焦經、小腸經、大腸經，向手輸送，造成網球肘（肘部痠痛）、電腦腕（手腕痛）或板機指（手指彎曲困難）。

這個垃圾堆也可成為一個酸水及細菌集結的大本營。只要其他部位，如手肘、膝蓋、腸胃……等，不論是肌肉或內臟，受傷或者因為消化不良而傷食，就可能與此大本營互通信息，連成一氣，相互支援，致使身體的淪陷區日漸擴大，而濕就在身體中恣意漫舞，開始侵蝕健康，引發疾病，最後走向死亡。

更何況脖子的病症，妨礙血液由心臟輸往腦子，也是造成智力下降、痴呆、腦中風，以及其他腦神經病變的原因之一。

【輯二】

PART

2

中醫學重視頭頸第一人——談孫思邈養生之道

中醫在開始發展時並未特別著墨頭頸這塊，
直到唐朝孫思邈才關注到頭頸部疾病，
認為是血液供應不足造成，其最重要供給通道就是脖子。

PART 2
5
探究中醫學對脖子的看法

大腸經、三焦經都是由手走頭，也就增加了到頭部的血液供應，同時也增加腦容量。在現代智人，也就是我們，與其他人類如尼安德塔人或直立人，或者與我們平行演化的其他人種，由經絡的發展過程來看，他們可能只發展到第九諧波（三焦經），沒有發展出第十諧波之小腸經，或第十一諧波之心經，因而手部及腦的功能可能都比較不發達。

經絡系統的逐漸演化成形，可能是生物演化另一個重要環節，與基因之改變是並行而不悖的。

由河圖洛書之數字一至九來看（請參看《河圖洛書新解》），經絡只討論到三焦經。而漢馬王堆所發現的古經絡圖也少了心經（第十一諧波），似乎暗示著人類仍在繼續演化過程之中。是否幾千或幾萬年之後，又會多了第十三個經絡？該叫什麼經呢？也耐人尋味。

中醫是研究氣血的醫學，也就是研究循環為核心知識的醫學，可是到了電腦發明三、四十年之後，反而是西方先發現脖子有病的人變多了。當然，這是根據統計學或流行病學的資料所得到的初步結論，但還不知道究竟是為什麼發生的。（請參看《以脈為師》）

而中醫的基礎本來就是氣血理論，為什麼從古到今也一直沒有發現這個脖子的重要性？

在《內經》成書的年代，沒有多少人是坐辦公桌的，當時人們生活方式與脖子演化的目的——便於打獵、採集、耕作等，並無太大悖離，而且此時全民皆兵，打仗的訓練也是全民運動。直到唐朝劉禹錫的〈陋室銘〉，才開始見到「案牘之勞形」的字句，將坐在桌子前看書、看公文，視為對身體之傷害。

銀行家孔祥熙是宋家三姊妹之大姊宋靄齡的先生，據說他的先人很多因用功讀書，積勞而死，因此指示子孫棄學從商，而成為一代大賈。雖是名人軼事，但卻可從中體會伏案用功的壞處。

後來《傷寒論》將三部九候簡化為六經辨證，雖然仍留下「風寒初起，太陽經受之」，沒有將太陽經遺忘，但是對「上部」之著墨，已是少之又少。

再到了明末清初，溫病學者吳鞠通提出三焦辨證學說，表示「上焦心肺，中焦脾胃，下焦以腎及膀胱」為主。並依據《內經・靈樞・營衛生會第》之「上焦如霧，中焦如漚，下焦如瀆」，提出治病原則：「治上焦如羽，非輕不舉；治中焦如衡，非平不安；治下焦如權，非重不沉。」

這個學派把《內經》的天部（上部）完全忽略了。自此以後，中醫教材皆以此為準繩，於是脖子以上，包含腦袋，就全被遺忘了。

此時，這個脖子與腦子已在中醫的預警範圍之外，且完全看不見了，這是自我設限的結果。又怎可能研究上部之病，並發現脖子為老化的風險地帶呢？而定義三焦經所覆蓋範圍，也一樣限縮到包圍胸腹腔之油膜。

在溫病學說出現之前，中醫有另一個輝煌的時期「金元四大家」，也就是劉完素的寒涼派、張從正的攻邪說，以及最有名的李東垣脾胃說、朱震亨（朱丹溪）的養陰說。關於朱、李二人學說，《以脈為師》中有詳細介紹。在金元四大家的理論中，也沒有對「上部」多加著墨，而是以清火（劉）、補脾（李）、補腎（朱）、攻邪（張）為主。

我們在古籍中苦苦追尋，有哪位名醫對脖子和頭部（也就是上部）特別留意，終於找到了藥王孫思邈。

PART 2

6 孫思邈：結合中西醫第一人

孫思邈是唐朝京兆華原人（今陝西省耀縣），是著名的醫師與道士，被譽為藥王。西元五四一年或五八一年生，至六八二年卒。

從小多病，十八歲就志於學醫的孫思邈，將道教內修功課與衛生學結合，提出養生的一些要訣，直到今日對後人仍有極大的啟發性。其著作有《千金要方》及《千金翼方》，為今日用藥之經典，特別受到日本人推崇，國內外亦有許多專門研究孫思邈醫藥學的學術團體及機構。

他特別強調醫德，在所著《千金要方》中，以〈大醫習業〉、〈大醫精誠〉兩篇專文，有系統的論述：醫術要精進，不斷進修，而品德要高尚。

中國道家特別重視養生，自己尋求今世之福分。修身養性，以求一己之昇華，成道成仙；但也以自己的心得行醫、傳道。而孫思邈是在儒、道、佛之間優遊的名醫，他在〈大醫習業〉中寫到醫者須涉獵廣泛，勤於進修，其曰：

若不讀五經，不知有仁義之道。不讀三史，不知有古今之事。不讀諸子，睹事則不能默而識之。不讀《內經》，則不知有慈悲喜舍之德。不讀莊老，不能任真體運，則吉凶拘忌，觸塗而生。

〈大醫精誠〉中則抒發醫者胸懷，曰：

凡大醫治病，必當安神定志，無欲無求，先發大慈惻隱之心，誓願普救含靈之苦。若有疾厄來求救者，不得問其貴賤貧富，長幼妍媸，怨親善友，華夷愚智，普同一等，皆如至親之想。

字裡行間充盈了開闊的胸懷與醫道的理念。他雖曾擔任唐太宗的御醫，醫術高超，但由於醫道的精神，他婉拒了隋文帝、唐太宗、唐高宗、周宣帝、周靜帝所賜官爵，最後退隱山中。

在他的醫學著作中，把目、口、舌、唇、齒、喉、耳等面或頭部疾病稱為「七竅病」，而內科治病則按臟腑逐一論述。此外，他將神經從腦血管病分出，對神經異常能引起感覺、情感、思維、語言、行為之障礙等，另成一類。

此外，孫思邈對於內分泌異常也有涉及，且對食療與養生觀念的倡導相當積極。《千金要方》中，肝臟有六十二方、膽腑有六十八方、心臟一五七方、小腸腑八十五方、脾臟上七十方、脾臟下熱痢一〇三方、胃腑一一七方、肺臟一二八方、大腸腑一四二方、腎臟一一二方、膀胱腑二十五方……。有近代醫家認為，《千金要方》的分類，與西醫以各個系統分類的治則是一樣的，而推崇他是結合中西醫第一人。他這種以器官、系統為分類的方法，特別容易為日本人接受，也因此成為日本人最推崇的中醫。

其實他自己認為這是依據《內經》之指導，即十二經脈循行及主病、三部九候的脈學理論、五臟六腑的生理和病理變化。由於他是在中年之後，已經擁有獨立思考的病理邏輯，才接觸到張仲景的《傷寒論》，因此當形成他自己的醫療體系時，不僅沒有受到《傷寒論》的影響，反而保存更多《內經》的原汁原味，在今天看來更是有趣。

但在上述分臟分腑的治療中，仍少了心包經與三焦經。對於這兩個經絡的理解，在《內經》提出之後，後來的古籍與現代教科書內容，一直都沒有明確的釐清，直到今日仍有爭論。

不過，孫思邈將脖子歸在肝膽經，又擅長治療「七竅病」及「腦」、「神經」等頭部疾病，對上部之了解應是《內經》以降的第一人。

無論由解剖學或演化來看，脖子都是身體最重要的部分。

從解剖學的觀點，脖子之上為頭，頭殼內有最重要的腦子，這個腦子掌管了運動與感覺，甚至內臟、內分泌的平衡。腦子對身體各部分、各器官的指令，都要經由脖子神經系統向下傳遞。而腦子又是單位體積耗氧量最大的器官，要維持其基本生理功能，或做高層次的思考分析，都需要消耗大量氧氣。這些氧氣及葡萄糖的供應，都要由脖子下方的心臟，經過頸部動脈送上來，抵達腦子。

在當時孫思邈的觀察中，就已知道「七竅病」及腦神經等頭部疾病，是由於血液供應不足造成的。而供應血液的原動力是心臟，其最重要的通道，就是經過脖子的頸動脈及經絡。

脖子在演化過程中，延腦是最早成型的。即使最低等的動物，完全沒有大腦，也都有類似延腦的結構，所以應是最早演化出來的器官，孫思邈將之歸為肝經也是合理的。

由此可見，孫思邈在頭部及腦部疾病上的獨到見解，真可說是古今第一人。

雖然這個脖子的病，我們命名為「慢性傷寒」的一部分，多由病毒感染而引起，應視為後遺症。但在治療上，卻無法在《傷寒論》中找到。這種「慢性」病，在《傷寒論》，甚至《內經》，都視為未病，不能由傳統的中醫診斷手法：望、聞、問、

切去發現。（請參看《以脈為師》）

為了防治這個廣泛流行，又不被視為生病的「慢性傷寒」，我們找到了孫思邈的養生法，並沿用《內經》一些基本健康原則，來為大家規劃一些有效簡單的脖子復健方法。

PART 2

7 談孫思邈的〈養生十三法〉

孫思邈不僅是個偉大的醫家，也是一個公共衛生的先覺者。他不僅提倡個人衛生、環境衛生，以減少傳染疾病；同時提倡養生，他的〈養生十三法〉一直被奉為養生聖典。

〈養生十三法〉又稱「耳聰目明法」，**特別重視頭頸部的保健**。這似乎是為了「慢性傷寒」，邪藏於頭頸部之病因，而專門設計的方法。我們在《以脈為師》中曾討論，人之衰老，由陽經開始，而陽氣就集中在頭與臉部。

這個十三法中，前面七法著重在頭面部保養。後來在明代張三丰留傳的文獻中，也提到這七個要訣，甚至有人直接將此方法，當成源自張三丰，由此可知大家對此養生法之重視。

一九五〇年赴美定居的國民政府黨國大老陳立夫，晚年回台後，在台灣提倡中醫，成立中國醫藥大學及財團法人立夫醫藥研究文教基金會，為中醫繼承香火，建立台灣地區中醫之重鎮。陳立夫的養生方法，也以孫思邈為依歸，他非常推崇這〈養生十三法〉，主張從頭頂到腳心，全身各處在沐浴時，隨著沖水，同時按摩，並提出〈四十八字養生真訣〉註與孫思邈之〈養生銘〉古今呼應。他也活到一百多歲，與張三丰、孫思邈，同為百齡人瑞。

〈養生十三法〉流傳甚廣，來處不可考，在報章雜誌或網路上都可以見到類似的說明，我們先簡單介紹一下：

一、**髮常梳**：將手掌互搓三十六下，令掌心發熱，然後由前額開始掃上去，經後腦掃回頸部。

二、**目常運**：眼睛先閉上，然後用力睜開眼，眼珠打轉，左上右下，再反轉右上左下。搓手三十六下，以熱掌敷上眼部。

三、**齒常叩：**嘴巴微微合上，上下牙齒互扣。可以稍微用力，使發出牙齒相觸之聲音。

四、**漱玉津：**口微合上，以舌頭在牙齒外全面掃過齒面，然後將口水吞下。再以舌在牙齒內側轉動，將口水吞下。

五、**耳常鼓：**手掌掩雙耳，用力向內壓，然後放手，聽到「卜」一聲。或以雙掌將耳反摺，掩耳，以手指彈後腦風池穴。

六、**面常洗：**先將手掌互搓三十六下，使掌心發熱後，以手掌上下掃面，動作像洗臉般，再由內向外畫圈。

七、**頭常搖：**閉目，將頭由右至左轉圈數次，再反向轉圈數次。

八、**腰常擺：**腰左右扭動，同時兩手分別拍打小腹與命門。

九、**腹常揉：**搓手三十六下，掌心發熱後，雙掌交錯，圍繞肚臍，依順時鐘方向揉三十六下。

十、**攝谷道：**即提肛。將肛門肌肉於吸氣時向上收縮，閉氣，用力收縮，再呼氣放鬆。

十一、**膝常扭：**雙腳並排，膝靠攏，微微下蹲，雙手撫膝，帶動向左、向右旋轉膝部。

十二、**常散步：**挺直胸膛，輕鬆散步。

十三、**腳常搓：**右手擦左腳，左手擦右腳、腳趾、腳跟，以腳底前段（湧泉穴）為重點。

註：陳立夫〈四十八字養生真訣〉內容為：「養身在動，養心在靜；飲食有節，起居有時；物熟始食，水沸始飲；多食果菜，少食肉類；頭部宜冷，足部宜暖；知足常樂，無求常安。」

PART 2

8

談孫思邈的〈養生銘〉

在孫思邈家鄉陝西耀縣的藥王廟前，立著一座石碑，上面刻有碑文，就是大家熟知的〈養生銘〉，全文如下：

怒甚偏傷氣，思多太損神。
神疲心易疫，氣弱病來侵。
勿使悲歡極，當令飲食均。
再三防夜醉，第一戒晨嗔。
亥寢鳴天鼓，寅興漱玉津。

妖邪難侵犯，精氣自全身。
若要無諸病，常當節五辛。
安神宜悅樂，惜氣保和純。
壽夭休論命，修行在本人。
倘能遵此理，平地可朝真。

傳達《內經》精神

在孫思邈的〈養生銘〉中，特別重視的就是「修行在本人」，以氣與神之內斂為其核心。

在這一百字中，可以發現提到「氣」四次、「神」三次，很明確的表達了《內經》中「恬淡虛無，真氣從之，精神內守，病安從來」的精神。

而針對飲食起居，《內經》中提出，「食飲有節，起居有常，不妄作勞」，以及對不良生活習慣之警告，如：

今時之人不然也，以酒為漿，以妄為常，醉以入房，以欲竭其精，以耗散其真，不知持滿，不時御神，務快其心，逆於生樂，起居無節，故半百而衰也。

孫思邈則具體列出「怒甚偏傷氣，思多太損神」、「勿使悲歡極，當令飲食均」、「安神宜悅樂，惜氣保和純」。

重視陰陽更勝《內經》

在孫思邈的〈養生銘〉中有一個重點，《內經》中稍微有提到這個觀念，但沒有像孫思邈〈養生銘〉這麼明確的標記出來。此點是孫思邈在保健領域中，超越《內經》的創見。

對於陰陽，《內經》奉為萬物之本，記載著：

夫四時陰陽者，萬物之根本也。所以聖人春夏養陽，秋冬養陰，以從其根……故陰陽四時者，萬物之始終也，死生之本也，逆之則災害生，從之則苛疾不起，是謂得道。

在《內經・素問・四氣調神大論篇》中，一再指示依照春生、夏長、秋收、冬藏之規則，來安排作息，為養生（春）、養長（夏）、養收（秋）、養藏（冬）之道，要能不失四時之從，不逆寒暑之宜。

四季與陰陽的關係，以及如何依季節對身體做保養之觀念早已深植人心。當今最廣泛流行的冬令進補、夏日去暑，都是最明確的例子。我們早已養成在四季選用各種特色飲食調整身體的習慣，以適應氣候變化。

而孫思邈的〈養生銘〉中提到：「再三防夜醉，第一戒晨嗔」、「亥寢鳴天鼓，寅興漱玉津」，特別強調早晚有不同的戒律及保健之要。

孫思邈說，晚上不要喝醉，早上起來不可生氣，相對於《內經》，這個說法非常有趣，因為所謂冬令進補，一年只有一個冬季，甚至只有一天是立冬。而孫思邈則提出，保健還可以分日夜，早晨與夜晚各有遵從的原則，可見所涵蓋保健範圍更大、更細緻。

其實在《內經・素問・生氣通天論》中，對一日之間陰陽的變化也多有著墨，如：

故陽氣者，一日而主外。平旦人氣生，日中而陽氣隆，日西而陽氣虛，氣門乃閉。是故暮而收拒，無擾筋骨，無見霧露，反此三時，形乃困薄。

《內經・素問・金匱真言論》中也有提到：

平旦至日中，天之陽，陽中之陽也。日中至黃昏，天之陽，陽中之陰也。合夜至雞鳴，天之陰，陰中之陰也。雞鳴至平旦，天之陰，陰中之陽也。

這也是論陰陽之變化，可見《內經》雖未明確點出，但對於陰陽也極為重視。

人工製造的陰陽四季

我們都知道，製酒業常宣傳陳年老酒，十八年的老酒或二十五年的老酒。為什麼酒會愈久愈好，愈陳愈香呢？其實酒的保存也有很大學問。

酒的釀造是發酵的過程，由細菌將穀物或水果的糖分轉化為酒精，以及有香氣及健身之產物。而細菌可能有許多種類，如甲菌：在氣溫高時，也就是夏天較活躍；乙菌：在氣溫低，也就是冬天時較活躍。酒所以珍貴，必須是甲菌工作之後，再由乙菌工作。因為甲菌的生成物，成為乙菌的食物；而乙菌的生成物，又成為甲菌的食物。當然，這之間可能又有丙菌、丁菌來參與工作。

在一年之間，經過一個寒暑，甲乙菌各工作半年，完成一年的工作，於是有聰明人想到：如果在釀酒的廠房加上空調，讓這溫度、濕度等環境，每半年經過寒暑一次，一年之內就能經過兩個寒暑，豈不是一年就有兩年之功了？這個做法是可能的，也許有些酒廠已經在這麼做。

武俠小說中，常有師父指導學生練功的過程，也是一下子在冰凍的環境中練功，一下子又在火熱的環境中鍛鍊。其實也是相似的意義。有些功夫在血液往裡運行時（冬天）容易訓練，而有些功夫則要在血液往體表運行時才容易進步。

但人是一個整體，要表裡都精練了，才能真正的成就一個武術高手。所以要寒冷練裡，炎熱練表，幾經寒暑，或是找些天然的極冷、極熱之地輪流鍛鍊，才能將功夫層層精進，成就一名武林高手。

【輯二】

PART

3

睡眠生理對頭頸健康的影響

人體會隨著陽光的變化而使內分泌產生週期；
《內經》則認為睡眠時，氣血由衛入營，血循環明顯不同。
從睡眠與陰陽的角度看頭頸健康，是非常有趣的觀點。

PART 3

9

現代生理學有關睡眠的知識

從〈養生銘〉的「亥寢鳴天鼓，寅興漱玉津」中，可以看出孫思邈對於日夜保養的重視，其中特別提出了「亥寢」與「寅興」兩個時間點。對於古人而言，是亥時睡覺之前，與寅時醒來還沒有下床。

同時，提出了積極的作為：要「鳴天鼓」和「漱玉津」。

在探討這兩項功夫前，我們先了解一下時辰的重要性，以及時辰與睡眠生理學間的關係。

近代生理學已經知道人體會隨著陽光的變化而使內分泌產生週期。例如我們搭飛機旅行時，常會有進入不同時區而產生時差的經驗，如果由美國飛到亞洲，更是日夜顛倒，也就造成睡眠的困難，因此有人會服用褪黑激素來調整內分泌，以改善時差問題。

子午流注表

▶ 在中醫理論中，十二經絡與十二個時辰相對應，而經絡在不同時辰中血氣有其興衰的規律，如果依照時辰養生，會有更好的效果。而十二經絡環環相扣，每日寅時從肺起。將相關對應整理如下表：

時辰	時間	經絡
寅	3-5 點	手太陰肺經
卯	5-7 點	手陽明大腸經
辰	7-9 點	足陽明胃經
巳	9-11 點	足太陰脾經
午	11-13 點	手少陰心經
未	13-15 點	手太陽小腸經
申	15-17 點	足太陽膀胱經
酉	17-19 點	足少陰腎經
戌	19-21 點	手厥陰心包經
亥	21-23 點	手少陽三焦經
子	23-1 點	足少陽膽經
丑	1-3 點	足厥陰肝經

最近BBC報導，美國國家科學院院刊（PNAS）指出：人體中有六%的DNA，其作用與時間有關。這個研究表示此日夜之時鐘，不僅反應在內分泌層次，其控管甚至已深入基因層次。

在相關研究中發現，不按日夜作息的人，會增加肥胖的機率及罹患第二型糖尿病風險。而其他分析也發現，在晚上工作的人，心臟病突發的機率顯著增加。這些最近的科學研究，一再證明了《內經》中教導我們的「日出而作，日入而息」，這跟隨著太陽作息的簡單道理，是極為高深的智慧。

而《內經》的指導又進一步指出，睡眠是血液由散布至體表為主的衛氣，收斂到以身體中心為主的營氣之過程。在這個過程中，肺氣是推動力。這又要如何用生理學來理解呢？

睡眠現象以現代生理學來分析，是由腦幹發出低頻規則性信號，壓抑腦子中的其他各種活動，使腦部的神經活性降到最低。此時，身體也脫離腦子的控制，改由脊椎神經及脊椎兩旁的交感與副交感神經做主。正常人此時如果做夢，夢到與人打架，手腳也不會有揮拳或踢腿等動作。如果腦子與身體分離不完全，或不能分離，就會產生夢遊。夢遊是一種病，是病態。

由這些生理現象總結來看，睡覺是讓腦子放下所主管的面部、五官（眼、耳、鼻、舌、口）、意識、全身之感覺、運動等工作，全面休息及整補。這是現代生理學對睡眠的研究心得，主要是在腦神經活性上的理解。現代核磁共振的影像技術，已經廣泛的證明：腦子活性區域之改變，會有對應血流之改變。

那麼，這個睡眠的生理反應，又可能有什麼相對應的血液循環變化呢？

PART 3

10

從睡功談睡眠生理

〈養生銘〉中的「鳴天鼓」和「漱玉津」，即所謂的臥功與睡功，躺著練習的功法，究竟有何奧妙？

臥功的原理

練功有站功、坐功、臥功等。站功就是一般的功夫，大多是站著鍛鍊的，不論是太極拳、香功、華佗五禽戲等等拳法，都是站著練習；坐功最常見的是靜坐，或是一些坐在地板上練習的瑜伽動作；臥功是比較少見的，也是最危險的。

瑜伽的動作有「死屍式」，就是像死人一樣靜靜躺著，不做任何運氣、運筋，甚至不做肌肉用力的動作，就是躺著，整個人放鬆、放空。其實只放鬆、放空，也是不簡單的。

為什麼臥功有危險性呢？

人的心臟在頭頸的下面，因而心臟要打血上去，必須先克服地心引力，要依靠升主動脈的大轉彎，才能有效的把血壓升高，進而向上送到腦子。（請參看《氣血的旋律》）當我們站著或坐著時，頭部在心臟的上方，要克服的位能就至少有三十公分高度，才能把血液送到頭部去。這個位能差，是保護腦部的重要機制，能降低腦部血壓太高或充血過多可能產生之壞處。

平躺時的生理狀態

但當躺下時，頭部與心臟的高度就一樣了。心臟輸出之壓力，直接到達頭部及腦部，不再有減低血壓的過程，此時血壓就可能造成麻煩。

睡功是改善頭、臉部循環效率最高的方法。原因也是：躺下時，頭與心臟在相同高度，血液容易到達這個身體的上部。

在《以脈為師》一書中，曾強調脈診研究的重大發現之一：「人之衰老由陽經開始」。而頭與臉又是各個陽經，也就是《內經》所言「六腑為陽」之六腑經絡匯集處。

胃經從頭部正面往上經嘴角至眼下；膀胱經從頭後直上腦後；頭兩側邊是膽經；大腸經經過下唇邊、人中至鼻側；三焦經從耳上往前到眼角；小腸經則沿著顴骨到耳朵。這些胃以上的陽經，無論分布路線為何，都必須經過脖子而散布到頭部及臉面。由於脖子是必經之處，所以當以睡功、臥功來復健頭臉時，也就同時復健了脖子。

睡功最常見的偏差就是失眠。現代人睡眠狀況本就不佳，現代的功法中就更少有人提到或教導睡功了。

睡著時的生理反應

在中醫的看法，睡眠是氣血往內收斂的過程。入睡時，身體表部之陽氣，也就是腑中之氣，回到身體裡面，收到陰分，也就是臟器之中。

《內經・靈樞・順氣一日分為四時》中，岐伯與黃帝討論日夜間病況之變化。岐伯明確說明分辨四時與一日之間氣之變化，曰：

春生夏長，秋收冬藏，是氣之常也，人亦應之，以一日分為四時，朝則為春，日中為夏，日入為秋，夜半為冬。朝則人氣始生，病氣衰，故旦慧，日中人氣長，長則勝邪，故安。夕則人氣始衰，邪氣始生，故加。夜半人氣入藏，邪氣獨居於身，故甚也。

此外，《內經・靈樞・營衛生會》中岐伯也談到營氣與衛氣的化運，曰：

人受氣於穀，穀入於胃，以傳與肺，五藏六府，皆以受氣，其清者為營，濁者為衛，營在脈中，衛在脈外，營周不休，五十而復大會，陰陽相貫，如環無端，衛氣行於陰二十五度，行於陽二十五度，分為晝夜，故氣至陽而起，至陰而止。故曰：日中而陽隴為重陽，夜半而陰隴為重陰。故太陰主內，太陽主外，各行二十五度，分為晝夜，夜半為陰隴，夜半後而為陰衰，平旦陰盡，而陽受氣矣。日中而陽隴，日西而陽衰，日入陽盡，而陰受氣矣。夜半而大會，萬民皆臥，命曰合陰。平旦陰盡而陽受氣。如是無已，與天地同紀。

黃帝聽完後，接著問：

老人之不夜瞑者，何氣使然？少壯之人不晝瞑者，何氣使然？

岐伯則回答：

壯者之氣血盛，其肌肉滑，氣道通，營衛之行不失其常，故晝精而夜瞑；老者之氣血衰，其肌肉枯，氣道澀，五藏之氣相搏，其營氣衰少而衛氣內伐，故晝不精，夜不瞑。

岐伯後來又解釋，「營出於中焦，衛出於下焦」，但不論營氣出於中焦，衛氣出於下焦，其根本仍為「大會於手太陰矣」，也就是肺脈，所以肺是所有氣的推動力。此點也與上文「人受氣與穀，穀入於胃，以傳與肺，五藏六府，皆以受氣」的說法一致。

營衛氣之日夜交替，也就促成人們白天清醒著，晚上睡覺，而醒來的過程是氣出營入衛。睡著時則反之，氣由衛收斂入營。而這個過程的推動力，是肺氣，也就是肺臟的功能。

PART 3

11

《內經》對睡眠時血循環調整的見解

血液由白天醒著時在「衛」，也就是體表，即六腑之陽氣為主，特別是奇經八脈之三焦經（九）；夜晚則隨著睡眠而收斂入「營」，五臟之陰氣為主，特別是脾經（三）。

從六腑之氣收斂至五臟之氣，觀察血液分配最大變化，就是到頭頸部的循環分配變少了。

由《內經》的描述中可知，在睡眠時腦子進入休眠狀態，因而不再需要大量的氧氣。因為醒著時，腦子是氧氣的大客戶，使用大量的氧氣，血液也就灌輸頭腦，從胃（五）以上之陽經，皆流經頭頸部。到了睡眠時，血液灌流改為以內臟為主的模式，此時到頭頸部之循環就以肝經為主。肝經經過腦幹、腦下垂體上達百會，這個區域恰巧就是睡眠時，使腦子仍保持活性，不斷送出低頻信號，將整個腦子靜下來的總指揮。

睡眠由肺氣發動

睡著時，腦子的其他部位是由胃、膽、膀胱、大腸、三焦、小腸等經絡來送血，此時是在同步信號影響之下的休息狀態，送血量更是大幅減少。

送到腦部的血量大幅減少，對肺氣不足的人就是個大問題了。因為血中含氧量本就不足，供血量又大減，一旦少到無法維持腦部細胞的基礎代謝，就會造成失眠。此時中樞拒絕降低送達腦部的血液，也就是拒絕減少高頻經絡的血液供應，以維持腦神經的生命。

由此結論來看，《內經》認為睡眠時，氣血由衛入營，此動作係由肺氣發動。

當一個人「氣道澀」，由衛入營的過程就不順。因此，「氣道澀」可解釋為肺的呼吸道不順，沒有足夠的氧氣供應，無法推動氣由衛入營的過程。這看法與現代生理學對睡眠的基本生理變化不謀而合。只是《內經》更進一步由血液分布的角度來看睡眠的生理變化。

有了這個了解，我們再來研究失眠，就會有更深一層的理解。當入睡時，血液由腦子之灌流為主，進入以內臟灌流為主的形態。而推動這個改變的發動者，是肺氣。

這似乎有點奇怪，為什麼由肺氣來發動入睡的過程呢？

肺氣不足與失眠

我們在研究脈診時，很快就發現，肺氣虛的人，除了容易高血壓以外，也會併發失眠。而有趣的是，心臟愈好的人，肺氣不足，愈容易高血壓；心臟較弱的人，肺氣不足，則容易失眠。關於談論高血壓的題目已有許多，這裡我們就專門來討論失眠。

肺的脈象表現在第四諧波，最簡單的判讀就是肺脈的標準差變大（CV值變大），此時表示肺處於嚴重的缺氧狀態。所謂CV值變大，就是比第三、第五諧波的CV值都要明顯大〇．一以上。CV值愈大，表示缺氧愈嚴重，而振幅（Amp）則愈少，表示缺血愈嚴重。在所有脈診的參數中，與肺虛相關的病最多，因為肺在中焦，是中焦的主要共振頻。（請參看《氣血的旋律》及《以脈為師》）

如果肺氣有能力供應睡眠時氧氣的需要，包含內臟休息、修補所需的氧氣，還有足夠氧氣供上焦、頭部腦子修補之用，身體就能一切順利，安然入眠。因為要進入睡眠模式，呼吸就會變得較淺，如果肺功能不好，造成氧氣不足以供應腦子，肺就無法調整至睡眠模式，也就會失眠。所以，肺氣足不足，是決定好睡與否的關鍵。註

由於氣血由心肺送到頭部時，脖子也是必經之路，所以失眠主因固然可能是肺氣不足，才造成血中氧氣不夠，無法推動睡覺時之衛氣進入營，但是脖子如果有些

故障、阻塞，同樣也會阻止衛氣向內收斂。因此，如血中氧氣本已不足，這個送血的途徑又受阻礙，就是雪上加霜，狀況會更加嚴重了。

註：睡眠不好的另一原因是思慮過度。也就是因為用腦過度，造成腦部缺氧，若無法藉由提升肺氣改善，則會失眠，這也是大家比較熟悉的失眠原因，其基本原因仍是腦子缺氧。

【輯二】

PART

4

脖子保健實戰篇

孫思邈保健養生，特別重視頭頸部保養。

整理古人養生心法，結合現代人生活方式及脈診研究心得，

提供私房保健運動讓大家看圖實作。

PART 4

12 預防脖子歪斜的方法

現代人脖子特別容易歪，主要肇因於不正常使用脖子，尤其是長時間坐辦公桌、打電腦、滑手機。要預防歪脖子發生，有下列幾點建議，在日常生活中可以多加注意：

一、平時隨時留意脖子的位置，保持「頂頭懸」，也就是把頭正正的放在身體上方，讓脖子可以伸直、伸展而不傾斜。

二、椅子與桌子的高度要配合。坐在椅子上寫字、閱讀時，只需要眼睛目光稍微向下看，身體微傾，以脖子不用向前伸或上身向下彎為準。

三、電腦要放在正前方，螢幕中心點約在下巴的位置。如看文案或看電視也是一樣，讓頭正正的放在脖子上，而目光稍微向下。

四、工作時，每二十五分鐘左右停下休息，並轉動頭頸部約一分鐘。

五、走路時，配合腳步，同時輕輕轉動頭頸部。

六、等車、坐車、等人、排隊時，也試著轉動頭頸。

轉轉脖子畫∞

要怎麼轉動頭頸部呢？

一般教的頭頸部運動，大部分都是叫你向前點頭，向後仰頭，向左擺頭，向右擺頭，然後再以頭頂畫大圓圈，接著正轉、反轉……這個動作也不錯，但有一個缺點，如果不動大一點，好像運動不到頸部關節，可是動得太大，又有讓關節受傷的危險。

我們建議的動作是頭部盡量保持端正不動，以下巴畫無限大（∞）的符號。

這個動作簡單方便，無論是工作時、看電視時都可以做。將意念放在下巴，然後開始以下巴尖端畫∞——無限大的符號。每次做時，由左到右，然後由右到左，最少各做一分鐘。

下巴畫∞轉動脖子動作圖示

▶ 將意念放在下巴，想像正在畫一個∞，由左到右，然後由右到左，最少各做一分鐘。

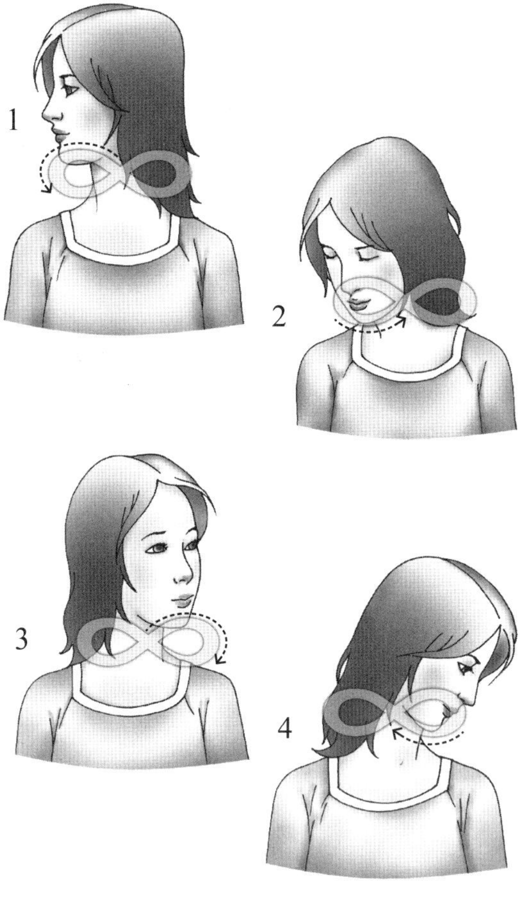

如果做得正確，就會聽到頸椎鬆開聲，喀喀作響。這個動作比較沒有危險，速度可快、可慢，幅度可大、可小，而且看起來頭部沒有大動作，幾乎在任何空間或任何狀況，走路、站著、坐著、躺著都可以做，也不會引人注意，不用擔心「好像在做怪動作」。

要養成習慣動作，看電影、看電視、看電腦、走路、坐車、乘船、搭飛機……，只要想到就動動頭、轉轉脖子，鬆弛頸部肌肉，打開頸椎關節，活絡筋骨，以減少酸水的堆積，增加頭部血液循環，自然就會神清氣爽，頭腦清新。這個簡單的保健運動，不僅可以預防脖子歪斜，又可增長智慧，防止各種慢性病，以及腰膝痠痛、手肘和手腕病痛……，達到一舉數得的效果。

PART 4

13 矯正脖子的方法與運動

歪脖子幾乎是流行病了，只是以往沒有受到重視，症狀通常是會覺得脖子僵硬，頭很沉重，頸部總是感覺有揮之不去無法消除的疲勞。九〇%以上的成年人皆有此問題而不自知，這個不自知，才是最可怕的。

那麼，要如何檢查脖子是否歪了？

方法其實很簡單，人人可做：手沿著耳朵正後方，頭與脖子的交接處，也就是頭髮與頸部光滑皮膚的界線，摸摸看是否有硬塊，而且按下會痠痛。如果年紀更大些，或是三十歲以上、經常滑手機的人，就要進一步檢查後頸部，向後突起部分（兩條膀胱經上）是否有軟軟的肉塊，甚至硬塊。且在頸椎（督脈之上）也會產生很大的軟塊或硬塊，這個硬塊會隨著歲月與情況的嚴重性而變大。由一粒花生米大小，長到一元硬幣或甚至十元硬幣大小，此時常會同時產生其他明顯的症狀，例如心跳變慢、下背痛、心血管有瘀等等，有人的硬塊甚至大到五十元硬幣大小。（請參考《以脈為師》）

在這種狀況下，前面所談的轉頭搖脖子只能阻止惡化，對於真正的改善或治療就不夠力了。當然上述的正確姿勢，持續活化頸椎的動作仍是基本工作，只是需要再加上一些更強力的矯正性動作。

推拿按摩法

要先找到頸部的軟塊或硬塊。如果是軟塊，可以按摩推拿；不是長在頸椎上的軟塊，也可以用刮痧手法處理。但如果是硬塊，就只能用力在硬塊上搓揉，多搓揉幾次後，硬塊會漸漸變軟，由骨頭上或骨節縫中浮上來，不再附著於頸椎，而滑到肌肉中，並且逐漸軟化。這時就可以按摩或推拿，或繼續搓揉到完全推掉，消失無蹤，恢復柔軟有彈性的頸部肌肉。

這個過程有一點風險，就是這些推出來的垃圾，包含酸水，會沿著後背往下流。雖然一部分被淋巴系統帶走，剩下的則繼續往下流。

在這個往下流的過程中，如何將這些垃圾、酸水盡速趕到淋巴系統去，由這個回收系統來消毒、殺菌與除汙，是非常重要的。

我們可以在背部膀胱經上刮痧，直接將這些垃圾、酸水趕到淋巴系統去，以阻止這些垃圾經由膀胱經的腧穴，溜進各個對應的內臟，引發更大的內臟疾病。例如冠狀動脈堵塞、糖尿病、腎臟病，甚至肝病……。

雙手交握胸前畫∞

如果上一章介紹的下巴畫∞的運動做了一、兩個月，已能習慣性地轉動自如了，不妨進一步做下面這個進階運動。

這個動作可以單獨做，也可以搭配下巴同時做。首先將手掌相對於胸前，十指交叉輕握，如前所述，以下巴畫∞，同時將交握的雙掌也在胸前畫∞，這個∞要比下巴畫得更大，一定要牽動肩膀，胸部中心的心窩部位（膻中穴）也要跟著打轉，

下巴＋手部的動作圖示

▶ 下巴畫∞的動作熟練後，就可以加上手的動作，假想胸前有個∞符號，然後手與下巴同步畫∞。

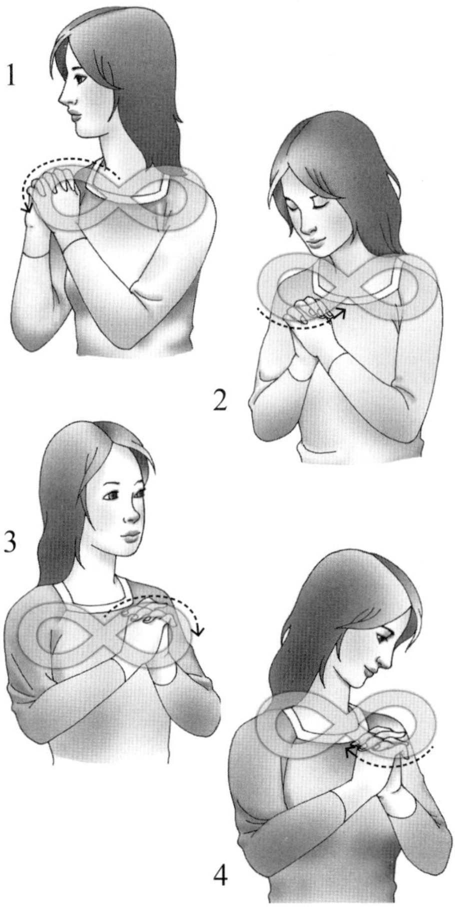

一起畫∞。

這個動作不僅鬆開脖子，也鬆開膻中和肩部。如果這個進階動作又做了一、兩個月，頭、頸、膻中和肩都能靈活畫∞了，就可以再一步進階做全身的運動。

全身搖擺畫∞

當下巴與雙手的部分都駕輕就熟後，我們可以站立起來，把這個畫∞的動作由頭頂做到腳，全面的慢慢延伸下去。這樣的連續動作，看似全身由頭頂到腳底，全面顧到，但還是有些重點要掌握。

《內經‧素問‧脈要精微論篇》提到：

頭者，精明之府，頭傾視深，精神將奪矣；背者，胸中之府，背曲肩隨，府將壞矣；腰者，腎之府，轉搖不能，腎將憊矣；膝者，筋之府，屈伸不能，行則僂附，筋將憊矣；骨者，髓之府，不能久立，行則振掉，骨將憊矣。

在《內經》的看法，頭要在身體的正上方，也就是張三手所指導的「頂頭懸」。但是要把頭打直，脖子就不能有病或有瘀、有濕；也就是頭要正，脖子就不能歪，要有健康的脖子。所以《內經》的第一個指示重點就是：脖子要正，脖子要健康。這與我們多年脈診的心得不謀而合。

以下是全身動作的重點：

一、**重點在脖子，手在眉前**。

這個由上而下畫∞的動作，第一個重點就是下巴帶動脖子畫∞，此時雙手可以十指交握，放在眉毛的高度，與前面介紹的動作一樣，可以正轉反轉。

二、**重點在肩，手在胸口**。

背不能曲，也就是背不能駝。此時雙手交握放在胸口的位置。與鬆開膻中的動作一樣，肩膀、膻中一起畫∞，正轉，反轉。

三、**重點在腰，手在肚臍**。

接著是腰部，也就是帶脈。依舊是畫∞的動作，以腰為重心，正轉，反轉，此時雙手交握放在約肚臍的位置。如果不習慣腰部動作，可以先以手畫∞，然後帶動身體去動作。

四、**重點在膝，手往下垂**。

最後的重點是膝蓋，此時膝蓋微屈，以能穩穩站好為原則，雙手則是自然下垂，引導膝蓋一起畫∞，也是正轉、反轉都要做。

這就完成半個週期，可以由下再往上轉，直到轉動脖子為止，完成整個週期。因為脖子、膝蓋都是重點，又在上下轉換時只經過一次，其轉動的時間要長一些。

每個位置可配合心跳（大約每秒一・二次），正反轉至少九次。而脖子與膝蓋可轉十八次以上。也可以用較慢動作，慢慢地做較大幅度轉動。

這個針對全身中軸關節的柔軟操，可視自己的弱點做定點加強，但脖子絕對是重點中的重點。這個全身性的中軸轉動，也同時可防止脖子復健驅趕出來的垃

全身動作圖示

1 ▸ 手在眉前部位畫∞，脖子跟著手轉動。

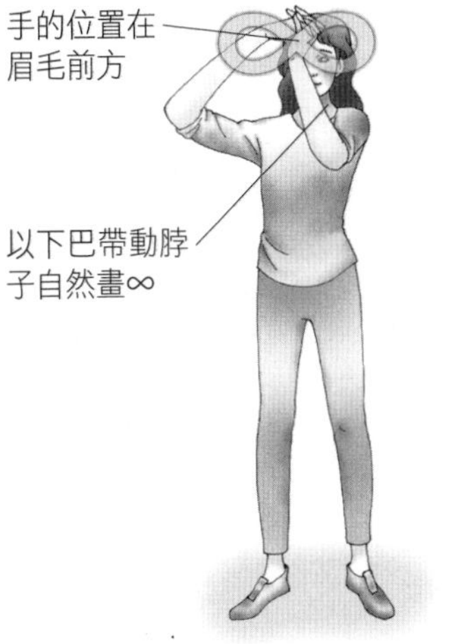
手的位置在
眉毛前方
以下巴帶動脖
子自然畫∞

2 ▸ 手下降到胸前畫∞，肩膀一起轉動。

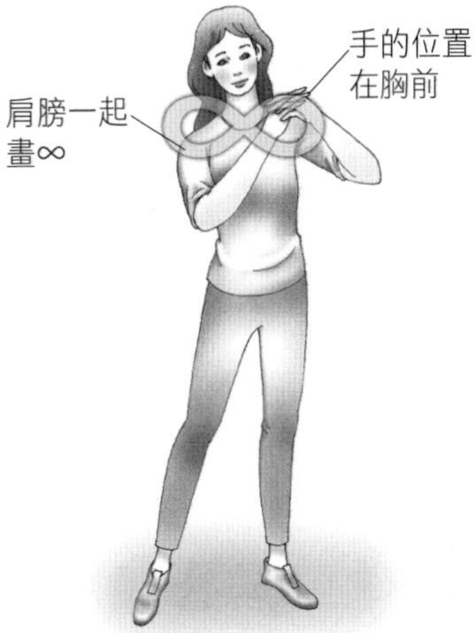
手的位置
在胸前
肩膀一起
畫∞

3 ▸ 手的位置降至肚臍前方，腰部隨之畫∞。

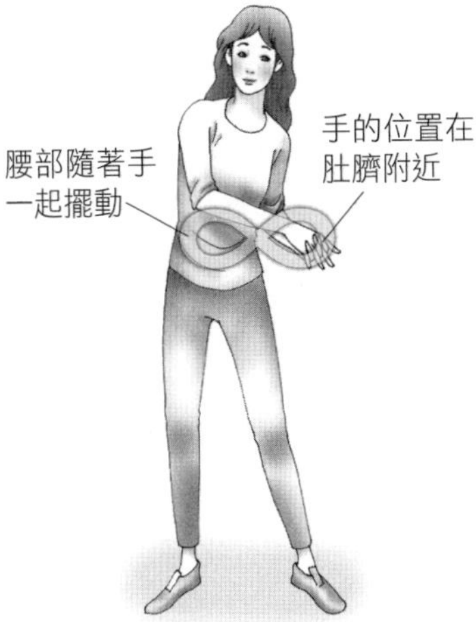
腰部隨著手
一起擺動
手的位置在
肚臍附近

4 ▸ 手自然下垂畫∞，雙膝微蹲一起轉動。

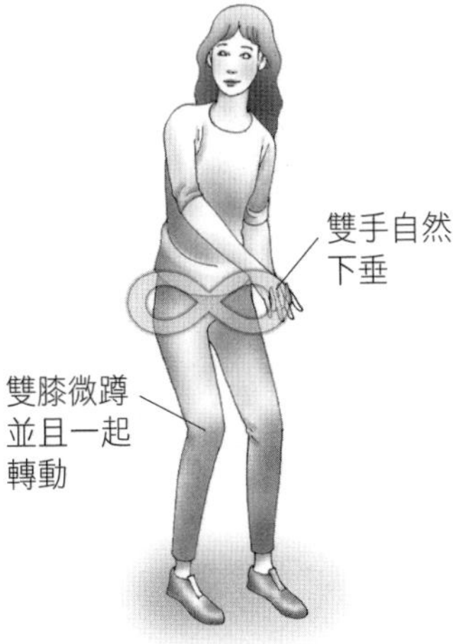
雙手自然
下垂
雙膝微蹲
並且一起
轉動

圾、酸水，在脖子以下的關節或器官中重新堆積，而能排到手掌與腳掌，此二處都有很多的動脈、靜脈迴圈，也有很多動脈至靜脈的直接通道——動靜脈分流（A-V Shunt），可將垃圾及酸水直接由靜脈送回心臟，再由肺臟處理酸水，肝腎處理垃圾。這個運動要在空氣好的地方，心情愉快的狀態下做。

全身動作復健脖子的效果，比前面介紹的單純轉脖子，或脖子、膻中一起轉要更有效。但要做此運動之前，一定要循序漸進，由只轉脖子開始，一步一步進階。否則轉得不對，反而抓不住重點，效果不佳。一定要轉動到感覺關節鬆開才好。

PART 4

14 躺在床上也能保健脖子的秘訣

晝∞的運動當然是白天陽光普照的時候做，但是在本書前面曾討論過孫思邈的〈養生銘〉，其中「亥寢鳴天鼓」、「寅興漱玉津」，則是依據《內經》中所提「白日為陽，夜晚為陰」的指導，提出起床前與入睡前的保健要訣，是躺在床上尚未入睡，或已醒來尚未起身時做的運動。

孫思邈的〈養生銘〉教的是原則，而〈養生十三法〉教的是方法，並且也從之前的探討中發現睡眠對於頭頸健康的影響。

因此，我們結合這些發現，並融合了養生的原則與方法，再利用睡功與臥功的特點，特別針對脖子的保健，規劃出一些簡單的、躺在床上做的保健運動，只要每日睡前與起床前練習即可，說明如下：

亥寢鳴天鼓

「亥寢鳴天鼓」的重點之一為亥時要上床睡覺，就是晚上九點到十一點之間要睡覺，不能熬夜。

而鳴天鼓是重點中的重點，因為中醫認為耳朵與腎氣相通。從字面推敲動作，睡前鳴天鼓，應該是在睡覺之前以兩手將兩耳摀住，輕輕向耳道壓去，再鬆開的動作；另一說法是以手摀耳，以食指輕彈耳後枕骨。其想法都是助腎氣，以收斂衛氣，幫助睡眠。

這個動作在經過仔細分解、分析與實踐後，發現當是在仰臥的狀況下，頭枕在枕頭之上，以手掌對應耳道，向耳道內鼓氣，是比較可能的動作，也就是前者的說法。

此外，在實踐與研究之後，又有了新的領悟。就是當雙手摀住耳朵時，自然產生將頭往上抬的力道。而當手掌開闔，用力鼓動耳道時，手肘自然會由內往外地上下運動，這個動作能很明顯感覺到將肩膀拉開的力道，影響甚至可以到達胸口，也就是膻中穴，把整個胸部的上半，也就是肺的上半部，循環最容易不足的區段關節

睡前動作 1（鳴天鼓）圖示

1 ▶ 準備動作：以手掌摀住耳朵，手指枕在頭下。

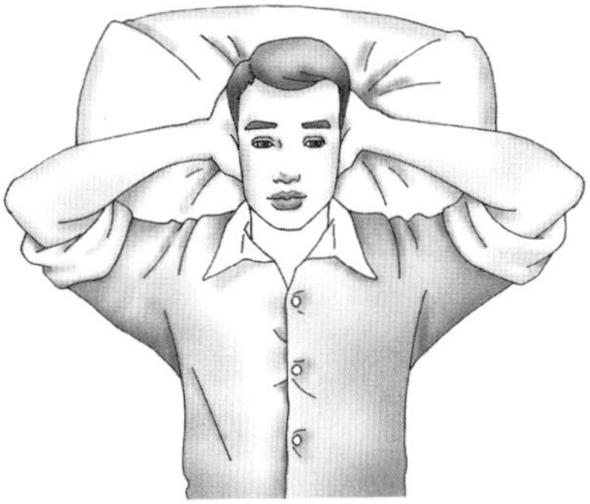

2 ▶ 手掌離開耳朵，會牽動手臂往下壓，盡量使手肘碰到枕頭，胸口有往外拉的感覺。

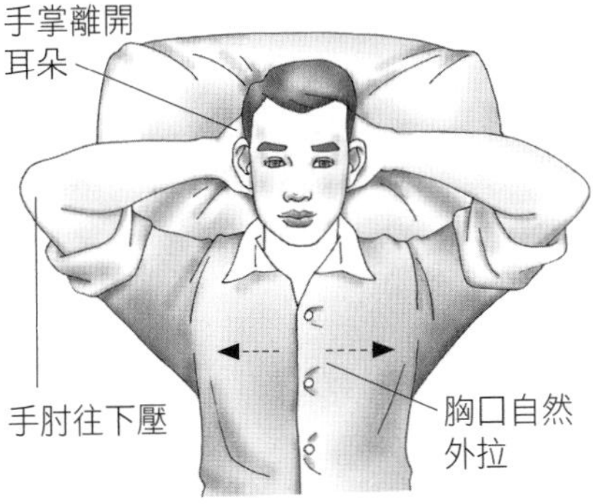

全都鬆開。

由於發現手掌對應耳道的位置，在向耳朵用力鼓氣時，自然也有將頭往上抬起的力道，並鬆開了各節的頸椎，正好符合改善頸骨循環，首重關節的概念。因此，睡前躺著鳴天鼓，對於脖子是有好處的。

於是我們延伸出另一個新的動作，即同樣在睡前躺在枕頭上，將手摀住耳朵，用力把頭往上推，鬆開頸椎。這個動作多做幾次，可以體會頸椎一節一節被鬆開的感覺。此時因為是躺著，沒有地心引力把頭往下壓，頸椎很容易鬆開，而且入睡後一直保持著鬆開的位置。

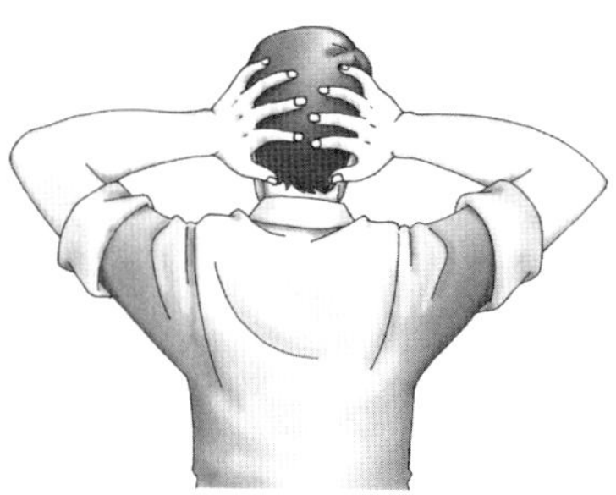

做睡前動作時，手掌枕在頭下，手指撐開，抱著後腦袋即可。

接著再做鼓耳的動作。從肩膀部位逐漸拉開，通過肋骨，一直牽動到膻中穴附近，剛開始可以做約八到十次，把這些關節也拉鬆後，再把頭往上提放到枕頭上，開始睡覺。如此一來，整個晚上不管仰睡、側睡，肩頸都在自然復健的狀態，長時間下來，一定對老化有很好的遏制，甚至反轉的效果。

這個動作，有一個可能的副作用。原理上這個拉脖子、扯肩膀的動作，對睡眠是有幫助的，因為增加了肺氣，也增加了頸後肝經、腦幹部分的循環，這些都是入睡的基本生理反應。但也有人因為改變了平時入睡的程序，多了這個運動，有可能

睡前動作 2（拉提脖子）圖示

1 準備動作：以手掌摀住耳朵，手指枕在頭下。

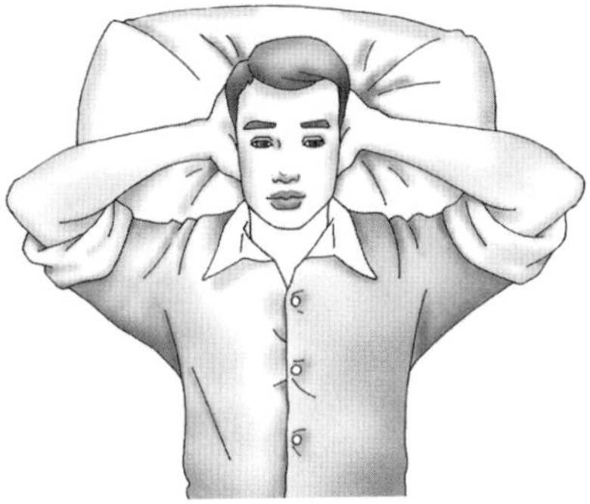

2 手抱著頭往上輕推，可以感覺到手的位置稍微往上即可。

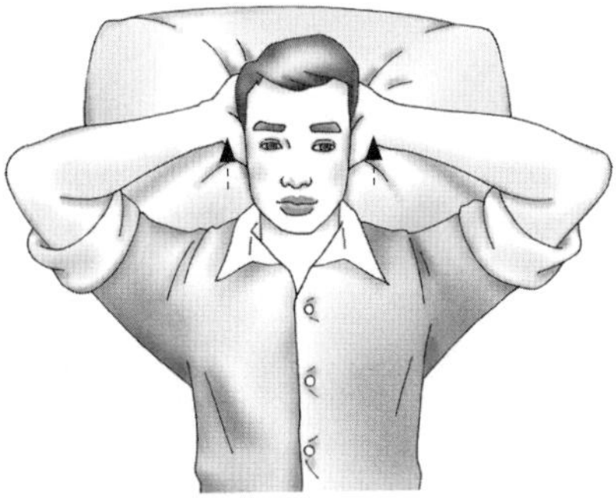

造成較「難入睡」。

所以做這個「亥寢鳴天鼓」的動作，要由淺入深，由少量的次數到逐漸增多、增大動作。至於要多久後才增加次數，要增大多少？恐怕各位要自行體會。總之，在不妨害正常睡眠的情況下，逐漸進階，增加次數，增加強度。但也不宜鼓動超過三十六次。

由醒進入睡眠時，將頸椎、胸椎、肩膀的骨骼都拉鬆，不僅容易一夜好眠，也加速頸椎、胸椎的復健。這個復健工作是在睡夢中進行，不需用神，不必賣力，但是一定要全身放鬆，靜靜躺著做。尤其不可運氣或用力，否則容易走火入魔，造成失眠，那就得不償失了。切記！切記！

寅興漱玉津

這句話在時辰上的要求是寅時就可以準備起床了。這是早上三點至五點。當然，依照春夏秋冬的不同日出時間，可以稍做調整。冬天晚一點，六點左右起床就可以了；夏天早一點，五點左右也該起床了。這個要求，還需要配合「亥寢」，也就是晚上九點至十一點之前要上床睡覺。**一天的睡眠絕不能少於七至八小時是最高指導原則，而實際睡眠時段，可隨四季之變化稍做調整**。

而玉津又是什麼呢？在道家的修煉中有各種說法，常聽到有先天玉津、後天玉津……，都是人體的分泌液或津液。這在中醫理論中也特別重視，如胃有胃液、腸有腸液、汗為心之液等等，要大家好好保護愛惜。而《內經》中一些指示「節慾」的教導，也是基於對津液——人體分泌液的愛惜。

孫思邈〈養生十三法〉中的玉津，應只是指口水，也就是唾液。

口水在現代生理學也有崇高的評價。由於口水中有很多酵素，可以幫助消化；也有很多生長因子，促進各種細胞的生長。口腔中的傷口，很容易痊癒，口水也是重要原因。我們皮膚受傷時，第一個動作也是塗些口水，一方面清洗消毒，一方面促進癒合。被昆蟲咬傷時，同樣也是先抹些口水，這都是多少年來經驗累積後的習慣性動作。

「漱玉津」這個動作，是以口水搗動口腔，包括上下牙齒、牙床，滋潤整個口腔。在經過一夜睡眠之後，口鼻腔都會有些乾燥，藉由漱玉津的動作，由口腔來喚醒我們的頭部。

前面討論的睡眠生理反應，熟睡時頭部除了腦幹之外，血循環都是減低的，一定會引起口乾舌燥。所以，醒來時先做一些口腔運動，刺激口水分泌，增加胃經的循環；經由口水漱口，並吞下口水，將胃及胃經喚起。而胃經又是所有上達顏面循環之主力。

簡單的說就是把我們喚醒。不僅是在意識上，由迷糊、沒有感覺、沒有思考的睡眠中清醒過來，讓眼睛再看東西，耳朵再聽聲音，鼻子再聞氣味，身體恢復觸覺，加上口腔的甦醒，恢復了味覺……。

這個過程中，血液循環也要有極大的改變，來配合這個巨大的生理轉變。所以由以營氣為主的血循環，透過「漱玉津」，轉變為以衛氣為主。

過程中膽氣或膽經是必經之路。因為由三↓九，六是必定要經過的；而三↓六↓九互為諧波，不論由營（三）入衛（九），或由衛（九）入營（三），膽經（六）都是必經之路。（請參看《氣的大合唱》）

由營入衛的甦醒過程，膽經與三焦經必定會被喚醒，否則無法由睡夢的生理狀態轉變過來。

而加上將漱口後的口水吞下，也喚醒胃，促進胃的甦醒及胃液分泌。這個動作是為了喚醒屬腑之陽氣中，僅次於膽氣之胃氣。

在各腑之中，除了胃、膽、三焦之外，還有膀胱經（七）、大腸經（八）、小腸經（十）、心經（十一）等，也應該一起被喚醒，這才是正確的全面甦醒過程。

耳聰目明法

在《以脈為師》書中曾指出，人的老化是由陽氣之衰敗開始，其實這也是孫思邈提出「耳聰目明法」的動機。以這個養生法延緩我們老化的過程，甚至返老還童，恢復一些流失的健康。

有了這樣整體的認識，要如何結合「寅興漱玉津」與〈養生十三法〉呢？

我們的研究心得如下：在早上睡醒後到起床前，是身體之高頻開始活化的時刻。此時若順勢做〈養生十三法〉中耳聰目明的部分，就可以把老化過程中，最先衰弱的頭頸部健康加強，以延緩老化速度。因為是順應生理上由熟睡到醒來的過程，自然有事半功倍的效果！

在談到步驟前，先給大家一個觀念：睡醒後，最好不要立刻起床。因為迅速起身下床，會產生姿勢性的腦貧血，以及反射式的短暫血壓上升。年輕人因血管仍柔軟，不會造成大礙，最多有點頭昏或眼前一陣發黑；中老年人就會有暈厥的可能性，更嚴重時會造成腦中風，這種案例在冬天時最為常見。

所以醒來後，剛好利用這個時間做耳聰目明法，不要立刻起身，甚至頭也不要離開枕頭，在床上躺著的狀態下，直接就可以做。耳聰目明法包括兩個部分：

一、髮常梳

頭躺在枕頭上，利用腹肌力量稍微抬起。將雙手放在頭上，手指稍向內彎，沿著髮際往頭部後方來回梳理頭髮，感覺像是按摩整個頭皮。如果腹肌不夠力，無法將頭抬起，梳理到後方時，可以左右兩邊分開做，先將頭偏左邊以左手撐著，使頭部右下稍微懸空，而以右手梳理右半部，右邊梳理好了之後，再換邊。如此兩邊各

起床前動作（髮常梳）圖示

1 ▸ 醒來後先不要起床，將手指打開從前面髮際往上梳，稍微用力按摩。

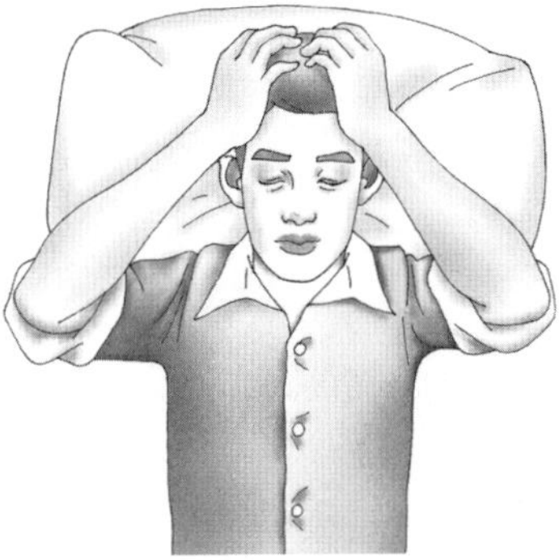

2 ▸ 用腹肌力量讓頭稍微抬起，雙手一面梳，一面按摩到後方髮際，多按壓髮際部位。

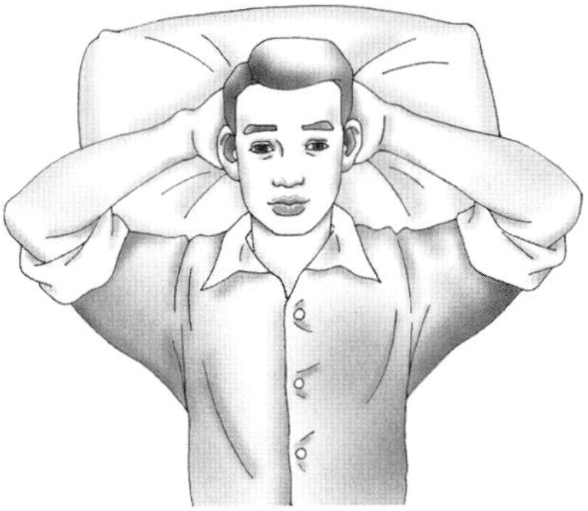

來回梳理十餘次。

接著把按摩重點放在從前額到頸部整個髮際的邊緣。這裡的重要穴道特別多，而且又是最容易出問題的地方，例如在《以脈為師》書中強調的翳風、完骨、風池、天柱、啞門。其他還有頭維、神庭、太陽等等重要穴道，都在這個界限約三公分寬的範圍。

要記住這些穴道的確切位置並不容易，一般人只要沿著頭髮與皮膚的邊界按摩，自然就能按摩到這些最重要的穴道，是一種以簡馭繁的好方法。

二、面常洗，目常運，齒常叩，漱玉津

這幾個動作可以一起做，按摩整個臉部。

「面常洗」是按摩臉面，所有臉部的標記，如眉毛、眼睛、鼻子、嘴巴都是重點。按摩前先搓手三十六下，將手搓熱後，以指腹由眉頭掃至眉尾，通常頭尾為重點，可以再加強；接著閉上眼睛，以指腹由眼睛頭按摩到眼睛尾，同樣的，眼頭、

眼尾是重點；鼻子則沿著輪廓在鼻子兩側上下按摩；而口部則沿上唇上方及下唇下方按摩，接近嘴角的部位是重點。按摩同時可以**「目常運」**，將眼睛閉上，再用力睜開，並轉動眼珠。

先上下牙齒咬合做**「齒常叩」**，增加牙床的循環，並且能刺激口水分泌；接著**「漱玉津」**，以舌頭按摩上下牙床，然後將口水吞下去，喚醒胃經。

如何分辨痰與口水

做「漱玉津」動作時，很多人會有一個疑惑，那就是「口中的液體都是口水嗎？該吞下去，還是吐出來？」因為口腔中產生的液體不一定是口水，有時是痰或鼻涕，這個問題困擾了很多做此運動的人。

口水有許多酵素、生長因子及營養。而痰卻是身體抵抗細菌或病毒所產生的廢棄物，是身體藉由口腔這個對外通道，把不好的髒東西排到體外的一種功能。

分辨的重要指標為：口水黏性較低，比較像水；痰的黏性較高較稠，甚至會呈彈性塊狀，或是像鼻屎一樣大小，這種高黏度、有些固體狀的痰不會經常出現，通常都是打通頭上某一個瘀點後，才會發生。一般痰都是較黏的，而口水是較稀的。如果一時無法分辨，不妨吐出來，多觀察幾次。先在嘴裡，用舌頭推弄一下，沒有阻力就是口水，稍有黏性的就是痰。然後吐出在地上或紙上

（衛生紙比較不好，容易被吸收掉），如果一下子就攤平，就是口水，仍成一團的，則是痰。

痰有寒、熱、燥、濕、風等五種，其中寒、濕、風造成的痰比較不濃稠。而寒痰、風痰多是在感冒時才產生，一般比較容易分辨，受風寒咳嗽了，痰就很多，口水一定被汙染，就少吞下去，多吐出來。

濕痰是比較難分辨的。最常遇到是如何分辨濕痰與口水。濕痰可以成塊，也可以是黏性的，一般以稀薄、稍有泡泡、偏白色的最常出現，這種稀薄的痰要用前面所說的黏性來分辨，就有些困難了。

此時不妨用舌頭將水液貼平在舌頭表面，仔細嘗一嘗味道。口水的話，會有些甜味及淡淡的香氣；如果是痰，因痰的分泌是經由表皮細胞，比較像汗或尿液，再加上一些膿，一定有點鹹味或腥臭，這樣就容易分辨了。甜或無味、有點香氣的水，就可以吞下去；有些鹹味的水，甚至帶點腥臭，一定要吐出來。

PART 4
15
耳聰目明法的擴大運用

由睡眠中醒來的過程，是人體把留在內臟、頸椎、脊椎的血液分流至頭上的過程。而脖子又是陽氣（高頻諧波）流注之區塊，也是老化最先發生的區塊，因此這個區塊的保健，就成為減緩或對抗老化的重點。

喚醒陽經，打通阻塞

依照前面所述，睡前將頸椎、胸椎拉開，同時又讓腦子休眠，各組陽經雖不是血液灌流的重點，但由於腦子正處於休眠狀態，身體所提供的氧氣與能量，仍大於腦子所消耗。此時腦子仍可做許多整補與修復的工作，並與內臟同時進行。

而醒來的過程，則是將休息中的陽經喚起，並加強提供氧氣與能量。此時正是改進這些陽經的大好機會，與根據春夏秋冬規劃季節養生，其實是一樣的道理。

陽經開始活化，引進新鮮血液與氧氣。此時正是日出清晨，樹木花草也由呼吸作用轉換為光合作用，而大量排放出氧氣；人的肺經（子午流注，寅時在肺）剛啟動，是最為活躍的時段，剛好可以由空氣中吸入大量氧氣。

在這時候做洗面、梳頭、按摩五官、脖子等動作，以喚醒陽經，最容易打通阻塞，矯正缺陷，是要好好把握的時光。

放鬆關節，隨時可做

雖然最原始的做法是講究時辰的觀念，但這些睡前與醒後的功夫，並不限於晚上睡覺才能做，中午的午休或早上運動後的回籠覺，任何時間想要躺一下，都可以進行。

尤其是睡前或躺下之後，伸展脖子、胸椎、肩膀的動作，可以在十秒鐘之間迅速完成，並不會佔用睡眠時間，但卻能換來整個睡眠時間的復健功效，是非常有效又輕便的動作。

其實這個動作還有兩個可以推展的方向：

一、在部位上推展

我們在前面曾介紹過，保護骨骼、關節的健康，最重要的是不要讓骨骼受折、關節受壓。骨骼受折，在放鬆躺平之後，自然就恢復了；但是關節放鬆，卻不是在躺平後必然發生的。所以將關節鬆開，應是每天必做的功課。

當我們站著時，由骨骼撐起地心引力賦予身體的重量，其實這件事對骨頭的成長很重要。太空人在沒有地心引力的環境中待久了，骨頭就會軟化。其實，我們每天需要運動，除了鍛鍊肌肉之外，另一項非常重要的原因就是保持骨骼的強健，對骨骼施予負重，以促進其正常，維持組成成分及有效結構。

要讓關節放鬆，躺著就是最好的狀態，因為垂直的關節不再受地心引力牽引。我們前面介紹伸展上半身的動作，可以推展到全身的關節。

做法仍是以雙手放在耳朵與頭的下方，輕輕上提，全身盡量向下伸展，直到最長狀態。可以臀部及腳後跟幫忙身體伸展，到了極限後，以腳後跟為軸心轉動腳，用腳趾畫圈圈，雙腳腳趾同時向內轉，或同時向外轉，把身體更進一步伸展。此時不但全身關節拉開，腰部以下的關節，也因腳的轉圈，而進一步鬆開。唯一的禁忌是「絕對不要運氣」，除了腳的轉動外，全身都要放鬆。

二、在時間上推展

這個放鬆關節的動作，可以在任何時間做。坐著做比站著做有效，躺著做比坐著做有效。瑜伽的動作中有死屍式，就是靜靜的躺平。如果在躺平後，先放鬆脊椎、腳、腿、肩、肘的關節，再靜躺幾分鐘，效果一定更好。

游泳對身體健康很好，這是大家都知道的事，其實游泳之所以對身體有特別好處，也是相同的道理。太空人在地面模擬訓練在外太空的失重狀態，常常是在水中訓練，這比由飛機以自由落體下降來產生零地心引力的狀態要便宜太多了。所以，浸在水中的狀況與躺著相似，移除地心引力效果是一樣的，此時如能全身放鬆，浮在水面，最好平躺著，或安靜的沉入水中。

將關節用力鬆開後，再從事其他水上活動，這就大大促進了水上活動帶來的好處。因此，游泳不論用什麼姿勢，也請多多伸展並轉動手、腳、身體和頭頸，慢慢的游，我們不是游泳選手，不可能得奧運獎牌，還是多增加幾分健康比較實惠。

PART 4

16 養生十三法解析與運用

前面簡單敘述了民間流傳的孫思邈〈養生十三法〉，以下針對這些方法，提出我們研究後的運用心得。

一、髮常梳

我們特別強調，睡醒後，不要立即起身，先用手當梳子，把頭髮梳理一番。梳理的重點，除了膀胱經之外，著重在從前額到頸部整個髮際的邊緣。以手指在此分界處，上、下、左、右，多次緩緩按摩。一旦發現痠痛點，或突出點（當兩手同時在左右對稱的位置按摩，就很容易發現突出點），這些位置就當做「阿是穴」——這也是孫思邈提出的，就是特別凸起或凹陷之點，按下會痠痛之點。好好做按摩復健，恢復該處的氣血循環，這是防治老化關鍵性的改進。

平時也可常梳頭髮，這就是孫思邈原文之指導。但是依據循環生理的基本原理分析，我們提出這個在清晨醒來、午睡或睡回籠覺時，躺下來做的改進版方案，應該會有更好的效果。

二、**目常運**

眼珠打轉，向左、右、上、下四方轉動。這個動作，可以配合轉動脖子的運動同時進行。

首先睜開眼睛，與轉動脖子的運動同時進行，由下巴帶動一起畫∞。有了一段時期的經驗之後，才可考慮閉上眼睛做。

即使是睜著眼睛，同時做也很容易跌倒，所以最好是坐的時候做，這樣轉頸、轉眼珠、睜開眼、閉著眼睛都不致摔倒。

最好在辦公一段時間，或看電腦、電視、玩電動二、三十分鐘之後，做個三至五分鐘，頸部與眼睛一起轉；有時睜眼，有時閉眼，一方面矯正脖子，一方面保養眼睛，對眼睛有出其不意的效果。有近視或老化、散光的人，特別要加強，以保固靈魂之窗，也給您一雙水汪汪的明亮大眼睛。

三、齒常叩

上下牙齒互叩，不需用力，只要上下牙相合並發出聲音即可。主要為增加牙床之循環，所以速度與心跳搭配較佳。此時自然會產生口水，如果不黏、不鹹就要吞下。即使口戴假牙，也可做此運動，因為保健的是牙床，牙齒真假並不影響。

四、漱玉津

此動作除了吞口水外，也可以舌按摩牙床。上牙床、下牙床都按摩幾遍，也可與「面常洗」的動作一起做，同時以手在嘴唇外按摩上下牙床。

五、耳常鼓

此動作在睡覺前的運動中已介紹過。起床之後，也可配合梳頭的動作，雙掌掩耳，耳朵反摺，以食指壓住中指，將食指彈向風池穴；也可與「面常洗」同時做，以手指沿著耳廓，由上到下細細按摩。耳廓上有許多穴道，擰熱後，整個頭面都會覺得溫暖起來。

六、**面常洗**

這個動作在睡醒後、起床前做，特別有效。平時也可以做。要記住注意臉上的結構，眼、眉、鼻、嘴、下巴都要加強，脖子前後也可以一起按摩。

七和八、頭常搖和腰常擺

這兩個動作，除了前面介紹的睡前伸長頸椎，以全身（由頭頂至膝蓋，由上到下）畫∞的動作之外，也可以局部搖頭、擺腰，在適當時候多做幾下，加強脖子與腰部的柔軟性。

九、**腹常揉**

吃得太多時，特別需要這樣做，可以促進消化，幫助吸收。如果真的過飽，還可配合敲打與按摩足三里穴。

十、**攝谷道**

就是提肛、縮陰，將肛門肌肉往上收緊。此時男生陰囊，女生陰道，也會跟著收縮。這個動作對於練習將氣收斂入骨（請參看《以脈為師》），有相輔相成的效果，對男女之性功能皆有幫助。

十一、膝常扭

雙腳並排，膝部併攏，微下蹲，雙手按膝，左右扭動。也可配合由上到下畫∞之動作，在膝蓋部位特別加強。除了畫∞之外，也可畫圈。

十二、常散步

散步是我一直推崇的運動，也是最好的氣功，而且十分簡單，每天走十五分鐘，每個人都會。只要注意大開大展，手的擺動大些，腳也跨開些，抬頭挺胸，

◆奇妙的十五分鐘

十五分鐘是一個奇妙的時間。針灸時如留針約十五分鐘，針灸的效果就能持續二至三個小時，如果超過十五分鐘，則效果仍舊持續二至三小時，不會增長；但少於十五分鐘，例如十分鐘，效果只能持續一小時左右，也就是效果大大的減縮了。所以對一般運動，我們都建議以十五分鐘為一單位。一定要做這麼久，至於要不要做更久，就看自己的時間或喜好了。

腰部放軟，腹部放鬆，以自己覺得舒適、寫意的步伐，就能輕鬆運動。

建議一分鐘七十步左右，也就是比平時的心跳快個三、五拍，走上十五分鐘，對身體非常有益。

十三、**腳常搓**

搓腳的重點是腳底中央的湧泉穴及腳後跟。這兩個區塊都是腎經的位置，而腎是所有能量的來源，在血液循環上是僅次於心臟的重要器官。把腎經保養好，則心腎相交，對身體有最佳的增強效果（請參看《以脈為師》），所以中醫認為腎為先天之本。

而以熱水泡腳，也有異曲同工之妙，尤其是冬天睡前將腳泡暖，同時搓揉腳後跟及湧泉穴，更是保健良法。

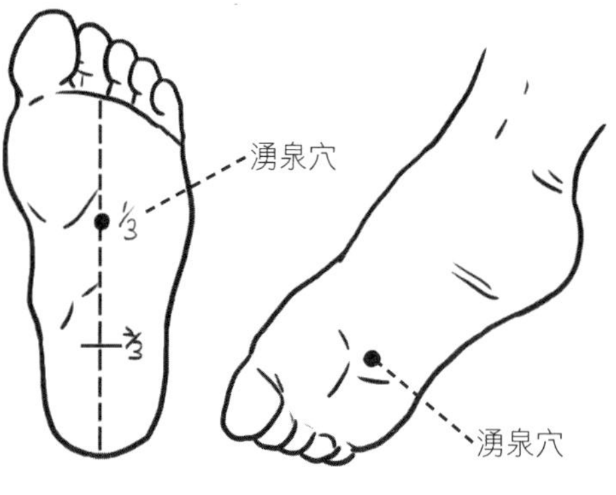

在第二與第三腳趾間往腳跟畫一條線，線的前1/3位置，就是湧泉穴。

十四、敲小腹

這是在十三式之外，我另外加上的一個動作。這個動作以手握拳敲打小腹，以虎口端或小指端皆可，在小腹上下約二十公分的範圍中敲打，如果感覺不會太痛，在可以忍受下再逐漸多用點力。上上下下敲打，在特別有痠痛感的位置多敲幾下。這個動作可以代替收氣外，也可改善頻尿、月經不調（月經來時暫停敲打）、攝護腺肥大等問題。此動作可與其他如「腰常擺」、「常散步」同時做，以收一舉兩得之功。

【輯二】

PART

5

由養生法看流行之保健運動

在討論過孫思邈的養生法，並且知道如何去實作後，
再來不妨用分析孫思邈功法相同的思路，
洞悉當前流行的保健運動究竟有何奧妙之處？

PART 5

17

君臣佐使拍膽經

拍打膽經是很流行的保健運動，是傳統拍打功提綱挈領的做法。時下還有人推行全身到處拍打，而且用力拍打的一派。但是毫無法則的到處拍打、用力拍打，一定會把全身的氣都拍散。如果你身體非常虛弱，這個拍打的動作，可以有些增強循環的作用；不過，當你的循環狀況還好或很好時，這個亂拍、亂打的動作，反而會破壞原有的良好循環。

中醫常說「氣行血」，這句話表示血壓波是推動血液流動的動力。而血液流動的動力，一是來自心臟的推力，二是血管經絡的協同作用。其中心臟的推力，我想大家都容易了解，西醫也是一樣的看法。至於第二項，血管經絡的協同作用就比較難理解。

我先打個比方：以籃球選手練習投籃為例，投籃的動作，是全身肌肉、骨骼在大腦、小腦的精密計算與肌肉精確操控下的動作。投籃要投得準，只有一種訓練的方式，那就是不斷的練習。其他的體育動作，如踢球、丟球……也都是一樣。

拍打與氣血的關係

其實人體氣的運行，也是相似的現象。氣要運行順暢，除了心臟要有力之外，血管經絡的協同作用，就像訓練投籃一樣，要經過長期不斷的訓練。打拳、走架、靜坐……等都是這種訓練。無論是血管的收縮放鬆，或每塊肌肉的用力與協調，唯有長時間練習，才能更平順的將氣（血液壓力波）由心臟送到身體各部位。

所謂體內真氣運行，或是體內有氣，其實是像投籃一樣，由大、小腦加上交感和副交感神經的精密計算與操控所達成的。這個自動控制，使得血液以最小的阻力，流到身體的各個部位，包含內臟、經絡、肌肉、皮膚……。

如果在身上，尤其是穴位，加以重擊，這就是點穴。不僅阻礙氣血循環，嚴重時，還可能因血循環嚴重阻滯，神經失去感覺及傳送信號能力，造成麻痺，甚至昏倒。使勁用力的在身上拍打，就如同「在身上點穴」，不但不能改善氣血循環，反而造成氣血阻滯。

這個阻滯的現象，對氣血愈通暢或身體狀況愈好的人，傷害愈大。反倒是全身氣血不通的人，用力拍拍打打，或許把能量送些進來，因而有些改善。同理，用力拍打在氣血不好的部位，對身體比較有幫助；而拍打在氣血暢通的部位，就要小心拿捏在適當力度、適當時間，最好與心跳同步，在心臟把血液壓力波送達此部位時，與心臟力道相輔相成，才會有好的功效。但是又有多少人抓得住這個要領，抓得準這個時機呢？

膽經是上頭的主要經絡，也是老化過程中最早衰弱的經絡，而且是三（脾）、六（膽）、九（三焦）這三個共振頻的中心。人的老化會降低抵抗力、免疫力，也是因為這個游走全身三、六、九之氣逐漸退化所造成的（請參看《氣的大合唱》、《以脈為師》）；而人的老化由脖子歪開始，也是將三、六、九諧波之能量一起往下壓迫而發生的。

膽經位置圖

▶ 膽經從頭側到腳趾分布在身體外側，拍打時不只要拍打腿側，臉側也可輕拍，以引導氣血，活絡膽經。

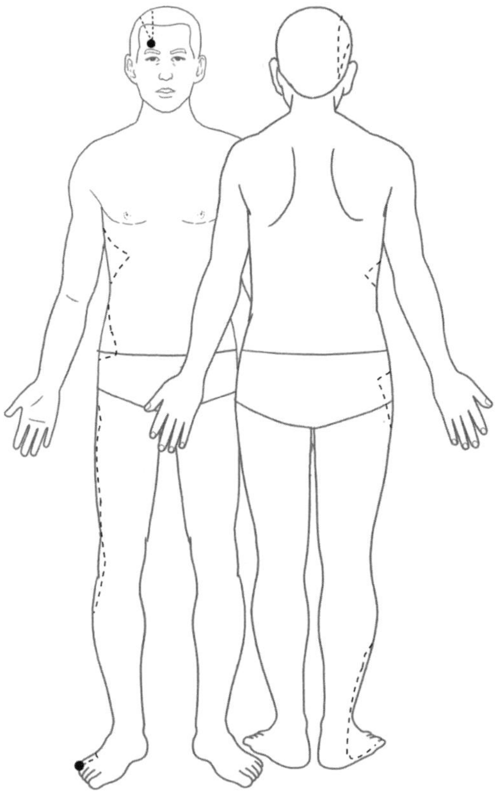

由以上分析可以了解，保健脖子與膽經有很多可以相通的地方。但是這兩者之間有何不同呢？

我們引領的轉脖子動作，是以矯正脖子的骨骼結構及肌肉強度為主；而敲打膽經，是希望經由拍打，對已經虛弱的膽經，增加一些外加的能量。

在分析拍打功時，曾指出拍打的動作，用在身體虛弱的位置比較有好處，而且也比較安全，不會有反效果。

在一般正常的老化過程中，脖子是第一個退化的，而退化的熱點就在脖子上，尤其是頸椎的第一、第二關節。

這個骨節的歪斜，是由於長期姿勢不良，造成肌肉疲勞。而長期的肌肉疲勞，使得肌肉無力再拉住已經歪斜的脖子，也無力維持通過頸部經絡之暢通，首當其衝的是第三、六、九諧波，也就是脾經、膽經、三焦經。

拍打膽經的復健處方

經由這些病因分析後，讓我們來開立一個復健的處方。這也是我在《以脈為師》一書中大力提倡的要有君、臣、佐、使註。

一、**君**：做拉鬆並轉動頸椎之運動。以晚上頭在枕上為主要運作時間，白天可在早晨或下午做轉脖子畫∞的動作。

二、**臣**：按摩頸部、梳頭髮、乾洗臉（包含眉、目、鼻、口、齒等）。在清晨醒來後，頭不離開枕頭，躺在床上做；白天可隨時做。

三、**佐**：手腳並用，大步行走，配合心跳約每分鐘七十餘步。這個行走功，很像中藥的甘草，一方面有些強心補腎、增強循環的功能，也能調和全身氣血，將君、臣、使之功效和諧化，利於將這些功法效果收為己用。

四、**使**：拍打膽經，尤其是大腿外側、脅下，一直到臉的側面、太陽穴，以引

註：《內經》所提出中醫藥處方原則，另有一說為「主輔佐引」。〈素問．至真要大論〉：「主病之為君，佐君之為臣，應臣之為使。」也就是說，處方中治病主力是「君藥」；輔助君藥提高療效的是「臣藥」；既能佐助君、臣藥，又兼差解決一些其他方面問題的是「佐藥」；而做為藥引子，可以引經或起到調和作用的是「使藥」。

導氣血進入膽經，加強君、臣、佐的功效，更加集中於膽經。

透過這樣全面性的復健處方，不但更能讓膽經的氣血順暢，也能達到常保青春之效。

PART 5

18

海豚式甩手功

甩手功是類似行走功的設計，原則上也該每次做上十五分鐘。這個甩手的動作，以動上肢為主，而規律性動作有強心補腎的功效，尤其加上「蹲下」的動作，就是為了引導收斂腎氣。

甩手的動作，是手在往前、往後擺時稍微用力，所以稱為甩手，這個功法已流傳很久，也流行很廣。

這是個廣效又沒有副作用的動作，而且以甩手為主，運動肩膀的效果特別好。不僅對第三、六、九諧波皆有助益，對於心、腎也有補益，但是仍以加強脾經（三）為主。

而為了強化對脖子的復健，我們將此功法加進身體的前、後運動。當手往後擺時，胸與肚子向前；手往前擺時則向後。肚子向前時，頭向後微仰；而肚子向後時，頭向前微低，這樣做起來更像海豚在游泳，成為全身的運動。尤其是頭部的後仰、前彎，更加強了針對脖子的復健。

這個甩手動作原本在復健脖子的處方中可佔有佐的

海豚式甩手功圖示

1 ▸ 將手往前擺動到胸前，小腹後縮。

2 ▸ 將手往後甩，頭與胸部趁勢仰起。

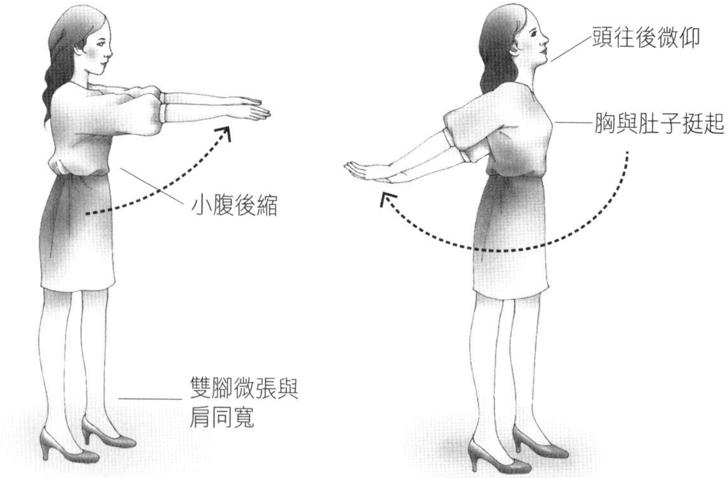

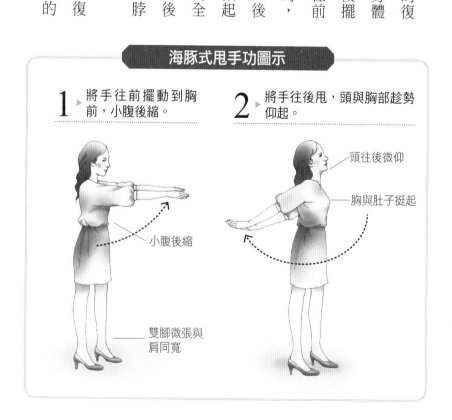

地位，如同行走功一樣。但如果再加上頭部、腹部的前彎後仰，就可提升至臣的位置了。

這裡開的這帖復健處方，是針對脖子的歪斜，壓迫了三、六、九諧波的症頭而開發，並不是全身性普遍的養生功法。

要達到全面的養生，仍以太極拳、香功、養生十三法、華佗五禽戲、八段錦等內外兼修的功法較為完備，但這需要長時間的學習體驗與自我研究，才能顯其功而彰其效。

【輯二】

PART

6

脈診與經絡

藉由血液循環共振理論，賦予經絡及穴道生理意義，

研發出脈診儀，是中醫科學化的重要里程碑！

本篇介紹了脈診儀研發至今的脈絡與運用。

PART 6

19

研發脈診儀的動心起念

中醫理論中最精華的部分是十二經絡與相關穴道。這個理論體系自遠古開始，其間沒有看見研究發展的過程，因為當被記載入《內經》之時，已是完整而成熟的體系。

而《內經》以降，至今二千餘年都沒有絲毫更動。一個學說或科學理論體系，沒有研發的經過，一出現就是完整的系統，之後也沒有任何更正或改進，這在科學史上是個奇蹟。

以現代醫學而言，維生素總是一個一個逐漸發現，歷經百年後還是有新發現。化學元素週期表由十幾個元素開始，近年來已經發現上百種，也是經過近百年不斷地發現而累積。

但中醫在脈診上的理論就不同了，由扁鵲提出二十二脈開始，至今已經三千多年了，各家各派的理論不斷地提出，卻是說法不一，互相矛盾。就是現代依據二十八脈設計開發的儀器，也是不知道用五十克加壓或一〇〇克加壓才叫沉，或者三十克加壓叫浮？

而寸、關、尺究竟如何對應內臟及經絡，同樣也是各說各話；左手、右手各屬不同臟器，也是無法證明，沒有一致的見解。

回歸數位

脈診三千多年來一直在類比信號的範圍中打滾，類比信號在定量上是困難的，分析上更是不可能完備。

在近代中醫科學化的進程中，比較科學的方法與儀器，是日本人中谷義雄發明的良導絡，以及德國人傅爾發明的電針灸（EAV）。這兩項發明根據的理論是中國的經絡與穴道學。

日本人與德國人都非常喜歡中醫，也做了長時間的研究。這兩個國家特別重視一板一眼的工作，而經過他們長期的觀察及研究後，竟不約而同選擇了穴道及經絡做為中醫科學化的切入點。

如果由中醫診斷的手段——望、聞、問、切來分析，只有「切」一個手法，西醫開發了血壓計，但是尚未理解脈波波形中含有什麼訊息。所以「切」就是中醫切入科學的最佳機會，也是最佳切入點。

要由「切」來切入中醫的研究，就必須由生物力學及生理學入手，也就是從血循環生理學「切」入。

血循環生理學在西方是非常重要的學門。而過去四、五十年來的研究，卻如中醫學一樣「各說各話」，幾十年來一直沒有一個比較明確的說法，更不要說「模型」或「方程式」。

三十年研究有成

過去三十年的研究工作，我們不斷朝三個方向努力。

一、發表於各專業性期刊中。

（一）生理學期刊之文中：我們由力學的角度與解剖學的結構，分析目前流行的流量理論弱點，並提出解決方案，導出新的統御方程式。以嚴格的數理方法，證明血液壓力波是推動血液進入組織的原動力（氣行血）；而在血管中傳送的特徵向量為其諧波，提出共振之觀念。

（二）在醫學及生物工程期刊之文中：我們做了各方面的實驗，努力證明共振諧波分別對應了中醫之經絡及穴道。把中醫的「切」，與中醫最核心的基礎理論——經絡理論，做了緊密的結合，並以此驗證中醫的重要基礎理論——藥理學及各方劑組成原理。

（三）在另類及互補醫學期刊之文中：我們分析了過去中醫脈診，以人的感覺為標準所造成之「不可靠」，而感覺更是見仁見智，是「心中各自以為」的了然，但指下難明，且無法相互溝通。並將這些以感覺所做的類比分析，轉化為現代科學的儀器測量，以及特徵質與特徵向量之分析，也就是數位化之分析。

歷經過去三十年的努力，我們已成功的由血液循環共振理論建立中醫基礎理論中之精華——經絡及穴道之生理意義。

二、**將各個經絡器官之共振頻，分辨歸類，一一試定出來。**

三、**將過去中醫以類比方式分析的各種診斷、藥理、方劑學，試著改由數位方式來分析。**以促進量化，並引導為現代化之科學，進而開發診斷學，以及各種臨床應用。

今後之工作

經過三十年脈診的研究，開發至此，在基礎建設上「已接近穩固」。

在所有醫療儀器的開發歷程上，開發初期是多由科學家去研發，但當發現有了一定生理學或解剖學的應用之後，就是該由醫生們接手的時候了。企望在臨床實務與應用上有更多的發現，更加完善脈診研究與脈診儀。

PART 6

20

由醫學診斷歷史看脈診的未來

醫學的發展追逐著診斷能力而進步。當我們能診斷細菌之感染，所有細菌性的傳染病就得到較好的控制。由於診斷細菌的最有效工具是顯微鏡，所以是發明了顯微鏡，我們才確定了細菌的存在。以後的細菌培養、抗生素發明等，都是由顯微鏡來直接觀察細菌的數量、種類，確定這些發明的功效。

診斷學畫出了生病的地圖，引導我們治療的道路，就像衛星導航系統一樣，引導著病的偵察及病的治療。（請參看《以脈為師》）

而診斷學的發展由儀器的開發引導；細菌感染的病理則由顯微鏡引導；而骨骼及各器官的形態，X光機是引領的工具。

這些儀器的開發，多是工程師、科學家、生理學家和醫生共同合作完成的。在開發的過程，醫生是配合的角色，但是儀器一旦可以使用了，醫生就成了主角。

開發一個儀器是由少數人完成的。而發展這個儀器的應用，就需要大量人力的參與，每個人在自己熟習、專長的方向去努力，把自己培養訓練成這一種病或這一種症的大專家、大名醫，然後名利雙收，這幾乎是所有醫療儀器發展的共同過程。

由科學家、工程師、生理學家、醫生共同發明並開發，而後由醫生主導，將之應用到各種疾病的偵測、預防、治療、預後調養……。

而脈診儀是一個更有趣的醫療儀器，不侵入，沒有任何危害，且繼承了中華文化至少五千年的傳承。過去先聖先賢的智慧，需要我們去驗證；過去常用的治則、治法，也需要我們以科學方法推廣。

這個工作量就是前無古人了。

以往新的醫療儀器在供人使用前，從來都沒有堆積過這麼豐富的知識，這麼長的歷史，發生這麼多的爭端與這麼多的讚頌。

這個儀器需要更多人參與發展。

因為沒有任何侵入或副作用的傷害，不需任何防護，只要懂得一些基本判讀規則，所有對中醫、生理學或任何西醫的分科，甚至蒙醫、藏醫……任何對傳統醫學有興趣的人，都可由此工具加以研究，並開發新的見解與治法。就像過去五千多年來參與中醫發展的人，三教九流都能成就一家之言。

PART 6

21 簡介脈診判讀參數

變異率

變異率（CV）顯示脈的穩定度。此穩定度之數量質，有兩個來源：一個是由機器使用不良而來；另一個是真正的生理信號，也就是「風」之大小值，亦是缺氧的狀態。此值愈大，表示缺氧愈嚴重。

如果你用過傅爾電針（EAV），這個參數與傅爾電針所量的電壓下墜速度是相似的性質。

在判讀變異率時，第一個注意點是在各諧頻中變異率之最小值。這個整體諧頻變異率之最小值，可視為此次測量操作時的穩定量，是機器在使用時，操作者及受測者的安定指標。此值如超過〇・〇五，表示穩定度不夠；超過〇・一〇就必須重做，此次量測當做失敗。

表一 血壓脈波諧頻分析報告

性別：M　左／右手：L　年齡：34
心跳率：089bpm　心跳變異率：04.0%
量測日期及時間：2013-08-26 13:06:08
量測檔名：TW13061701513080016

諧波	能量密度	變異率
C0	0.369	0.033
C1	0.751	0.105
C2	0.710	0.086
C3	0.265	0.270
C4	0.168	0.037
C5	0.109	0.156
C6	0.054	0.099
C7	0.029	0.071
C8	0.017	0.114
C9	0.009	0.110
C10	0.004	0.157
C11	0.002	0.071

- 能量密度：血液的供應量，與良導絡要想量的生理參數相似。
- 變異率：缺氧之狀態，與傅爾電針要想量的生理參數相似。

如果連續發生最小變異率超過〇・一〇，則有兩個可能：一是受測者已非常虛弱，病得很嚴重；另一可能就是儀器需要校正了。不妨再做一個比較正常的受測者，如果最小變異率仍大於〇・一〇，那就確定是儀器需要校正。

變異率表示缺氧的程度，也就是中醫所謂的「風」。一般而言，由臟至腑頻率愈高，則變異率愈大。所以變異率應該是由第〇諧波至第十一諧波緩緩上升。

如果中間有一個諧波的變異率忽然變大，就是「獨大者病」，表示這個經絡缺氧比較嚴重。而變大的愈多，愈是鶴立雞群，表示愈嚴重。

變異率與傅爾電針所測量的是相似性質的信號。缺氧愈嚴重，就有該經絡所主之病或症狀會出現。首先可以參考《內經》或各種中醫教科書，以了解該經絡所主之病，這是診斷的開始。使用時可依據望、聞、問、切，進一步了解受測者脈與症的關係，如此以脈為師，一步一步的改進，推進自己綜合診斷的能力。

而振幅（Amp）表示每個經絡充血、送血之狀態，與良導絡所測相似。正常人本就有個「平人」的分配比例，這個比例與變異率剛好相反，由臟器之低頻到腑的高頻，其比例是愈來愈小。也就是由第〇諧波至第十一諧波，一個比一個小，正常人都是緩緩下降。如果有一個諧波的振幅忽然變小，也就是與前後的諧波比較後，其振幅不在兩者中間的位置，這就是「獨小者病」，表示由此經絡所主掌的各種生理現象，發生虛弱的現象，或者說是生病了。

有了這個基礎的認識，我們就可以對各個經絡的變異率及振幅做進一步分析。

C0的指標說明

C0為心臟在一次收縮時輸出之統合力量，這個力量如果需要變大，表示血管及臟器比較硬化，所以心臟必須比較長時間的作功，才能將血送達各器官及組織。因此C0可視為心血管系統的體檢指標。這個值愈大，表示心火（君火）愈大。（請參看《以脈為師》）

心血管愈老化，C0就愈大。在表二中可看出男女之C0參數在隨著年齡增長時的一般數值。

做過脈診之後，可以參考這個數值，就知道自己心血管的健康狀態，大約已相當於幾歲的人了。

表二　男女年齡與C0參數對照表

年齡	男	女
30	0.33	0.38
40	0.36	0.41
50	0.40	0.45
60	0.43	0.49
70	0.47	0.53
80	0.50	0.57
90	0.54	0.60

▶ 附註：如C0女小於0.3，男小於0.26，同時脈波很小，或心縮壓小於100mmHg、心舒壓小於60mmHg，則是心臟衰竭的前兆。應可由望其氣色判斷。

● C1的指標說明

C1是肝及肝經的指標，當吃到有「毒」或不宜在體內久留的東西，就需要靠肝臟去分解，所以喝酒或喝咖啡，都會引起C1值上升。正常人的C1值也會隨著年齡變大而增加，這個值變大在中醫稱為肝火或相火。（請參看《以脈為師》）

在沒有吃進對肝臟增加負擔的食物或飲料的情況下，男女之C1參數隨著年齡增長的一般數值，可參考表三。

這兩個老化指標的受測結果，會隨著受測者的食物、飲料或心情，而有些許的改變，但仍不失為健康狀態的客觀指標。

從前面兩份表來看，C0和C1這兩個指標，愈接近三十歲之值，表示愈健康；同時也表示，人到了三十歲，就開始老化了。

所以從事保健運動，愈年輕開始愈好。而且最好在三、四十歲之間，就不要再從事過度消耗體力的運動，如田徑、球類等激烈的運動或比賽，而改為快走、慢跑、爬山、太極拳、氣功等，以養生為主要目的之慢活運動，就能減緩這兩個參數變大的速度。

表三　男女年齡與C1參數對照表

年齡	男	女
30-40	0.80	0.80
50	0.95	0.95
60	1.10	1.05
70	1.20	1.15
80	1.25	1.20
90	1.35	1.30

▶ 附註：如C1小於0.72，則有脂肪肝、肝纖維化之可能。

而針對一些保健、復健的運動是否有效，我們也可以藉由這兩個參數為指標，來了解運動、拳法或者靜坐，是否真的對促進健康及延緩老化有具體的功效。其實只要這兩個指標變大了，就是老化，就是病態。至於相當於幾歲，只是給個有趣的參考。

C2的指標説明

C2是腎經及腎的指標。這個指標是人的先天之本。先天好的人，此數值大；先天不足的人，這個數值小，請參考表四。

如果男生不足〇・五，女生不足〇・四五，就表示先天不足。這種人容易心腎不交。因為腎氣不足，造成心火（C0）變大；而C2數值愈小，代表腎

表四　男女C2指標

	男	女
先天不足	0.50以下	0.45以下
標準	達0.54	達0.48
先天強	達0.60	達0.55
先天非常強	0.70以上	0.65以上

氣愈虛。（請參看《氣的樂章》）

這種人更要小心保養，努力健身，多做站樁或靜功，這是非常重要的。因為中醫認為動則生陽，也就是動功多補到陽氣，即「腑」之氣，是高頻的諧波，尤其是第六諧波之膽經、第九諧波之三焦經，反而會讓腎氣更虛。

腎氣虛的人容易累，因為元氣不足。而且腎氣虛，容易過敏、感冒、耳鳴、眼花……知道了自己的體質，對於保健養生會有更精確的規劃，也可以請會看脈診的專家，為你打造一個私人專屬的運動，來增強自己的先天之氣。但先天之氣是要長時間培養才能有成。（請參看《以脈為師》）

C3的指標說明

第三諧波C3：脾經。脾是後天之本。所謂後天，就是容易經由自己鍛鍊而改善，也容易以食補、站樁、氣功……來增強，而且很容易短時間就見效。

中醫一般所謂的補藥、藥膳，很多是針對補脾的，如人參、黃耆、枸杞、山藥等，甚至提神的茶葉、咖啡都是補脾。

脾為什麼好補呢？因為三、六、九互為諧波，而第九諧波是全身的共振頻。這個共振頻也是身體的能量，或是氣與外界接觸、交換的管道。

練功時最容易鼓動的是第九諧波。受外在影響而牽動的也是第九諧波，因為第九諧波是三焦經之共振頻，是以全身為一個共振單位的共振頻，也是練外功的人發氣時的共振頻。（請參看《水的漫舞》）

所謂金鐘罩、鐵布衫這類功夫，也就是將氣血充滿在三焦經——全身之腠理，由一層充氣（血）軟墊所形成。因為是彈性充氣（血）的軟墊，所以耐壓、耐打。而將此能量集中在手掌，就成了鐵砂掌，同樣耐壓、能打，可以劈磚、碎石……。

第三諧波所以為後天之本，就是因為可透過三、六、九的共振關係，直接與第九諧波交換能量，而第九諧波是身體中最重要的全身性共振頻，可與外面交通，也可對內支援。因而第三諧波也成為五臟之中，最容易後天增強之諧波，所以稱為後天之本。

但是這個後天之本，也是最容易受到干擾而能量降低的。在我們研究脈診的過程之中，就發現有些人一直有著病毒感染的脈象，也就是一直在傷寒病的感染之中。

這在剛開始是很難理解的現象，因此在早期的著作中，我們總認為這些人是慢性病毒的帶原者，例如慢性肝炎或其他病毒性的帶原，如愛滋、疱疹……等。但是觀察的人數增多之後，就發現顯現這個脈象的人數高達八、九成以上。這些不可能全是慢性病毒的帶原者。因為不可能有八、九成以上的人都是帶原者，這與公衛的統計數字是不相符的。

不久由脈診又發現，有此脈象的人，常伴有脖子上的其他疾病。這才仔細審查，細細推敲，又檢查了許多人後，終於確定「九成以上的人，都有脖子歪了的毛病」。

表五 用以判斷是否脖子歪了的C3指標

	男	女
標準	0.42	0.32
較小	0.30以下	0.22以下

由於並未在以往的中醫文獻找到此病症，因此，可以說是真正由脈診找到的新病種，詳情在《以脈為師》書中有詳細介紹。

以脈診判斷脖子歪了

至於用脈診怎麼診斷脖子歪了呢？

一般可以脈診儀來診斷C3之值，以男小於〇・三〇，女小於〇・二二來判斷。也可以直接看C3之變異率，參見表五。如果變異率比C2與C4之變異率皆大了約一〇％以上，就該先檢查翳風、完骨兩個穴道是否痠痛，再看脖子骨頭是否真的歪了（請參看《以脈為師》），之後檢查頸部其他相關穴道，通常大多也有問題。此時就應該跟著本書所述開始做復健。

而此C3變異率之變大，常會伴隨著C6（膽）及C9（三焦）的變異率也變大；而C3、C6、C9的振幅也可能同時變成較小，表示這個歪脖子的問題更嚴重了。

診斷肺脈強弱

下面要討論的是肺的問題。

在我們研究脈診的二十多年間，發現肺脈差的人愈來愈多了。肺是中焦的主角，為要衝，為華蓋，此點已在《以脈為師》一書中介紹。

這裡我們討論一下，如何用脈診看肺氣虛弱。

首先看C4的變異系數，一定變大，而且同時C3的變異系數也跟著變大，表示肺的問題更複雜化了。

如果再伴隨著C4的振幅明顯變小，小於正常值〇・二三（男）和〇・一九（女）的六成，也就是男性小於〇・一四，女性小於〇・一二，就可以確定是肺虛了。之後振幅若變得更小，就表示問題更嚴重了，這時失眠、高血壓、糖尿病……都很容易上身。

後記

為中醫藥研究拋磚引玉

我們從一九八四年開始研究脈波，至今三十年了。三十年來我們一直在中醫理論中，找一些有一致說法的部分來研究。

很幸運的，我們選擇了十二經絡的研究，但是沒有從良導絡入手，也沒從傅爾電針入手。這些工具，是以物理學中電磁理論為基礎來研究穴道、經絡，也是大多數物理科學的研究人員較熟悉的。

我們選擇了血液循環生理學來做為項目，這是個非常困難的題目。在這三十年跌跌撞撞的過程中，千頭萬緒，總算在許多岔路的羊腸小徑，荒煙蔓草之中，開拓出一條像樣的路來。

這些研究讓我們把脈學與經絡學這兩個中醫的靈魂思想連貫起來了。所有基礎的理論或思想，都有一個共同的特色，那就是「簡單」。中醫在串起了經絡及脈學以後，可說是「吾道一以貫之」。

中醫可以由F=MA的牛頓力學，經由血液流體力學之統御方程式推導出來，真是神奇。

我們在讚嘆中華民族先聖先賢智慧的同時，也盡一番後代子孫們的責任。現在脈診已經可以儀器化了，可以用科學的方式解釋、記錄、傳授、學習。這只是一個踏實的起步而已。

想想一百多年前的西方醫學界，X光才剛剛由德國科學家倫琴發現，美國的愛迪生及法國的居禮夫人就先後研發製成商業用的X光機與移動的X光車，使X光開始大規模應用至醫療領域。

這也就是現今階段脈診的光景，我們開始有脈診的工具了！過去一百年來，成千上萬的醫生把X光機開發成為今日大家最常用的診斷工具；讓我們期許未來一百年，也許只要五十年，在各位（尤其是會看病的醫師們）的努力之下，脈診也將成為最流行的診斷工具。

最近脈診研究做得好的有許昕（Hsiu Hsin），他在頭皮針的研究上與徐維貞合作，前後發表了十餘篇論文，可在谷歌學術搜尋（Google Scholar）中找到。此外，張修誠在針灸方面、徐則林在單位中藥與著名成方的研究[註]……等，這些都是可以做為參考樣本。

大家可以應用相同或相似的研究方式，來研究一些中醫特有而又不太確定效用的診斷或治療方法；更可開創自己嶄新的研究方式，在下列所舉的例子中挑題目：頭皮針、眼針、耳針、留針、埋線、磁石貼穴、遠紅外線、各種灸法、三伏貼、拔罐、刮痧、刀療……。

而功法中如各種氣功、各種導引、站樁、靜坐、太極拳相關功法等等，都有許多祖傳密技或手法，也都可以拿來做深入的研究。尤其是靜坐，目前非常流行，因為坐著不動就可以脈診，直接觀察各種坐法，對循環及健康的幫助，進而分辨各坐法的特色，也可分辨哪種坐法最適合自己。

這本書最後有關脈診的部分，呈現的是我們在過去兩年向「脈診」學到的一些心得，也是拋磚引玉的想法。希望有成千上萬的中醫藥愛好者，也投入脈診的研發、推廣、教學相長的行列。

如果現在有一千人參加，兩年後就有這本書一千倍以上的能量。如果有一萬人參加，兩年後就有本書一萬倍以上的能量，還有互相激盪，教學相長，因此產生的靈感及火花。到時，中醫藥不僅能夠復興，更能發揚光大。如此不斷成長，由國內到國外，由中華文化圈到全世界。幾十年後，就能成為第一線的醫學，為人類及動物提供簡單、有效、物美價廉的全方位健康照護。

註：十二經絡之共振頻由此基礎血液循環理論來開發脈診之工具等相關研究，可參見以下論文：

1. Y. Y. Lin Wang, S.H. Wang, M.Y. Jan, W. K. Wang, The Past, Present, and Future of the Pulse Examination. J. Tradit. Complement. Med 2(3): 164-185. 2012

2. Y. Y. Lin Wang, T. L. Hsu, M.Y. Jan, and W. K. Wang. Review: Theory and Applications of the Harmonic Analysis of Arterial Pressure Pulse Waves. Journal of Medical and Biological Engineering, 30(3): 125 - 131. 2010

3. Y. Y. Lin Wang, W. K. Wang, "Anatomy of arterial systems reveals that the major function of the heart is not to emit waves associated with the axial blood motion" J. Physiol., 592(2): 409. 2014

輯三

以肺為宗

跟科學家學養肺自救，做好體內環保抗老化

排濕、排酸、排毒，重點是要排出超標廢料——CO_2！怎麼做？關鍵中的關鍵，就在「養肺」。力行體內節能減碳，提高血中含氧量，減輕肺的負荷，才是保健王道。

本輯以相當篇幅剖析二氧化碳在人體流竄的嚴重後果，分析「濕的堆積」、「鈣的消耗」造成老化過程，從運動及飲食兩方面開出養肺減碳處方，提供養生保健參考。

自序

抓住問題核心，發揚先祖智慧

王唯工

這是我們的第九本書了。

當我寫完第一本書《氣的樂章》後，就覺得「江郎才盡」，似乎我想說的話，一下子就說完了。而今不知不覺地已寫了第九本，第十本《以腎為基》的大綱也已經完成。先做個廣告，《以腎為基》不僅統合了《內經》、《難經》中對腎解說之不同，也對傳統「氣」功、內功、外功，做了以現代生理學為基礎的分辯與解析。

我自己回想一下，我寫書的重點思考「抓住問題的核心」：在中醫理論方面，我們抓住了「氣」，提出共振血循環理論；有關河圖洛書，我們提出諧波與本徵模的概念，並把1至9數字的含義，做了最廣義的應用。

其實在中醫之經絡及脈診的討論中，我們也用了諧波與本徵模的概念（請參看延伸閱讀〈中國醫學之現代觀〉），因此發現中醫的發展是在不斷地退化中。《內經》、《難經》之十二個本徵值（經絡），到了《傷寒論》的六經辨證就切掉了一半，而且由十二經限縮為六經的過程中，沒有任何理論根據。到了唐朝孫思邈，曾經想要回到十二經絡的分經分治概念，但他只了解了十個經絡，而少了心包與三焦。

金元四大家之前有張元素試圖恢復十二經辨證及用藥，他的貢獻非常大，但是受重視程度卻不如金元四大家。其實金元四大家也是各執一經，四個人只抓住了四條經絡，因此又從六經變成破碎的四經。而到了溫病學說或營衛理論，就只剩二經或三經（諧波三為營，諧波九為衛；或三、六、九為一組），過去二、三千年的中醫發展史，就是由十二經退化到只剩二、三經的殘破局面。

其實由延伸閱讀〈中國醫學之現代觀〉一文，可知諧波之產生是數學的必然，所以我們大膽的反對「五行相生相剋」理論。因為這既不是諧波，也無法證明其為本徵模。只要能提出一個科學實證的特例，證明有一個特定系統，是以五行為本徵模，又能相生相剋，也就很偉大了。

我們的遠祖早在一萬年前（請參看《河圖洛書前傳》）就悟出了這個諧波與本徵模的道理，因而留下《內經》、《河圖洛書》、《神農本草經》等巨大著作，至今我們仍不得其解，更不要說廣泛應用。

奮起吧，河洛人，讓我們努力發掘先祖留下的智慧，以河洛文化補足現代科學、文化，尤其是醫學之不足，並發揚光大。

前言

循科學軌跡追尋中西方醫學的融合

這本書叫《以肺為宗》，是根據《內經》肺為「宗氣」之源的意思。而宗氣又是什麼呢？就是現代生理學所說的氧氣。

「以肺為宗」，意即肺為提供氧氣之源。

以前我寫過一本《水的漫舞》，點出二氧化碳排不出去會形成酸水，也就是碳酸水。這可是人體濕氣之根本，也是老化的指標。人愈老，累積的濕氣愈重，酸水愈多，也就變得臃腫、遲鈍、粗糙、無力……，一切老化的表象都顯現出來。

本書是《水的漫舞》的互補版，將身體吸收、運用氧氣的機能做一個分解，也就是對二氧化碳排出做進階的生理分析，把二氧化碳與鈣在身體的儲存、運用及流失做一個好的分析。

這個課題對今日流行吃鈣也做了一些量化分析。人體排除二氧化碳，主要靠肺。所以「以肺為宗」，第二線才是腎臟與排汗，兩者間之效能相差何止千百倍。而以鈣來中和二氧化碳，只是臨時的、救急的最後手段，其成本之高與效率之差都是很可怕的。

而西方生理學是化約的，將氧之吸收與二氧化碳之排出，每一步驟都做了仔細的分析，這也是我們書中、生理學中呼吸部分的主要知識。但是各種排除二氧化碳的機能中，其效率、重要性、與其他生理機能間的相關性，卻因過度化約而難免看不真切。

中醫之觀察是表面的、表象的，但卻常是許多化約機制的一個總結。如人之老化表徵，不論是走不動路、思緒混亂、皮膚粗糙、肌肉鬆弛，老眼昏花、（高血壓）、（糖尿病）註……等等，都是二氧化碳排不出去，阻礙了鈣的信差功能以後，逐個發生的。

中醫不知二氧化碳如何排出身體，卻能看出最終老化之指標，並以此來做為治療的指引；而西方生理學知道了各種二氧化碳排除的管道，但並沒有明確指出其與各種老化指標間的關係。

本書希望做一個引子、墊腳石，做為中西方醫學、生理學融合的馬前卒。希望各位先進、大德勇敢揮軍進來，大家一起收割這豐盛的成果，以饗世人。

註：（病症）表中醫原本不知之慢性病或老化病。

【輯三】

PART

1

肺為氣之本

人體的運作由能量催動

若把人體看成一部機器，要維持其有效運作，最基本的是能量，

而究竟能量是怎麼來的？用什麼方法儲存、供應？

在我們動腦思考的同時，能量也正用得特別兇……

PART 1

1

能量推動人體的運作

如果把人體看成一部機器，要維持這台機器的有效運作，最基本的是能量。我們走路要用能量，講話要用能量，思考要能量，呼吸也要能量，心跳更要用到能量，甚至吃飯、喝水都需要能量⋯⋯。

這個機器的架構是由基因主導，再配合遵循一些物理、化學、生物、醫學的基本原則，才能在正確的環境——母親的子宮中，生長出如此出眾又獨一無二的個體。

不論你擁有的機器是何等優秀，又是何等的

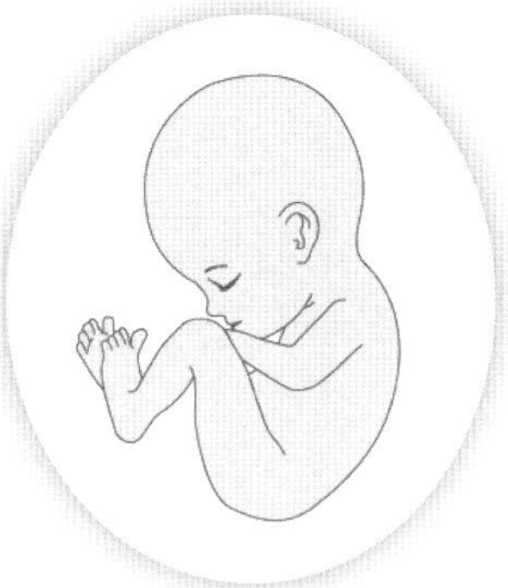

每個人從在母親子宮中就是無一無二的個體。

獨一無二，要維持機器運作，你就是要用能量。而且愈傑出的機器，能跑善跳，能量用得愈兇；愈精細的機器，愈需要精準的操控，當我們在用腦思考時，能量可是用得特別兇呢！

一個爐子的汽車能量供應

汽車的能量，靠的是汽油。但是汽油只是含有能量，要用氧氣去燃燒汽油，才能釋出為能量。

氧氣怎麼供應？汽油如何送進爐子？燃燒如何管控？這就成為汽車功能好壞與否的設計重點。

汽車的爐子是內燃機，要把火限制在一個金屬容器之中，又不容許金屬被高溫燒融，這需要多少聰明的設計！

而汽車只有一個爐子，進燃料，送氧氣，控制燃燒和排廢氣，要有效掌控必須透過精細的管路、精確的時程控制和結構，才能成為最精密的爐子，然後還要把燒出來的能量用來開上路。

人體的爐子有60兆個以上

我們再回頭來看人體，人體的爐子存在於每個細胞之中，而最接近爐子的結構是粒腺體（Mitochondria）。

那麼我們的身體有多少細胞呢？

估計大約是6×10^{13}個，也就是60兆。由此推估下來，等於在人體內有60兆個以上的爐子，因為一個細胞可能不止一座爐子。

每個爐子都要進燃料、充氧氣，將能量燒出來傳送到整個細胞，以供使用，還要將廢氣排出帶走。

像這樣複雜的機器又將如何設計？

接下來，我們將重點討論身體產生能量及運用能量這個過程。尤其重要的是，如何提高能量的產生及使用效率，以促進身體之健康。

而這個能量之供應，如何在中醫的黑盒子系統中表達、表現，又如何改善提高效率，也是後面篇章討論的重點。

PART 1

2 人體能量的產生與儲存

人體能量之產生，是以燒醣類與油脂為主，與工業上燒碳及石油是一樣的。這在《水的漫舞》一書中已仔細討論。

簡單來說，**碳水化合物（以葡萄糖為代表）和脂肪，是我們身體中常用的兩大類燃料，也是人體主要的能量來源**。

人體的爐子分布在全身每個細胞之中，主要結構是粒腺體。使用能量愈多的細胞中，粒腺體愈多，就成為紅肉；而用能量較少的細胞，粒腺體相對也少，就形成白肉。在這個結構中，燒燃不會產生高熱，因而效率特高，沒有較多的能量以廢熱型態排出體外。

能量的儲存，又是一門學問。

一般而言，能量因擁有能量形式不同，會有各種不同的能量。電能，就是一般用的電；像在日月潭或三峽大壩，靠水由高處往下流產生之能量，水儲存在高處，就是有位能，往下流時就能發電或作功。

而最常用也最有效的儲能方式是「化學位能」。

細胞儲存能量的手段

葡萄糖是由葉綠素將CO_2（二氧化碳）與H_2O（水）加上太陽的能量產生。而葡萄糖，就是在CO_2與H_2O化合成葡萄糖分子時，將太陽能儲存在其分子之中。當葡萄糖在細胞中燃燒，又變成CO_2與H_2O，同時將儲存的能量釋放出來。

這個釋出的能量是如何儲存在細胞之中？

當葡萄糖的能量釋放出來後，會由另一個分子**ADP**（Adenosine diphosphate,

二磷酸腺苷）來接手。**ADP**這個分子儲存了葡萄糖在粒腺體中燃燒時所釋放出的能量，並且在自己的身上又加掛一個**P**（PO_4）磷酸根，成為**ATP**（Adenosine triphosphate，三磷酸腺苷）。這個**ADP**也可再釋出一個**P**，而成為**AMP**（Adenosine monophosphate，一磷酸腺苷），此時又可釋出一份能量。

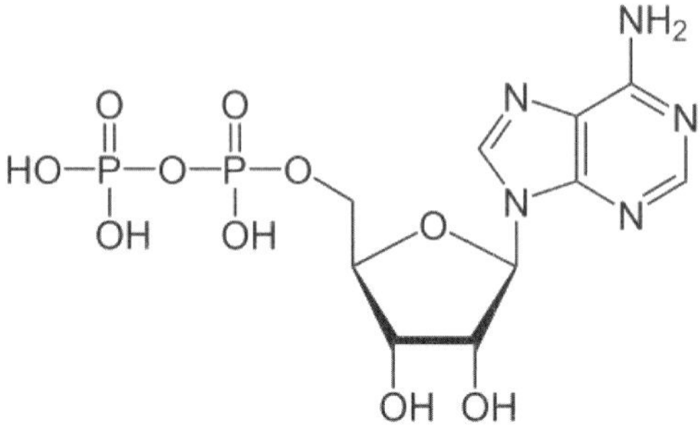
ADP（二磷酸腺苷）

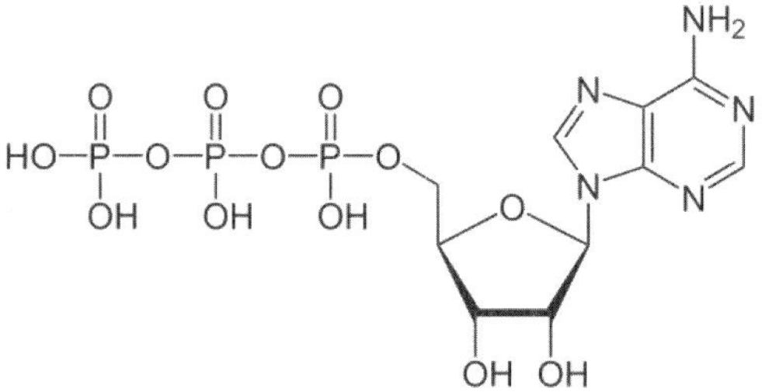
ATP（三磷酸腺苷）

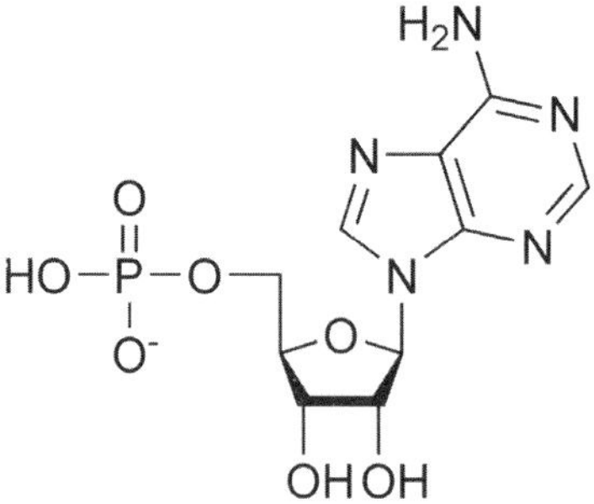
AMP（一磷酸腺苷）

這就是細胞儲存能量的手段。

由各種分子、油脂、醣類，甚至氨基酸，將燃燒後釋出的能量，儲存在ADP或ATP的分子之上；由增加一個P來儲存，減少一個P來釋出能量，而ATP的分子成為細胞中所有需要能量的提供者。

細胞能量短缺的應急措施

當細胞不需要能量時，粒腺體仍做出大量ATP，儲存起來以供備用。如果細胞急需大量能量，則循環系統會增加供血、供氧，粒腺體會加速燃燒葡萄糖，以提供更多的ATP。

倘若能量實在供應不及，葡萄糖會就地分解（不經過粒腺體）成為乳酸，以擠出少量ATP來應急。這也就是不常運動、沒有運動習慣的人，突然從事激烈運動之後，就會全身酸痛的原因。

此外，人體需要大量ATP能量供應的組織，如肌肉，還有更進一步的儲存能量機制——能量可以儲存在另一種分子：PC（Phosphocreatine，磷酸肌酸）之中，加大能量的儲存空間。

一個好的運動員，如跑百米的選手，甚至跑二百米的選手，在跑完全程期間，肌肉中儲存的能量都是足夠的，並不需要由心臟加強輸送氧氣，產生更多能量，完成激烈的短跑競爭。

這個能量儲存的機能，是經過幾十年生化、生理的研究，才得以了解每一個步驟是如何運作的。

PART 1

3 中醫對能量儲存的理解

中醫不知道葡萄糖，不知道粒腺體，更不要說ATP了。

以黑盒子來看人體，中醫對能量儲存有什麼了解？由西方科學的角度來看，結論一定是「完全無知」。

真的是這樣嗎？

在《內經》中我們找不到有關儲存的記載，然而裡面有許多關於「濕」的文字。

「濕」以現代生理學來理解，是二氧化碳來不及排出黑盒子，產生許多人體由外可以觀察到的「病態」。

但在《神農本草經》中，我們找到了一些線索：

上藥一百二十種為君，主養命以應天，無毒，多服久服不傷人，欲輕身、益氣、不老延年者，本《上經》。

而一些上品藥也有「久服身不老」、「久服輕身不忘、不迷惑」之效，表示許多上品類的食物常吃會讓人身體變輕。

輕身的概念與定義

「輕身」究竟是什麼意思？是在體重計上秤重時變輕嗎？

在中華武術中有一種功法叫「輕功」，練就有成時可以飛簷走壁，中華文化也有一句成語「身輕如燕」，和閩南語的「腳手流利」好像都反應著相同現象。這些都是由觀察身體行動時做出的描述。

這也是黑盒子的邏輯！我們不去追究身體內裡發生什麼生化反應、生理變化，而是直接觀察行動上的變化，就得到「輕身」這個概念。

這種現象的「輕身」至少要：

❶骨骼堅固，不能缺鈣。

❷肌肉強健，不能堆積很多二氧化碳及酸水。

❸儲存足夠的ATP及PC。如此一來，才能支持一段時間的激烈運動，而不需要心跳加速，大口喘氣。

中西醫的觀察大不同

西方生理學觀察到的是ATP儲存豐富，使肌肉能夠承受激烈運動；中醫所觀察到的則是「身輕如燕」、「輕身」。

西方生理學看到是ATP分子與PC分子的功能；而中醫所見是身手矯健表現出來的「身輕」。

簡單來說，在中醫的觀察中，是以體表可以觀察到的為主，也包括人的行為、氣色等等。

翻開《內經》，整理其對五臟之描述：

心者，生之本，神之變也，其華在面，其充在血脈……

肝者，罷極之本，魂之居也，其華在爪，其充在筋，以生血氣……

腎者，主蟄，封藏之本，精之處也，其華在髮，其充在骨……

脾……能化糟粕，轉味而入出者也，其華在唇四白，其充在肌……

肺者，氣之本，魄之處也，其華在毛，其充在皮……

而描述到六腑只有一句：

凡十一藏，取決於膽也。

這也是《內經》的科學精神——「不知者為不知」。

《內經》中對其他六個屬於腑的經絡（膽、胃、小腸、大腸、膀胱、三焦）雖有著墨，但對於腑本身核心生理功能，在由黑盒子外面所能觀察之表現則所言不多。

《內經》的臟象指導

在《內經》的指導中，主要是五臟之核心功能，也就是臟象。

心：「生之本，神之變也」。

這裡並未指出心臟功能為輸送全身血液，不知道心臟、動脈、靜脈、微血管是血液輸送的管線，也沒有心臟的解剖分二心房、二心室的了解。以一句「神之變也」似乎已抓住了心臟與血管的主要功能，就是維持本神。也就是將血送達身體各部位、各組織，才能維持各器官、組織基本的生存。

而腦子是對於血液供應最敏感的器官，一旦供血有了變化，則腦子的功能，包括人的行為，甚至性情，都會發生重大改變。如要了解這個本神之變，要加這麼多解釋，就要有這麼多生理上的基本知識。《內經》以其系統學，黑盒子的方法，仍可由直接觀察人的行為，而得到「心者，生之本，神之變也」

的結論。

那麼，要如何由外觀來診斷心的健康與否呢？

針對這點，《內經》又用了黑盒子的方法論，提出「其華在面」，也就是心的功能很好，臉部氣色就會好；而「其充在血脈」，表示審視其脈搏時，強而有力，充滿生氣。這些都是可由望或切來判斷，可以由黑盒子外面看得到、摸得到的信號，並由此來診斷心之健康狀態。

肝：「罷極之本，魂之居也」。

說明了肝是一個人是否容易疲累的決定性器官。肝好者，不容易累，耐操；而操持過度，工作勞累就會爆肝。

這也是由人的行為來定義肝的功能，而不是血液內肝中酵素的濃度，或者肝上是否有長東西……等等，要到黑盒子裡面去找資料來做為肝的現況診斷。只是在旁邊觀察是否容易疲累，進而看手及手指的色澤、型態是否健康。

尤其是指甲，有凸起或凹陷，甚至變黑、變色，手指關節變形，都表示肝的代謝、解毒功能有所不足，而將有害物質堆積在指甲與手指關節等處。對筋上的表現，就是經常痠痛，尤其是膽經，因為肝氣不能充滿筋，造成氧氣不足，容易抽筋。

腎：「主蟄，封藏之本，精之處也」。

腎主管收藏，把好東西留下來，把不好的東西排出去。留下來的好東西收藏在腦髓及骨頭之中，而不好的、不要的，就由大小便排出體外，亦即「腎司二便」。腎為先天之本，主收藏，也執行精、氣、神三寶之收藏功能。

脾：「能化糟粕，轉味而入出者也」。

脾可吸收食物的營養，轉化為各個器官、組織可使用之能量。由嘴唇的色澤、皮相可觀察其健康，也表現在身體的肌肉之上，因此吸收好的人容易胖些。

肺：「氣之本，魄之處也」。

肺是魄的來源。魄與神有些相似，但又不盡相同。魄在中華文化中指的是一些情緒的反應能力，例如喜、怒、哀、懼、愛、慾、惡（七魄）這一類的表現。如果心不健康，表現的是基本行為能力或性情改變；而肺不健康，則是喜怒、愛慾這些情緒不能正常表現，或是顯得呆滯，不太會表達情緒。由皮膚與其上之毛可以觀察到健康狀況。

以上我們分析了這麼多，並不是認為《內經》對於五臟的功能說明，藉由體表及行為等外在可以觀察到的變化，都是正確的。而是強調這個黑盒子的分析方式，只看黑盒子的表面外觀，以及黑盒子在行為上的表現，我們還是可以做很多分析及診斷，也能對黑盒子的內部有些了解。

【輯三】

PART

2

肺是打氣機

人體器官是多個獨立魚池

再想像動脈是送水進入魚池的管子，靜脈是排水通道，

水中養著各種不同的魚（細胞），吃喝拉撒都在池水中進行。

淨化差了，魚池水濁度也反映著我們的氣色身形。

PART 2

4

身體缺氧的因應做法

身體在能量與氧氣都充足時，以化學能，以ATP分子或PC分子的方式，將能量儲存起來，以備以後之用。這在中醫黑盒子的觀察中，就提出了「身輕」來表述相同的生理狀態。

缺氧時的救急措施

身體在供氧不足的情況下，第一步是先使用身上儲備的那些化學能，而等到儲蓄用完了，仍沒有足夠的氧氣，又將如何救急？

在有葡萄糖、缺乏氧氣的情況之下，身體的救急管道是——直接將葡萄糖分解為兩個乳酸，以擠出兩個ATP。

為什麼說這是救急呢？

因為乳酸並不是正常的新陳代謝中間產物，在人體聚集多了會中毒。而一旦氧氣來了，乳酸還是要回頭，吸收兩個ATP的能量，變回葡萄糖，才能再參加正常的代謝，進而分解為二氧化碳與水。

不能「身輕」的元兇

所以乳酸聚集是身體不能「身輕」的元兇之一，此時身體不再有儲存的能量，反而有了「負債」。

而不能「身輕」另一元兇，則是二氧化碳無法順利運送到肺，進而排出體外，使組織開始酸化漲水，逐漸形成水腫。

如前述，乳酸在體內是不能大量堆積的，救急之後，總是會再合成為葡萄糖。但是二氧化碳就不一樣了，二氧化碳可以在身體中大量儲存，這個過程在《水的漫舞》一書中已有許多說明。

二氧化碳是身體產生能量的最終廢棄物，一定要回歸自然，也就是由身體內排出，回到大氣中，再經由植物光合作用，利用太陽的能量，還原為葡萄糖與氧。這就是「碳」與「氧」在自然界中之輪迴，重複生生滅滅的過程。

酸水堆積攸關老化

當我們老化時，身體中首先退化的是陽經，也就是共振頻較高之腑（請參看《以脈為師》），而在身體的部位就是脖子（請參看《以頸為鑰》），但若由能量供應的角度來看，就是二氧化碳排不出去！

在《水的漫舞》書中，介紹了二氧化碳如果排不出去，身體要如何包裝這些「垃圾酸水」，加速由皮膚的汗或尿液幫忙排出體外。

這裡我們要更進一步討論，這些「垃圾酸水」在身體如何反應。了解這些「垃圾酸水」堆積過程，讓我們如何邁向老化？而這個老化的過程，在中醫「黑盒子」的系統中，是如何觀察，又是如何描述的。

PART 2

5

二氧化碳是麻煩製造者

過去我在《水的漫舞》書中曾指出，處理「垃圾酸水」的主要手段，就是用脂肪把酸水打包起來，塞在身體不太需要運動的位置，於是往往肚皮下、脖子下巴、上手臂、大腿……等處就成為首選。

因此，我們常會發現到，在一個人變老公公或老太婆時，體型常會變成肚大腰圓、雙下巴、蝴蝶袖、粗大腿，再加上一個圓嘟嘟的臉，全身就像吹氣球一樣，整個都是圓滾滾的。

以上所談的是二氧化碳不能充分排出之後，最明顯的補救方式，及其所引起的身形改變。

這幾乎就是一般人老化時，標準的體型變化，也是我們比較一個中年婦人的身形與一個妙齡少女的身材，所得到的強烈對比。

堆積出圓胖的體型

這個變化在女性更年期之後特別明顯，也突出了女性荷爾蒙在血液循環上的重大影響。

邁入更年期後，女性荷爾蒙分泌大量減少，血管彈性降低，血液也變得比較不易流動，造成血液循環變差，氧氣供應效率下降，二氧化碳排除不順，存在體內，因此導致許多婦女身材變得圓滾滾的。

到此為止，我們只探討了二氧化碳在體內排不出去時，只好堆積儲存在體內的方式。而二氧化碳與水結合後，成為碳酸根（CO_3^{2-}）與水合氫離子（H_3O^+），在體內是個麻煩製造者。

酸水氾濫的生理影響

將酸水打包起來，是身體有次序的、規則性的處理這些垃圾，而那些零星的、四處產生的、一時來不及處理的酸水，更是體內的大麻煩，這些自由基及酸根會與任何可以結合的離子起化學作用。

最嚴重的是，與基因的基底結構結合，引起基因的錯誤，甚至突變，而這就能形成癌症。

一般的生理機能，這些垃圾也有可能介入干擾，少則降低效率，造成退化；大則產生錯誤，導致生病。

當二氧化碳在人體內任何一個小區塊無法順利排去，就會生成水合氫離子（H_3O^+）與碳酸氫根（HCO_3^-）。

這些突發性升高的酸根與碳酸氫根在身體中流竄，遇到了可以中和的離子或分子，就會產生化學作用。

遵守電性的平衡

在任何化學反應或物理擴散的原則中，最重要的是電性的中和。每個正離子附近一定要有個負離子，因為電磁力是在一般化學、物理反應中最大的力量。

電性的平衡，即使在身體中一個小小的空間都必須遵守。只有細胞膜的兩邊，或類似的結構，因為有很巨大的電容，才能將正負電分開存在膜的兩邊。而在一個電荷可自由流動的空間中，即使是很少的空間，電性都是中性的。

這些酸根及碳酸氫根，在身體的各個組織之中，會製造什麼混亂？在正式進入討論之前，我們先來了解一下酸根。

PART 2

6 調節體內酸鹼平衡的機制

電性的平衡在身體中是一定要遵守的；而另一個非常重要的平衡，就是酸鹼度的平衡。

幾乎所有在溶液中的分子，當酸鹼度改變時，都會加上酸根，或失去酸根，而改變其化學性質。

若要維持生理及生化功能，身體的體液，也就是所有細胞外的液體，包含血液，各種體液都要在一個小範圍的酸鹼值之中。

除非是像汗水、尿液等，這些要排出體外的液體，已經和體內的細胞外液體隔絕，所以其酸鹼度已不再重要，不會影響身體中生理與生化之反應。

反而是身體利用這些排出體外的液體來幫助平衡，以維持體內細胞外液體酸鹼度的平衡。如果身體內的液體太酸，就由汗水和尿液把多餘的酸排到體外。

酸鹼平衡緩衝機制

在體內穩定酸鹼度，主要依靠的是「碳酸系統」與「磷酸系統」。

「碳酸系統」與細胞代謝以產生能量連結，產生能量的同時也產出二氧化碳，而二氧化碳又可經由呼吸，由肺臟排出體外，可以穩定調節體內酸鹼度。

「磷酸系統」則與身體能量的儲存、轉化有密切關係，這在前面第二章已討論過，不再贅述。

這兩個系統都是體內應用最廣的二價酸與三價酸，也就是帶有兩個或三個酸根，特別適合用來做為緩衝劑。因為兩個或三個氫離子，可以一個一個的釋出、解離，用來調整氫離子濃度，也就是pH值（酸鹼值）。

身體中最重要的酸鹼調節機制，是由碳酸的緩衝液所主導，但是碳酸系統的酸鹼度調節，有一個非常重要的環節，那就是多餘的二氧化碳，可以經由呼吸系統，由肺排出。因此在一般的生理狀態下，總是認為身體有能力將多餘的二氧化碳排出體外。

氮元素的排出

要維持身體的穩定成長，碳水化合物、脂肪、蛋白質是主要的營養成分。其中H（氫原子）氧化後變成水（H_2O）是最容易處理的；碳則氧化為二氧化碳（CO_2），也可由呼吸系統將之排出；蛋白質分解為氨基酸，除了部分由身體重組為蛋白質，以構築身體之新組織，多餘的氨基酸就代謝為二氧化碳和水，而最麻煩的是氨基（NH_2^-）。

在我們所排出的尿液中，很重要的成分就是尿素，這是身體排出多餘氨基的主要途徑，每一個分子的尿素排出，就帶走兩個氨基。

啟動直接排酸機制

身體在處理酸根過多時，也像處理其他廢料一樣，必須將之排出體外。但酸根帶正電，又是酸性，如果直接把鹽酸（HCl）——體內最多的強酸，排出體外，雖然鹽酸電性是中和的，但是pH值接近1，而這是由蛋白質、脂肪等成分構成的身體組織無法承受的，因為會溶化了身體組織。

因此，我們就演化了將氨基與鹽酸一起排出身體的機制。當鹽酸與氨結合，$NH_3 + HCl \leftrightarrow NH_4Cl$，可將純鹽酸之pH值1，提升到4至5之間，如此一來，不僅排出了酸，也排出了氨基，可謂一舉兩得。

這個將酸與氨基一起排出體外的工作，在腎臟和汗腺中都會進行。而在汗腺進行時，可以視局部酸化情況，排去更多的酸汗，內含氯化氨。

前面我們介紹了二氧化碳由呼吸排出不足時，身體如何啟動直接排酸機制，排除由二氧化碳或任何酸性物質產生之酸根。

也由此得知，**造成我們體質、血液酸化的罪魁禍首，其實是大量在身體堆積，排不出去的二氧化碳**。至於其他飲食造成的體液酸鹼度變化，則是比較小的影響，在後面我們還會討論到。

PART 2

7 多餘碳酸氫根的處理方式

碳酸氫根（HCO_3^-）在身體中是緩衝系統的核心成員，是生理上必要的成分。

一般而言，身體是捨不得排出體外的。正常管道是由呼吸系統將二氧化碳排出，使碳酸氫根與酸根都可自然而然降低濃度，讓身體細胞外的體液達到酸鹼平衡。

● 當二氧化碳遇到水分子

在二氧化碳過多的組織中，如果一時之間排不出去，總是要先與水結合為碳酸（H_2CO_3），否則二氧化碳會在組織中及附近到處亂竄，不知會跑到哪裡去，一直要到遇見水分子，才能結合為碳酸，並穩定在當地，不再在附近亂跑。

也就是說，在二氧化碳排不出去的地方，體液中又充滿了碳酸，$H_2O + CO_2 \leftrightarrow H_2CO_3$，此時$CO_2$濃度已經是飽和了，二氧化碳就會以氣體的狀態存在，並在附近遊蕩，直到遇到新的水源，再結合成碳酸，才能安定下來。

人體供血系統知多少

體內的二氧化碳如果排不出去，而留在組織中遊走，可能會造成哪些危害？這是當代生理學尚未研究過的問題。

此外，當代生理學對於血液的供應也是一知半解，總是以為只要心臟在跳，血管也沒有阻塞，那麼血液就可以充分供應到每個器官與組織。這也就是「流量理論的血液循環觀」——血液由心臟的幫浦打出之後，就會沿著血管，流到各個組織與器官。

其實即使是家用自來水的供給，不論是水壓不足，或供水量不夠，都可能造成末端用戶的缺水現象，更何況人體內供血系統的管線，比起自來水供應管線要複雜太多了，而相較之下所提供的壓力也太小了（心臟只有約1.2Watt的功率）。

當代生理學不止對供血了解很少，對於肺功能的輸送氧氣，以及排除二氧化碳的效率，同樣都是一知半解。

一直到現在，動脈中氧含量都沒有定量的工具。目前醫療院所使用的脈衝式血氧濃度器，只能做血中氧含量之定性測量，用來觀察病患的血氧濃度，並在血氧濃度急速下降時發出命危通知。

要研究血中氧含量，至今還沒有有效的儀器，更不要說「研究一個器官的含氧量」，甚至是「研究一小塊組織中的含氧量」了。

PART 2

8

用養魚池概念比擬人體

為了幫助大家更深刻了解細胞間溶液之於身體健康的重要性，我們可以用許多個養魚池的概念或想法來比擬人的身體：

動脈是送水進入魚池的管子；
靜脈是將水由魚池排放出來的通管；
餵食的工具是腸胃，而打氣的工具是肺。
人體身上各個器官是多個獨立的魚池，
養著各種不同的魚。

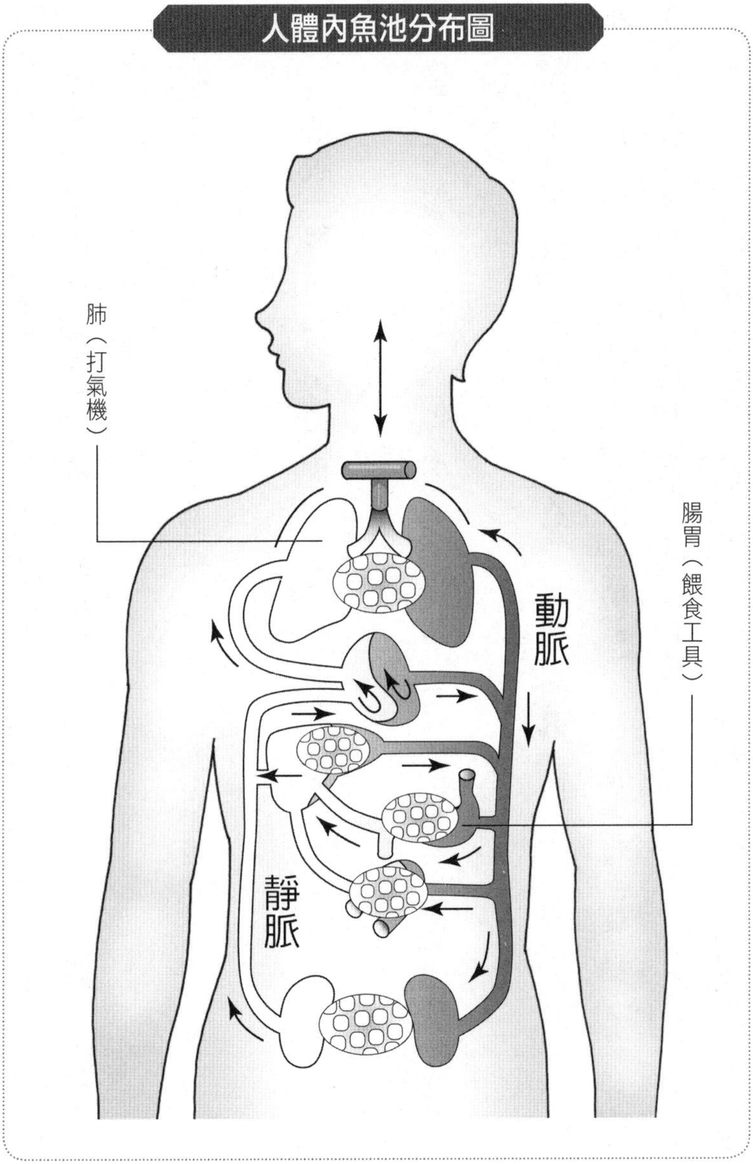
人體內魚池分布圖
肺（打氣機）
腸胃（餵食工具）
動脈
靜脈

在魚池的水中養著的魚，真正接觸的是魚身體附近的水。不論氧氣、營養或廢料，都是這些水的內含物，與魚做直接的接觸。魚的呼吸、吃食、拉屎……等等，都在魚身體附近的水中進行。

如果把魚換成細胞，把魚池換成組織或器官，這就更加相像了。

「魚池說」與演化過程相符

動脈是送水進入各個魚池（器官）的管道；而靜脈則是將魚池（器官）中廢水帶走的管道。

廢水集結之後，由一些過濾的裝置，將池中的廢水過濾，把濃縮的廢物由水溝排出去，而大部分濾出雜物後的清水（或體液），又經過循環系統流回了魚池。在身體中，這過濾的功能在腎臟，濾出來的髒水就是小便。

我們在健康檢查時總是會檢查小便，檢查靜脈血液，其實這只是過濾出來的髒水（尿液），與由各個魚池中流出之水的匯總（靜脈血）。由這兩個管道，我們可以了解各個魚池中、水質中的有毒物質和廢料等，總是在混合稀釋之後，有機會透過仔細的分析看到。

魚池水的大哉問

這個靜脈血與尿液分析，只是各個魚池水匯結以後的總結果。至於每個魚池中的水質呢？目前我們還沒有能力直接去量測。

而這些魚池水中究竟是如何變化？如何產生廢物、毒物，進而產生什麼病變？至今也沒有多少研究。

我們由驗血、驗尿看到的，應是比較嚴重的池水混濁，汙染產生病變了一段時間，而魚（細胞）死了，魚（細胞）臭了、分解了，產生許多廢物，經過靜脈的輸送，由尿液中擠出，這才在健康檢查的項目中顯現出來。

其實，中醫的脈診多少可補足這方面的不足，可以看到各魚池中魚與水的一些物理性質。但在原來各個分別魚池中的水質又是如何呢？這是大家都想知道而無法回答的問題。

所以，下章就讓我們試著對各個魚池（器官）中的水做些猜想。

PART 2

9 細胞內外也有運送控制機制

細胞間質的成分，主要是鈉離子和鈣離子，而以二價碳酸為緩衝溶液。也就是說魚池中的水，主要成分就是相同的成分。

如果過多的二氧化碳無法由此間質中送走，會發生些什麼現象？二氧化碳是身體體液（不論動脈血、靜脈血或細胞間質液體）主要緩衝溶液的核心成分。

細胞間質的成分與血清十分相似；而細胞內的成分則完全不同，主要是鉀離子和鎂離子，而以三價磷酸為緩衝溶液。

人體細胞內的水分約佔身體四成重量，而細胞間質則佔了略少於二成的重量，再加上略少於一成重量的水在動靜脈的血清之中，這就是身體中百分之七十水分的主要分布狀況。當然其他還有在口水、尿液……等較小且會快速變化的空間分布。

調控人體重要功能關鍵因子——鈣

在細胞內及細胞外這兩個空間中，鉀離子主要是在細胞內，而鈉離子主要在細胞外，這是細胞膜電壓和許多營養成分，由細胞外運送到細胞內，或細胞產生之廢物，由細胞內送到細胞外的主要控制機制。

細胞內鎂離子多，以磷酸做為酸鹼平衡液；細胞外鈣離子較多，則以碳酸做為酸鹼平衡液。

非常有趣的是，鈣是人體內控制許多機能的關鍵離子，目前我們已經知道骨骼與牙齒是身體儲存鈣的大本營，尤其是骨骼，儲存了身體百分之九十以上的鈣，這些鈣一方面維持骨骼的健康，也是調節體內其他各種重要功能的保證，而鈣的大量儲備也證明其在身體調控功能上的重要地位。

● 鈣離子的功能

鈣在身體上究竟有多少功能，至今仍在陸續發現之中。這裡我們只就現有知識做一些介紹：

❶在血管表皮細胞作用，維持血管彈性，並處在較舒緩的狀態，以穩定血壓。

❷釋出絕大多數內分泌，也就是各種激素或荷爾蒙的分泌及反應，以做為細胞間溝通信息之信差。

❸釋放神經傳導物質，是腦子做計算、分析與決策的主要工具，以維持正常之腦功能。

❹控制凝血功能。

❺活化酵素。

❻活化免疫細胞。以抗原（病原）將免疫T細胞活化，並認清特定病原之特徵。

❼幫助肌肉收縮，包含心肌，以決定送血能力、運動能力與運動範圍。

❽幫助胰島素打開葡萄糖進入細胞的孔道。

❾幫助精子進入卵子，以促成受孕。

……

細胞內外的鈣含量

在細胞內的鈣離子濃度大約在100nm，也就是100×10^{-9}M，這是非常之少的，而細胞外的鈣離子濃度是一萬二千倍左右，也就是1.2MM（1.2×10^{-3}M）。

為什麼在細胞內鈣的含量微乎其微呢？其實正因為鈣是控制許多機能的關鍵因子，它在細胞內的含量反而必須很低，否則鈣要用來控制上述各種功能，就必須用更高的濃度來達成任務。如此一來，細胞中就得準備更大量的鈣離子，豈不是一直在降低鈣對控制這些功能的靈敏度及靈活度。

前面我們細數了這麼多關於鈣的功能，也難怪現代人個個都想吃鈣片或高鈣食物了。而如果鈣在身體的儲量是足夠且有餘的，現代人又怎會缺鈣呢？

高鈣食物表

帕瑪森起司 parmesan（cheese）	1140mg
切達起司 Cheddar cheese	720mg
瑞可塔義大利鄉村軟酪 ricotta（skimmed milk cheese）	90mg
芝麻醬 tahini paste	427mg
芝麻 sesame seeds（unhulled）	125mg
榛果 hazelnuts	114mg
杏仁果 almonds	234mg
奶粉 milk powder	909mg
脱脂牛乳 nonfat cow milk	122mg
全脂優酪乳 plain whole-milk yogurt	121mg
母乳human milk	33mg
扁豆 lentils	79mg
豌豆 pigeon peas	62.7mg
鷹嘴豆（雪蓮子）chickpeas	53.1mg
小麥胚芽 wheat germs	72mg
水煮蛋 eggs, boiled	50mg
麵粉 flour	41mg
柳橙 orange	40mg
白飯 rice	19mg
鱒魚 trout	19mg
牛肉 beef	12mg
鱈魚 cod	11mg
糖蜜 molasses	273mg
黑糖 brown sugar	85mg
蜂蜜 honey	5mg

（※白糖 white sugar = 0mg）

【輯三】

PART

3

鈣的迷思

補鈣不是保健萬靈丹

鈣是控制許多身體機能的關鍵因子，但細胞內含量卻微乎其微。
原因牽涉到鈣離子的功能發揮。那些消失的鈣是用到哪裡去？
缺鈣催人老，大家流行吃鈣、補鈣，效果真的好嗎？

PART 3

10

鈣的消耗與濕的堆積

大家都在補鈣，但有沒有人想過，既然鈣在我們身體的儲量這麼大，怎麼會缺鈣呢？

「骨質疏鬆」這幾個字，是老年人最常聽到、也最害怕聽到的。因為這個健康狀態的背後，代表了很多狀況！

在《水的漫舞》書中，我曾經跟大家談到身體對抗二氧化碳產生酸水的巧妙設計——從汗排走，或是包裹起來。但是如果二氧化碳的量多到只靠包裹酸水仍然不足以應付時，身體又該怎麼辦？

此時，生理上就會動用鈣來中和二氧化碳。

鈣如何中和二氧化碳

碳酸鈣（$CaCO_3$）是固體，它的溶解度非常低，而在骨骼之中，鈣多以磷酸鹽及碳酸鈣的形式，形成骨骼，並增加支撐力。

如果體內二氧化碳太多，就會先形成碳酸，然後與碳酸鈣結合，而形成碳酸氫鈣，$CaCO_3 + H_2CO_3 \rightarrow Ca(HCO_3)_2$，這時就可以進一步吸收碳酸（$H_2CO_3$）。但是碳酸氫鈣不再是呈固體狀，溶解度很低，而是變成液體，溶解度很高。這就是我們體內的鈣中和二氧化碳的過程。

骨骼的溶解

骨骼的溶解或生長，是由荷爾蒙來調控，但在血液或細胞間質液（細胞間液）過度酸化的情形之下，骨骼將會被迫溶解，釋出碳酸鈣。此現象在培養液中的骨頭也會發生，就是最明確的證明。

但是究竟碳酸鈣是如何由骨頭中被多餘的碳酸溶解出來？

很可能是碳酸先將骨骼四周的碳酸鈣溶解，造成骨骼的核心結構變得鬆散（骨質疏鬆），並逐步放出更多鈣離子，終於導致骨骼的空洞化。

這個緩慢的過程，就像蠶食鯨吞般，將身體這麼巨大的骨骼結構漸漸掏空，是身體老化的標準過程。

而這與我由《水的漫舞》開始提出的「酸水集聚」或「濕的堆積」是一樣的意思。只是在這本書中，把身體除濕、防潮的大本營——骨骼，也一起介紹進來，讓我們將濕與鈣聯繫起來，因為大家對缺鈣都已有很深的認識。

一旦我們將「濕的堆積」與「鈣的消耗」連接起來，自然而然的就能夠進一步了解什麼是濕了。

同時也由《水的漫舞》開始，我們一步一步的討論，身體是怎麼維持酸鹼度平衡，以及如何維護局部能量的供應。

在這裡利用一點篇幅，我們再稍微做些整理：

❶在平時，身體局部會儲存大量的ATP與PC，以備不時之需。

❷儲備的ATP與PC一旦用完，就以一些分子的無氧代謝來救急，而最常用的是葡萄糖分解為兩個乳酸。

❸不論是乳酸或來不及排出的二氧化碳，都會造成身體酸化。這是身體要盡全力避免的，以免影響所有新陳代謝「遲緩」，進而停滯。

下面我們將繼續討論，在二氧化碳無法充分由肺排出之後，身體的各種補償方式。

PART 3

11

濕是老化的開始

生理學的教材總是說：「血中二氧化碳濃度增高，會刺激呼吸次數及深度。」因此，以加強氧氣與二氧化碳交換，將二氧化碳濃度回歸到合理範圍，維持血液及體液呈中性略偏鹼性。

但人的老化，最明顯又不斷堆積的，就是二氧化碳排不出去。其主要原因是肺的功能退化，以及不能呼吸足夠的氧氣，所以沒有能力將多餘的二氧化碳完全排出去。

其實這就是中醫所謂「濕」的堆積，也是我們老化的開始，接著就一步步的讓我們逐漸衰弱，走向死亡。

中西醫對濕的觀察

中醫由外觀可見的變化來定義出「濕」，這個定義與老化息息相關，但是中醫並不知道濕的發展過程。

而西方生理學對於二氧化碳如何排出、中和，做了很多的研究，卻很少將整個過程與老化連接起來，在枝枝節節的分析中，整個過程片片斷斷的，也就很難看清楚故事的來龍去脈，以及與老化是如何關連的。

歸結起來，中醫的角度是整體的，而且是以表面的觀察為主，並不知道二氧化碳，也不知道鈣、骨骼溶解……等等。

中醫只抓住一個指標「濕」，濕的堆積也就成為追蹤的唯一對象，因此中醫很快就知道，「濕」的起因為肺氣不足，也就是宗氣不足、肺功能不足；而西醫所發現到的那些細節，也都是非常重要的，它們補足了中醫所謂濕的堆積中各種生理變化。

至於西醫的問題，則是知道許多細節卻無法連貫起來。

從事科學研究的人都很清楚，分別做細節研究是容易的，只要抓住一個環節，就能把研究做得很細，完美無缺，輕易就能證明一個點、一個環節。

但是幾十個點、幾百個點如何串成線？幾十條線、幾百條線又如何串成面？同樣的，如何將許多面再連結成體？

在十二經絡的系統中，相當於有2^{12}種變化，也就是把身體視為十二度空間在觀察。描述身體的狀況，也是以十二度空間的方式在描述。

中醫這個古老的數位診斷，如果善用十二經絡的特徵，開發更多指標性、特徵值，其鑑別力是非常強大的。只是我們才剛摸索到了大門口，還沒進入換鞋子的玄關，而這是多大的房子，有幾間、幾層樓，有沒有地下室、院子……，就等著大家去一一探索了。

老化表象的浮現

我們**由濕的堆積看老化原因，就是氧氣供應不足，肺功能不彰**（宗氣不足），因而引起逐步老化的過程。

在前面我們討論了其中逐步的改變，到了二氧化碳堆積在身體已接近飽和，此時骨骼中的鈣大量釋出，吃進去的鈣已經無法再增加吸收二氧化碳，這時真正的老化表象就很清淅了。

□運動速度緩慢，走路變慢，步伐變小。

□記憶衰退，思考能力退化。

當體內的二氧化碳滿到排不出去，魚池水混濁不清，開始浮現老化表象時，從走路速度和記憶、反應變慢，是最明顯又可由旁觀察到的變化。

其他常見的老化現象，像是失眠、手腳無力、骨質疏鬆、消化不良、容易便秘、皮膚粗糙、眼睛失神、新陳代謝變差、內分泌失調、免疫力降低……等等，也都會一併而來。

PART 3

12

老化現象如雨後春筍

當我們體內二氧化碳無法代謝，流竄各地時，會發生什麼事情呢？

通常細胞內是磷酸最多，而細胞外間質液則以碳酸最多，但是如果二氧化碳過多的時候，細胞間液（或稱間質夜）中的鈣也全被飽和了，二氧化碳就會呈現氣體形態存在。

二氧化碳的氣體如果不能固定在血液或細胞外間隙，也就是所有的鈣和碳酸都已被二氧化碳飽和，只能直接以氣體形態存在於身體中，此時我們的麻煩就大了！

鈣被中途攔截

為什麼說二氧化碳氣體亂竄會有大麻煩？

因為細胞大多數控管機制，都是經由鈣離子來進行管控。

也因為二氧化碳在血液及細胞間隙已經飽和，這些多餘的二氧化碳就會由細胞間液四處流竄，進到細胞內。

前面我們提到過，細胞內鈣離子含量非常低，不到細胞外的一萬分之一。當這些鈣離子遇到二氧化碳，溶在水中變成碳酸，立刻被碳酸根或碳酸氫根抓住，就會失去離子鈣原有傳遞信息的功能。

而當鈣自細胞分泌出來（不論是為了神經傳導、肌肉收縮、血管彈性或荷爾蒙分泌等），在尚未開始產生作用前，就被二氧化碳中途攔截，化合為碳酸鈣，等於就不具備離子鈣的功能了。

由於鈣在作用之前就被攔截了，使得肌肉收縮無力，走路步履蹣跚，邁不開大步，感覺手腳無力，更別說是快步或跑步了。而對於神經傳導的干擾，則是造成思緒不清、頭腦不明、記憶減退，所以才會說老化現象就像雨後春筍，幾乎都在同時間冒出來。

老化不易由血液檢查

在身體中，整個循環系統分成兩個體系：體循環與肺循環。「**體循環**」，就是我們一般熟知的循環系統，是從心臟的左心室，送血到身體每個器官、每個穴道。也就是《內經》所謂的「眼睛受血才看得見，耳朵受血才聽得見……」。身體每個位置、每個組織、每個細胞都要由這部分的血送到，把氧氣、營養提供給每個組織、每個細胞。

同時也把這些組織及細胞的廢棄物與二氧化碳帶走。這些廢棄物及二氧化碳先存放在細胞間質液之中，再滲入靜脈或淋巴帶回右心房來。

廢棄物及二氧化碳排不掉，首當其衝的是這些細胞間質液酸化，充滿垃圾。但是在一般的血液或尿液檢查，都無法檢測出，要到了大面積、大體積的細胞間質液

體循環與肺循環路徑

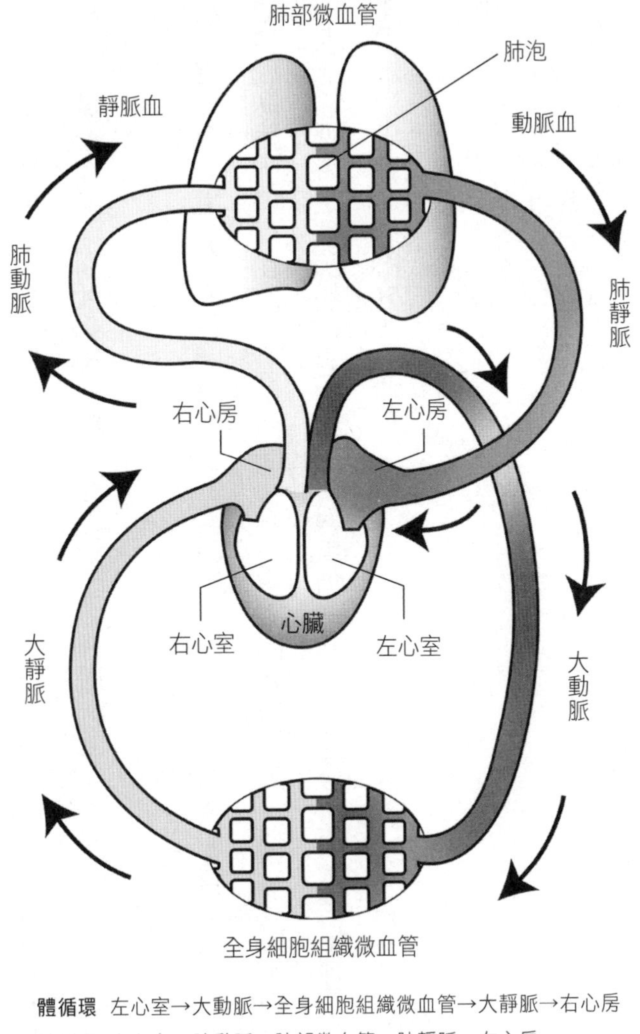

體循環 左心室→大動脈→全身細胞組織微血管→大靜脈→右心房

肺循環 右心室→肺動脈→肺部微血管→肺靜脈→左心房

都不正常了，才有機會被檢出。

「**肺循環**」是另一個循環系統，由右心室將血送到肺，這些血經過肺泡，釋出二氧化碳，吸收氧氣，而活化後的紅血球再隨著肺靜脈流回左心房。

以上過程在《氣血的旋律》書中已做詳細分析。這裡我們要加強說明，在肺部有兩個循環迴路同時存在，一個是由左心室送出來的體循環，一個是右心室送出來的肺循環。**體循環送到肺的部分，只是整個體循環的一小部分；而肺循環則是右心室的主要，也是唯一的部分。**

PART 3

13 體循環與肺循環之平衡

當體循環、肺循環在肺泡中交會時，就有壓力平衡的問題，也就是在兩個循環送進來的壓力之間取得平衡。

而且血液在全身流動，多餘的血幾乎都儲存在靜脈，動脈中（包含體循環及肺循環）沒有什麼空間可以儲存大量動脈血，所以由右心室打出的血，與左心室打出的血，幾乎在一個時間來看，兩者的總量一定要相等，才不會在肺造成血液堆積或血液不足。

相同地，在肺泡的位置，如果左心室與右心室送進來的血液，壓力不能平衡，則會造成滲透壓之不平衡，引發肺積水等嚴重疾病。

地心引力是平衡變數

然後動物演化到了有三焦經，也同時站立起來，就又多了地心引力這個變數進來。

地心引力把一切東西往下拉，也就是往地球表面拉。當人站立起來時，血往下行，本就是在細微控制下，才能達成平衡的肺部血循環，此時又多加了一個變數，肺部在心臟以上的高度，使得這個部分更容易缺血。

本來由左心室與右心室送過來的血壓，在肺泡中平衡，左、右心室的輸送血量也要隨時保持一致，在這兩個要求之下，總是較大壓力一方將壓力減低，而較有力送血的一方減少送血流量，才能保持肺中血壓及血流的穩定平衡。

這個平衡是往較弱的一方去遷就，難免容易造成血壓不足、血流量不夠，這是肺循環不可避免的困境。

如果再加上地心引力，將血往下拉，本就不足夠的血壓、血流又被地心引力影響，向身體（尤其是肺部的下面）拉下去，於是肺的上半部，或肺上部三分之一，就無法充滿血液。自然而然的，這些部位在站立、跑步、走路或坐著時，只要上身是立著，就會有部分血液流灌不周之處。

而肺上半部血液或有或無的現象，嚴重影響的不僅是氧氣與二氧化碳的交換。由於體循環與肺循環的配合，也一樣要降低壓力與血液流量，因此在地心引力的影響之下，同樣會造成缺血與缺氧的現象，嚴重影響這個部位本身的健康。

站立造成傷害

其實這就跟脖子一樣，在演化的過程中，也因為站立，而造成新的問題。由低等動物演化到人的站立，這個站立是最近、最後才發生的，過去千萬上億年都沒有站立，直到幾十萬、近百萬年，我們人類才站了起來。

肺上部缺血、缺氧，就像脖子一樣，因為直立，無法穩固的定在身體上方，因而造成各種傷害，併發或產生疾病（請參看《以脈為師》、《以頸為鑰》）。

因為站立，這部分肺部在心臟較高的位置，對左、右心室而言，都需要額外能量來克服地心引力。

尤其對於左心室來說，這部分的循環要先經過升主動脈、主動脈才能到達此處，而此處又是在肺的最高部位，要與右心室送來的血在血壓上達到平衡，在各種條件上更是嚴苛。

肺上部容易藏汙納垢

肺上部的供血，在站立或坐著時，就常常是忽有忽無、斷斷續續的。尤其是在受到撞擊、敲打後，甚至有一些小的外傷，都可能會對肺部造成傷害，而且這些傷害將更不容易恢復。

所以也就難怪各種肺部或乳房病變，最容易發生在肺上部兩側位置。而且因為站立關係，使肺上部不易打開，平時就有很多廢氣躲在這裡，呼不出又沒有用處，徒佔空間，藏汙納垢。

這個肺的上半部位，在躺下時，比較容易讓血液流進來。所以在睡眠時，這個部位不僅血循環容易進來，而且也容易壓力平衡，因為一切都躺平了，地心引力不再有作用。

睡眠時的呼吸救援

在正常睡眠時，人的呼吸較淺，氧氣吸收及二氧化碳的排出，都進入減緩或休息的狀態。此時身體新陳代謝也降低，大部分的人睡覺時呼吸量減少，就由功能恢復正常的肺上部來補足。

肺的上部，平時供血與吸入空氣都是時有時無的狀態，而在睡覺時平躺，得以順利供血，正好解決入睡後呼吸量減少，可能造成供氧不足的問題。

但如果肺上部已經受傷或有瘀集（不論是瘀血或瘀痰），在我們躺下時，本來要依靠這個部分——站立時無法使用的肺部空間，補救睡眠時呼吸量之不足，而因為此處肌肉受傷、有瘀，就沒有能力執行這項救援工作，只能改以增加有效的肺部活化範圍來補救呼吸深度變淺。

現代人失眠主因——肺虛

「**肺虛**」，是現代人失眠的主因，其主要是由於肺上部結節受傷、有瘀等原因所造成。

在演化過程中，因為站立，我們付出了脖子容易歪、肺上部容易受損的代價，而這兩個重大缺陷幾乎是現代病症主要原因。

但是換來一個有趣的特點——「人生病時，臥床休息是一帖良藥」。所以感冒時，醫生總是要我們多躺著、多喝水。

不僅是感冒，或傷寒，或瀉肚子，或其他疾病，愈是沒有特效藥的，醫生愈會叫你多臥床休息，一則脖子可以擺平，衛氣（抵抗力）比較能夠恢復，二則肺上部的無效空間也變成有效了，如此一來，可以大大增加氧氣的供應。

抵抗力增加了，氧氣供應又增加，即使不額外人工增加氧氣供應，身體自然就提供了兩大妙藥。但這在非兩腳站立之動物，可不是一體適用的。

PART 3

14 肺是體內排碳最重要管道

人類身體中酸與鹼的平衡，二氧化碳居於絕對的主導地位，在每天二十四小時之中，由氨基酸或葡萄糖無氧代謝所產生的水合氫離子（H_3O^+）約為40～80mmol，而由二氧化碳產生的酸根則達15000mmol，為其他各種因素總和約一百五十倍以上。

所以一些食物會產生酸性或鹼性，都只是說著好玩的，身體酸鹼平衡的頭號大玩家就是——二氧化碳。

身體酸鹼平衡的第一要務，就是將正常身體能量供應時氧化的醣類、油脂類、氨基酸等，所產生的二氧化碳充分排出體外。

酸鹼度平衡三元素

體內酸鹼度的平衡依靠三個主要元素：❶血液；❷體液（細胞間液）；❸細胞內之液體。其中體液（細胞間液）是以碳酸為基礎的緩衝溶液，而細胞內之液體則是以磷酸為基礎的緩衝溶液。

通常我們討論人體的酸鹼度，多是討論細胞間液（也就是魚池中的水），尤其是血液中的酸鹼度。而一般想法認為，細胞間液與血液酸鹼度是平衡的。其實這是個過度簡化的想法，我們在前面魚池比喻中已詳細說明。

西方生理學的盲點

在酸鹼平衡中，最重要也是最大量的管道，就是由肺將二氧化碳排出。但這部分在西方生理及病理學中，卻始終是個盲點。

西方生理學總是教導著，當二氧化碳在血中濃度變高，而血液變酸時，除了嚴重的呼吸阻塞，例如氣喘或氣胸，也可能因腦中風、顱腦外傷、睡眠中止、鎮靜劑或麻醉劑等藥物，以及椎骨受損、胸廓病變等周遭神經原因造成。

這些病變中，西醫對較嚴重的狀況都有掌握。因為西醫是由病變引起的病況來推論病因，因而愈嚴重病變，病況愈明顯，也就愈容易掌握病因。

其中中樞性、神經性肺部病變，以及周遭神經病變、呼吸道阻塞等，都比較容易掌握，西醫對這些也做了許多研究，但是其對二氧化碳之排出體外，在一般老化的情況下如何逐漸退化，就比較少著墨了。

【輯三】

PART 4

肺是關鍵

體內減碳計畫的核心

身體中酸與鹼的平衡，二氧化碳是絕對的主導。
相較於其他管道的耗能費時，解決A問題卻引來C問題，
由肺將二氧化碳排出，只要幾分鐘，效率佳又不擔心副作用。

PART 4

15

腎臟在體液酸鹼平衡的角色

尿液中之酸鹼度約為pH＝4.6，所含氫離子只有0.25mmol/L，如果要由尿液排去30～40mmol的氫離子，就需要一千多公升的尿才行，因此尿液中氫離子濃度比血清中之40mmol/L多了二萬五千倍以上，也就是說透過腎臟排酸，需要用到大量能量，將酸根的濃度提高到二萬五千倍以上。

為了要穩定這麼高的氫離子濃度，腎臟中做了一個巧妙的安排，就是由酵素麩醯胺酸酶（glutaminase）將麩醯胺酸（glutamine）轉換為氨（NH_3）。這個酵素在愈酸的環境中活性愈大，所以在腎臟中血清由鈉—氫交換產生的氫離子（H^+）愈多，則產生的氨也就愈多，而氨溶於水是弱鹼性，就可中和原來尿液中以鹽酸（HCl）

為主的強酸，由pH~0.8-1中和為約pH=4.6之氯化氨（NH_4Cl），降低強酸將身體組織燒壞的風險。

排除多餘酸根要靠腎臟

在尿酸剛形成時，新產生的氨沒有帶電，很容易通過組織，與新生成尿液中的鹽酸中和，產生氯化氨，如此一來，一則將尿液的pH值由1或更小，提升到4.6，使身體組織可以承受，同時也將氫離子緊緊的用氨固定住，留在尿液中，無法再回到血清中去，才可以將相對應的氫離子濃度提高二～三萬倍。

而腎臟在排除身體廢物的同時，也可排酸，將血液向鹼性推；或排碳酸氫根（HCO_3^-），將血液向酸性推。這兩個機制視血液酸鹼度而活化。

一般而言，二氧化碳無法順利的充分由肺排出時，第一個問題就是H^+氫根增加了。而那會造成什麼結果呢？

前面談過，如果二氧化碳完全排不出去，一天之內就可以產生15000mmol的氫根。如果有1％排不出去，也就是150mmol的酸根了。這比身體中其他酸根來源總和還要多，而要排除這些多餘的酸根就得依靠腎臟了。

腎臟排酸與排除二氧化碳

腎臟排酸必須要用到大量能量，而要排除整個二氧化碳，就得把碳酸氫根（HCO_3^-）也排出體外，才抵得上真正排出一個二氧化碳。

腎臟中的碳酸氫根，是先由血清中排出後（在腎小球中之碳酸氫根與血清中是一樣的），在腎臟小管的邊緣分解，釋出的二氧化碳CO_2又擴散回到細胞內，並與水H_2O結合（由酵素催化），而又回歸為HCO_3^-與H^+。

留下的氫離子H^+與鈉離子Na^+交換（此時因消耗鈉離子，降低了鈉離子濃度，而需要用到能量〔ATP〕把鈉離子濃度拉回來），因此H^+就與氨NH_3一起以氯化氨

NH_4Cl方式由尿排出。這個排酸的過程是要用能量的。

其實碳酸氫根也並不是完全回收的。在正常人血清pH=7.4時，碳酸氫根是幾乎完全回收的；但如果pH>7.4，也就是偏向鹼性，碳酸氫根的回收就會下降，並且不再由將成為尿液的部分回收，而是直接隨尿液排出體外。

透過這個管道，一些多餘的二氧化碳也可以由腎臟排出體外，但是以這個方式平衡血液酸鹼，可能需要兩天才能將碳酸氫根的濃度改變到一個新的平衡，與肺的呼吸功效只要幾分鐘就能達到平衡，相較起來實在是差太多了。

二氧化碳排不出去怎麼辦？

前面討論了許多血液中酸鹼度的平衡，而二氧化碳如果排不出去，也就是肺的功能有了缺陷，可是十分重大的事件。

因為由腎來排除CO_2，是將H^+與HCO_3^-一起排出，不僅效率低下，而且又消耗能量，這是萬不得已才做的事情。

如果加上腎臟排除二氧化碳的功能，體內還是有太多二氧化碳排不出去，又該如何是好？

❶用汗腺排酸

在《水的漫舞》一書中，我們曾經探討過身體上的一些功能，例如同時利用汗腺，與腎臟一樣利用氯化氨（NH_4Cl）來排酸，這時皮膚將會分泌油脂，保護皮膚不受殘留的鹽酸（HCl）所侵蝕。

因為氨會先揮發，所以皮膚會變得油油膩膩的，而愈是二氧化碳多、酸化嚴重之所在，愈是顯得油膩，像是脖子或臉上就是最明顯的例子。

❷用脂肪包裹酸水

而另一招就是將含二氧化碳的酸水，直接用脂肪包裹起來，存在肚皮、脖子、下巴、手臂、大腿……等不會妨害運動的位置，也因此身體就愈來愈胖，愈來愈腫（水腫），身材就像氣球一樣圓滾滾的。

如果前面所列出這些補救措施，仍不足以維持身體內酸鹼度平衡，而這個不平衡正是因為肺功能不足留下的爛攤子，我們就只能再動用最後的預備隊，那就是骨頭了。

PART 4

16

骨骼是中和減碳最後預備隊

當我們體內的二氧化碳過多時，身體最後的一道防線，就是以鈣來中和二氧化碳。

鈣與二氧化碳作用有兩個層次，一個鈣離子Ca與一個碳酸根CO_3^{2-}結合成為碳酸鈣$CaCO_3$，在骨骼中的鈣大多以此形式存在，或是其他如磷酸鈣$Ca(PO_4)_2$、羥基磷灰石（Hydroxy-apatite，為人體骨骼和牙齒的主要礦鹽）等，但$CaCO_3$（碳酸鈣）為主要可調度之Ca（鈣）。

因此，體內二氧化碳太多，骨頭中的鈣在遇到酸性血液或體液時，就會將鈣釋出來，幫助血液或體液調整在pH=7.4，也就是微鹼性的狀態，以維持身體中各種酵素的活性。

骨質疏鬆的原因

而鈣以碳酸鈣的形式存在，又是如何平衡酸鹼度呢？

當碳酸鈣本來溶解度非常低，就轉化為碳酸氫鈣$Ca(HCO_3)_2$，此時一個鈣離子可以對應兩個碳酸氫根，就能夠多吸住一個二氧化碳，將血液向鹼性推動，這時候碳酸氫鈣就很容易溶於水或體液、血液之中。

這個過程就是「骨質疏鬆」的原因，主因是鈣不斷由骨頭中流失，就造成骨頭空洞化。目前流行吃各種形式的鈣離子，補充血液中的鈣，以減少骨中鈣的流失。但我們從前面的討論就可以知道，這已是身體的最後一道防線。

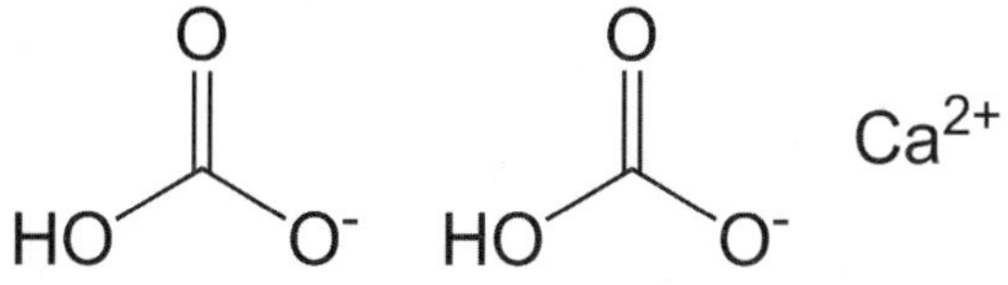

碳酸氫鈣$Ca(HCO_3)_2$

不論所吃進來的鈣吸收得好不好，有沒有加維生素D，或鈣是以有機化合物形態存在，都已是救急的最後手段。

PART 4

17

二氧化碳漫遊引來的危機

前面第八章以養魚池的概念，用來比方人體各個組織與器官，說明人體是由許多個魚池所組成的。魚是細胞，魚的身體內相當於細胞內，而魚池的水則相當於細胞間液。

濕的氾濫成災

當細胞間液中的二氧化碳過量，而且多到間液的鈣離子也無法完全抓住，這時候真正的危機就即將發生了。

二氧化碳的累積，也就是濕的累積，一旦積到身體沒有能力處理，因而氾濫成災，就是有些魚池水中已經沒有足夠的鈣來將二氧化碳綁住，而形成碳酸氫鈣（一個鈣抓住兩個二氧化碳），就會造成部分二氧化碳以氣體形態存在。

氣態的二氧化碳在組織中可以自由遊走，而這些漫遊的二氧化碳四處亂竄，一旦進入細胞內，這個麻煩可就大了！

鈣是身體中許多細胞用來中繼的第二信差，是信號傳遞中不可或缺的。而鈣在細胞內的濃度非常低，約為100×10^{-9}M，細胞間液的鈣是此量之一萬二千倍，鈣之所以在細胞內保持如此低的濃度，就是為了方便在細胞內做第二信差。當細胞

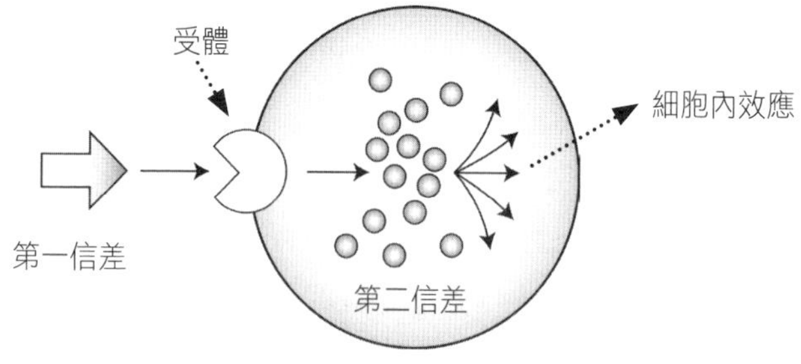

第二信差的概念。（二氧化碳與鈣結合，會使鈣失去信差功能）

接到了第一信號，就由細胞內某一個部位的鈣離子之上升，來傳遞第一信差送來的信息，如此設計可以省去許多繁複的控制機制，而節省體內資源的浪費（由基因開始全面節約）。但當第二信差與二氧化碳結合後，就失去其所有信差功能。

鈣擔任中繼信差的角色

這些以鈣做為第二信差的控制機構，以及鈣在多種生理反應中扮演的關鍵角色，可整理細分如下：

❶血管內壁細胞↓保持血管擴張，控制血壓。
❷大部分的分泌細胞↓造成囊泡聯合，釋出內含的荷爾蒙，調控各種內分泌。
❸近腎絲球細胞↓分泌腎素調節，控制血量與血壓。
❹副甲狀腺↓控制鈣本身的吸收。
❺神經細胞↓影響正常的腦部功能，以及各種神經、神經與肌肉之連結。

❻T細胞（T Cell，為淋巴細胞的一種）↓控制免疫反應，加強免疫功能。

❼肌原細胞↓控制肌肉收縮功能。

❽凝血↓控制血液凝固速度。

❾協助胰島素打開葡萄糖進入細胞管道↓控制胰島素使用效率。

❿受精作用。

⓫中和二氧化碳，平衡體液酸鹼度，為細胞間液中主要離子↓酸鹼平衡為所有生化反應能夠正常進行之基礎，細胞老化會無法相互溝通、連結，導致組織與器官退化、內出血……。

⓬與膽汁結合，排出體外，提高高密度膽固醇，降低低密度膽固醇。

⓭強固骨骼與牙齒↓避免骨質疏鬆、牙齒脫落。

⓮活化許多酵素反應↓維持新陳代謝效率。

⓯構成細胞內固定結構之元素↓維持細胞可以緊密結合。細胞鬆散、塌陷，會使組織肌肉下垂。

以上信手拈來就有十餘項了，如果仔細分辨一下，就會發現到，所有老化現象都與缺鈣有關。

鈣不鈣引來的災難

其實這個鈣離子功能不能發揮的結果，並不是真正的鈣離子濃度不足，血液、體液或細胞間液中鈣濃度太低。

而是二氧化碳太多，無法排出體外，以氣體形態在組織中遊走，一旦走進細胞內，立刻妨害鈣離子基本功能，也就是上述的十餘項功能，尤其是第二信差信號傳遞者的功能，於是災難惡果一個個浮現：

❶血壓上升。

❷血糖上升。

❸膽固醇上升。

❹內分泌失調。
❺思考能力與記憶力減退。
❻四肢無力，不能大步走、提東西。
❼所有新陳代謝遲緩。
❽骨質疏鬆，牙齒不固。
❾皮膚鬆散、粗糙。
❿內臟與組織器官退化、內出血。
……
這些是最直接的影響，而間接的作用則幾乎涵蓋所有的生命現象。

PART 4

18 從中西醫角度看「問題」

中醫只在外表看這些問題，所以根本不知道二氧化碳，也不知道鈣，更不要說鈣的各種功能了。

遠古時代中醫就由濕的概念，觀察四肢及身體各關節、各部位的水腫，運動的靈活度，麻痺的範圍與嚴重程度，反應在各種老化的表徵。因此，也對於二氧化碳造成的整體老化過程有一個總結性、整體性的理解。

中醫將肺之運作，稱為宗氣。而宗氣不足，就會造成前面花了一大段文字所描述的「老化表徵」。但是中醫不知道「高血壓」，也不真切了解「糖尿病」註，更不要說腎臟如何排酸、如何回收碳酸氫根。

這也是中醫由外表整體來看問題的缺點與優點。

缺點：所有中間的細節都不知道也無法探索。

優點：不被枝枝節節的各種細節所困擾，而能夠直接觀察整個事情的最終，也是最重要的結果。

由外表看整體的風險

像中醫這種由外表來看整體的做法，除了有其優缺點之外，可能還會有一個重大危險：

「把外表的描述選錯了坐標」。也就是「選了不對的系統」。

對於一個物體或身體的敘述，其實就是科學的本質。以一個客觀的系統、方程式、相對關係，來了解這個被觀察的本體，可以是運動，可以是汽車、飛機……等等。只要選對正確的坐標及表達方式，都可以在不同的角度，對這個系統做全面的掌握。

反之，選錯坐標，選錯系統，結果自然也就大不相同。

途徑不同，結果是重點

在汽車、飛機的操控方面，我們有儀表板的顯示，有加油踏板或手板，還有煞車踏板、方向盤……等少數與我們溝通與控制的管道，我們就能了解車子或飛機的基本狀態，並加以控制，讓航行器在良好的狀況下，從事各種活動或工作。

西醫的檢查總是翻箱倒櫃，將血液、尿液、痰等各種體液，以及器官外形——X光照相、內視鏡、核磁共振成像、正子成像等等，把人體發動機、油箱、離合器、水箱……全都檢查一遍。

而中醫卻只是看看車子行駛的狀況、引擎聲音是否順暢……，再加上儀表板的顯示，就可以大略知道車況了。

車子最終用途終究是能夠行駛，不是嗎？

由肺到腎臟、到骨骼，細胞內細胞質、細胞外間質液的狀況，到呼吸、排尿、骨骼溶解……，我們討論二氧化碳之代謝很久了。

接下來要開始言歸正傳，把握重點。

註：中醫之消渴症與糖尿病症狀有幾分相似，但並不等同。

PART 4

19 由中醫整體觀看「排碳」

如果我們從中醫的整體觀來看，究竟排除二氧化碳的重點在哪裡？補鈣、保護腎臟、愛惜肺……等等，究竟在這一長串排除二氧化碳的各個管道之中，哪一個環節最重要？

在進行分析之前，我們先將前面的討論做個總整理：

□肺要平衡、解決體內的酸化問題，只要幾分鐘就可以做到；而腎臟大約需要二、三天。

□以鈣來中和多餘的二氧化碳的機制中，那些二氧化碳並沒有排出體外，只是以鈣離子捉住，不讓二氧化碳亂跑，以免造成更多、更大的傷害，但終究是用化學方法儲存二氧化碳。

□在身體中透過增加鈣，以增加再吸附，這種管理二氧化碳的能力是非常有限的，就像電池能存的電量，遠比發電機能發的電量少了千萬倍。

縱觀以上所述各個環節，肺仍是「重中之重」，才是整個排除二氧化碳的機制中「關鍵中之關鍵」。

通氣不足與呼吸性酸中毒原因

由肺造成呼吸不全而產生呼吸式的體液酸化，可能有下述幾個原因：

❶呼吸中樞受抑制

例如腦部損傷、血栓形成、顱內壓升高、睡眠呼吸中止……，以及嗎啡、巴比妥（Barbiturates）等鎮靜劑或麻醉劑藥物，都有抑制呼吸作用，會使通氣減少，累積二氧化碳。

❷呼吸道阻塞

例如鼻炎、氣喘、支氣管炎……等等，呼吸道直接受阻，或者因細菌感染造成呼吸道狹窄或受阻。另外，因外傷造成呼吸道外物阻塞，也是有可能發生。

❸胸壁損傷

例如脊柱側凸、連枷胸（flail chest）肥胖，因胸廓異常影響呼吸運動，或胸壁損傷疼痛而影響通氣，導致二氧化碳無法充分呼出。

❹呼吸肌麻痹

例如重症肌無力、高位脊髓創傷，以及脊髓灰質炎、急性感染性多發性神經炎（guillain-barre綜合症）等周遭神經病變，引發呼吸神經、肌肉功能障礙。

❺肺部疾病

例如肺炎、肺水腫、心跳呼吸驟停等，均能引起急性呼吸性酸中毒。而其他慢性阻塞性呼吸道疾病、支氣管哮喘及氣胸等，也會使肺泡通氣量減少，造成肺內氣體不能很好的混合，是呼吸性酸中毒最常見的原因。

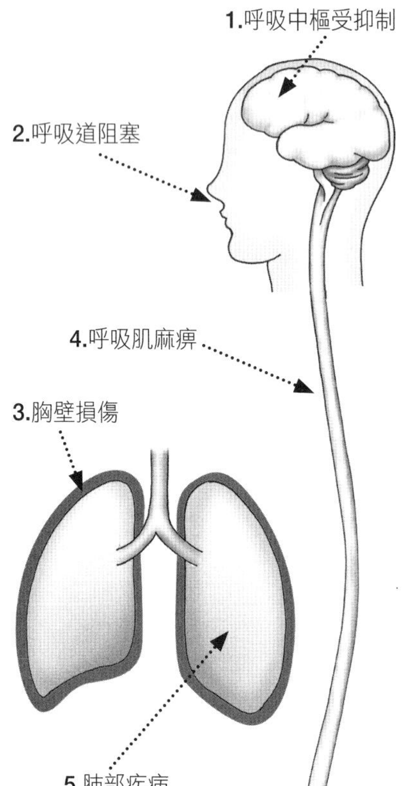

造成通氣不足與呼吸性酸中毒的可能原因。

其中的呼吸道阻塞，是比較容易由身體在外面的表現觀察到的，在中醫屬哮喘分科，有許多了解，而「腎不納氣」則是中醫對此現象最中肯且精確的掌握。

說了這麼多，知道原因，了解關鍵在肺，歸納因應之道有兩個重點：❶減少二氧化碳產生；❷增加氧氣供應。接下來篇章就從運動、飲食兩方面，介紹如何保養肺部，活化肺尖，提高血液中含氧量，加速排出二氧化碳。

◆ 腎不納氣

氣管兩側腎經是對氣管最重要的保護。如果這部分血循環受阻、支氣管發炎、氣喘……，各種細菌就會寄生在氣管之中，甚至向下進入肺部，造成更嚴重的呼吸傷害。這也就是中醫「腎不納氣」的精神所在。

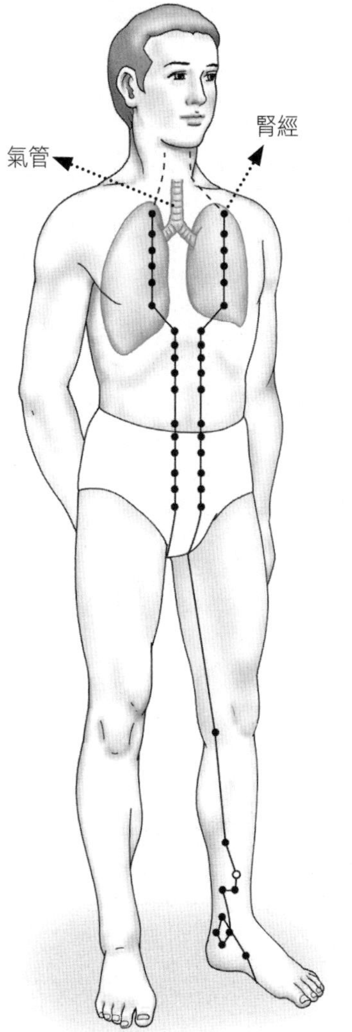

【輯三】

PART 5

養肺自救

肺部保健運動飲食篇

人的老化，主要原因是肺功能退化，二氧化碳排不出去。

因應重點在於減少二氧化碳產生，增加氧氣供應。

所以不妨從運動和飲食著手，幫自己找回一片清新。

PART 5

20

日常保養肺部運動處方

肺部的保養要自然落實在日常生活，持之以恆，效果就會慢慢顯現出來。而有哪些輕鬆簡單的動作，可以幫助增加氧氣，帶走二氧化碳呢？除了在《水的漫舞》中提到的有氧舞蹈、香功、瑜伽、太極拳，本章將融合君臣佐使（主輔佐引）的概念，介紹四組養肺運動復健處方：

● 養肺運動①【君】抓捏按摩心臟的吊帶

這組動作很簡單，為便於了解，抓住重點，分拆成四張圖片說明：

☑提升心肺功能，抓捏按摩心臟吊帶是重點。

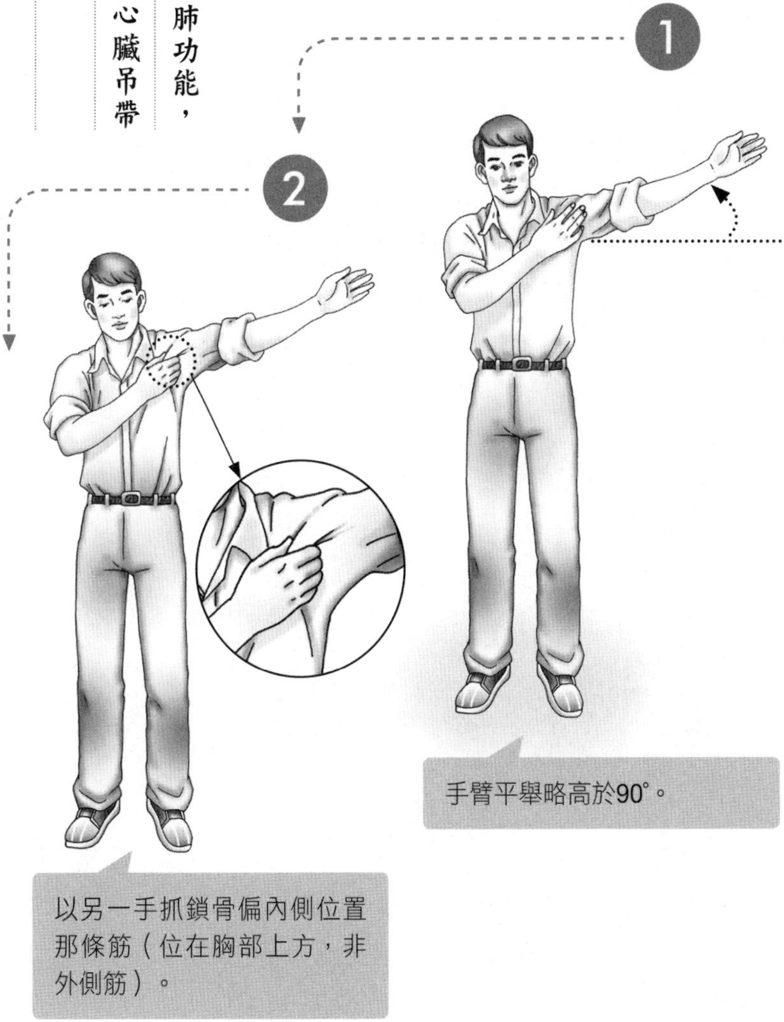
1
手臂平舉略高於90°。
2
以另一手抓鎖骨偏內側位置那條筋（位在胸部上方，非外側筋）。

☑平時多按摩，感冒後更要加強，以消除各種後遺症。

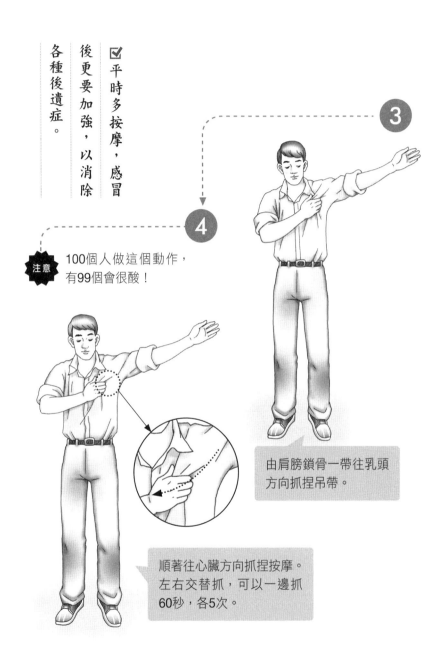

3

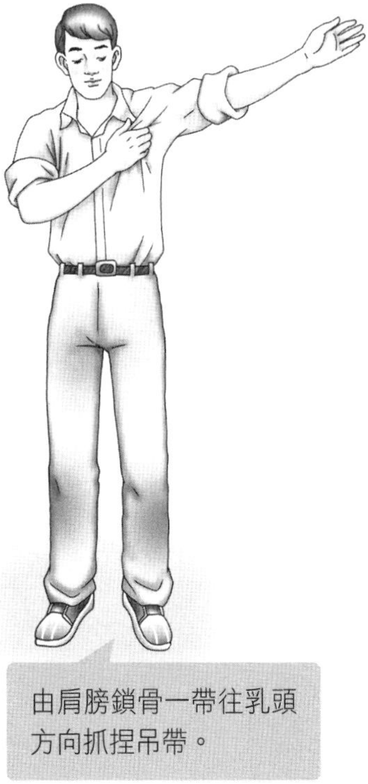

由肩膀鎖骨一帶往乳頭方向抓捏吊帶。

4

注意 100個人做這個動作，有99個會很酸！

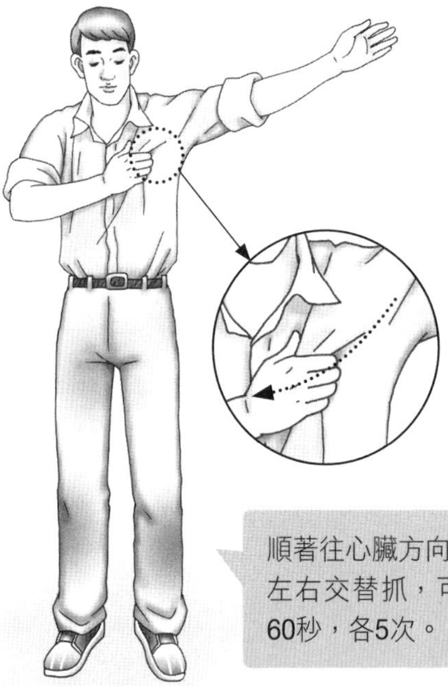

順著往心臟方向抓捏按摩。左右交替抓，可以一邊抓60秒，各5次。

坊間最近有人推廣按摩心包經，也有人提倡抓中焦脾經。其實重點是在由肩膀到心包的吊帶（此吊帶的功能在《氣的樂章》討論心氣時已詳細說明其重要性），這個吊帶懸吊著心包，也就是心臟，是心臟這個馬達重要的抗震與穩定系統。健康的吊帶，可由吸收心臟不協調的振動，進而平衡肺的呼吸與心臟跳動之間的協調性。這個吊帶由肩膀一直到心包，也就是心窩的位置，覆蓋了肺的主要肌肉及胸廓，對呼吸協調也有決定性的控制。

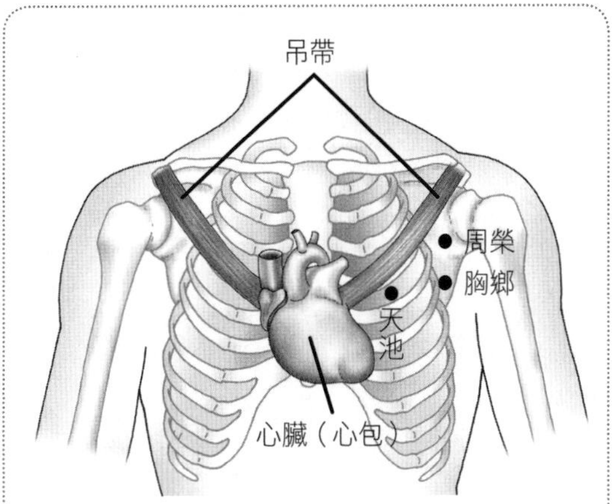

▶ 心臟的吊帶

如圖示，吊帶上端在脾經的位置，也在心包經的起始，由肩膀鎖骨一帶往乳頭方向延伸，沿著吊帶摸下去，就會指向心臟。我們第一次發現這個吊帶的存在是在一九九六年左右，那時在台大與醫師會診，發現心臟不好或感冒久治不癒的人，在中焦脾經有很多氣虛及血瘀之脈診信號，於是沿著脾經摸去就找到了這個吊帶。如果用手指抓出吊帶，稍加按摩，心臟不好或長期感冒的病人一定大叫痠痛。

經過多次、多人的觀察之後，更發現到：最嚴重的病人這個吊帶幾乎萎縮了，即使用手指向胸肌內找去，也只摸到一小條鬆鬆散散的筋，與正常人相比較，大約只有五分之一的粗細，甚至更小，抓起來像棉花一樣沒有彈性。

後來觀察傷寒（也就是病毒感染）的病人，又有幾點發現：

❶病毒先影響高頻之脈

如小腸、三焦、大腸等，此時病人並無明顯不適，只是有些流鼻涕、咽喉癢痛或咳嗽，一般來說，沒有全身性的症狀，但抵抗力已被減弱，為病毒進一步入侵預作準備。

❷影響膀胱經

膀胱經是各內臟腧穴所在，此時開始出現全身性肌肉酸痛、發冷、發熱、頭昏腦脹……等症狀。

❸進入肺及脾經

也就是這個心包或心臟的吊帶。此時病毒由陽經在背後，影響在前胸之陰（低頻），即以此吊帶為主要途徑，拉肚子、呼吸不暢、全身無力等狀況更加嚴重。

❹進而影響中焦之腎經

一旦到這個階段就可能致人於死了。

因此，在心肺功能的提升，這個吊帶是個重點，平時就要多按摩，沿著吊帶，由脾經抓到心臟方向。尤其感冒時更要加強，以徹底消除各種後遺症。

●養肺運動②【臣】活化肺尖，排除肺上部廢氣

在過去幾本書中，我們一再強調，人站立起來，釋放了上肢，可以自由運用，手指靈活，拇指分離，促進手腦並用，進而演化出三焦經、大腸經、小腸經、心經，多是由手部至頭部為主的高頻經絡，大大增進了人類的智慧。而早期其他非智人的

類似人種，也可能因為少了一根經或兩根經，就在演化的洪流之中被淘汰了。

這個演化的過程，不是沒有代價的。在近期《以脈為師》、《以頸為鑰》兩本書中，都有提到如慢性傷寒、各種頸部病變等，人站立以後所產生之弱點，以及所誘發特別容易生病的熱點。

在這裡，我們再提出一個人站立後付出的代價。

體循環與肺循環的平衡是二心房、二心室動物重要的生理控制。當人站立後，肺上部三分之一至四分之一的部分，就成為平衡體循環與肺循環的艱困地區。因為這兩個循環，一個由左心室開始，以脈波為輸送的原動力，一個是由右心室為源頭，以流量為輸送的原動力（請參看《氣血的旋律》）。

當兩個來源的血流在肺泡相會，互相交換氧氣與二氧化碳，此時兩股血流的壓力平衡是非常重要的，否則會嚴重影響氣體交換。而在肺尖，也就是肺最高部三分之一至四分之一的部分，當人站立時，地心引力又成為一個重要因素。

在地心引力影響之下，身體為了平衡上述兩股血流，經常就犧牲了肺尖部分。

為求平衡壓力，就將這個部分做為緩衝區，容許此區域的血壓不一定每個時段都達到平衡，以維持其下方部位（肺中下部）可以正常工作。

如此長時間下來，由於地心引力這個因素，造成肺尖部位交換氣體能力退化，久而久之，甚至不能維持肺臟細胞好好的活著。乳癌、高血壓、氣喘等各種慢性肺病也多由此處開始。而在這個部位受到外傷，也就註定不容易恢復，所以外傷雜病（請參看《以脈為師》）也以此處最多。

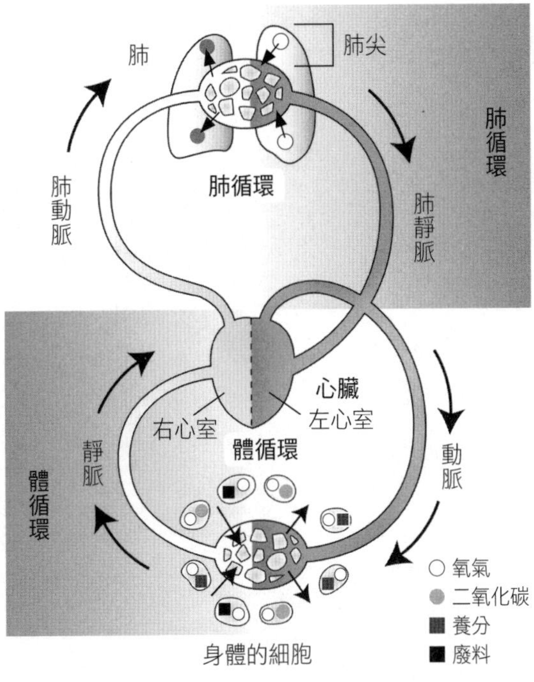

肺尖是平衡體循環與肺循環的艱困地區。

養·肺·運·動 2

☑這組動作是要引動肺上部的呼吸，讓內部鬆開，瘀血往下流。

1

注意 避免吸入更多廢氣，要挑空氣好的地方做！

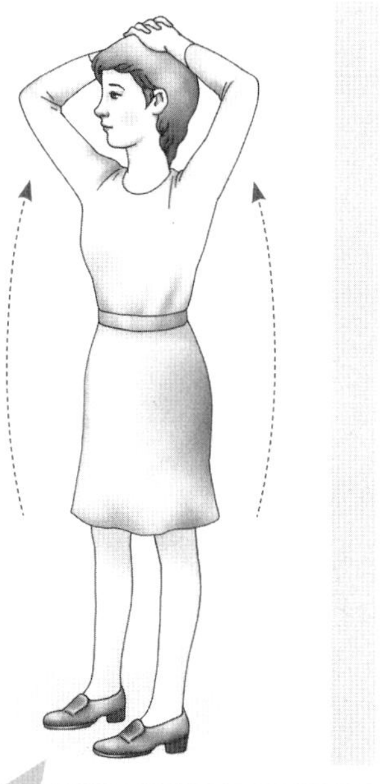

兩腳分開站立，兩手手指交叉放到頭頂上。

2

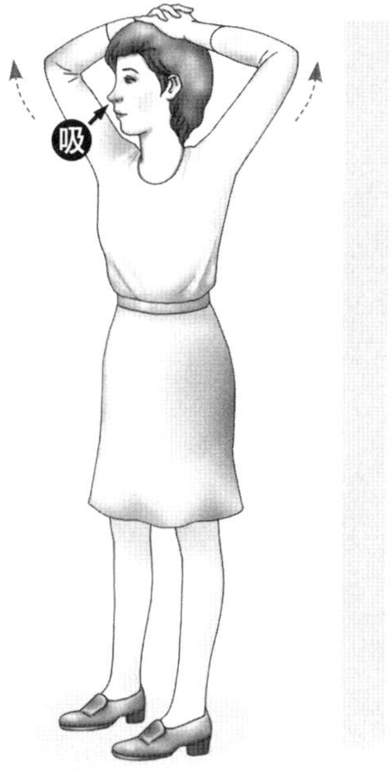

緩緩吸氣，手臂牽動肩膀，感覺肩膀往上拉，像把氣吸到胸口。

☑當重複吸氣、吐氣時，要感覺像是把氣都吸到胸口。

3

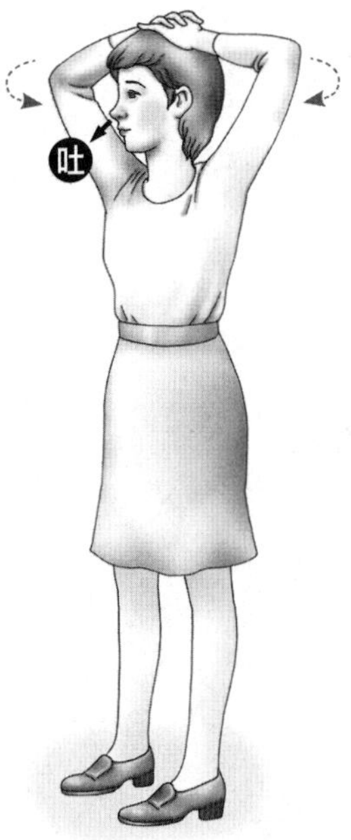

再緩緩吐氣。
（重複吸吐5～7次）

4

注意　還沒結束，下半段
請繼續往後看！

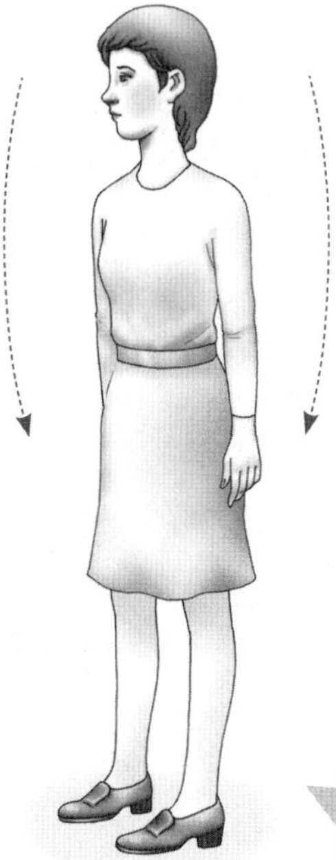

做完一輪後，把兩手放下來。

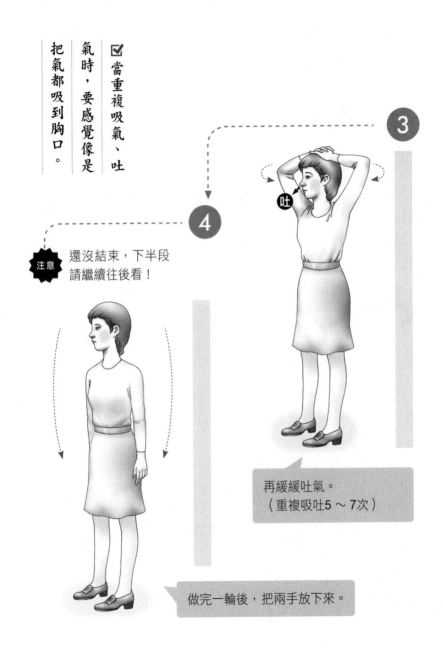

☑膝蓋可微彎，不必打直，頭盡量靠近膝蓋，讓肺上部降低至心臟以下。

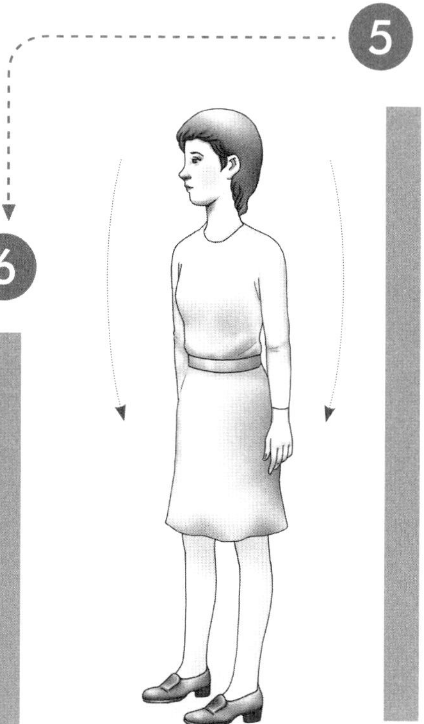

（承前動作）兩手從頭頂放下來。

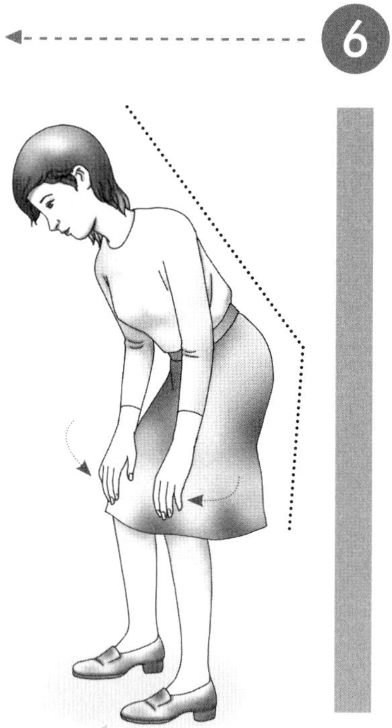

彎腰，將手放在膝蓋上。

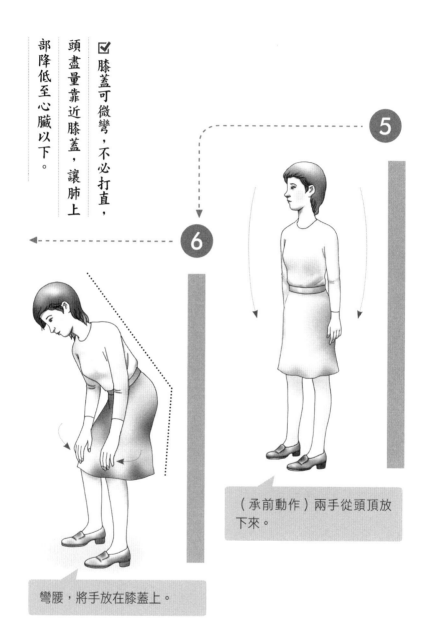

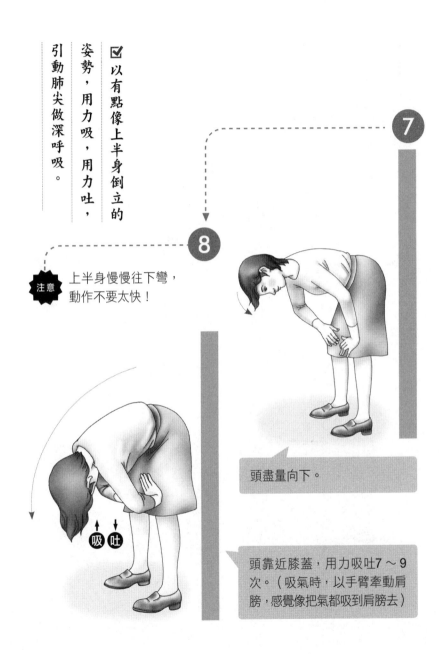

☑以有點像上半身倒立的姿勢，用力吸，用力吐，引動肺尖做深呼吸。

7

頭盡量向下。

8

注意 上半身慢慢往下彎，動作不要太快！

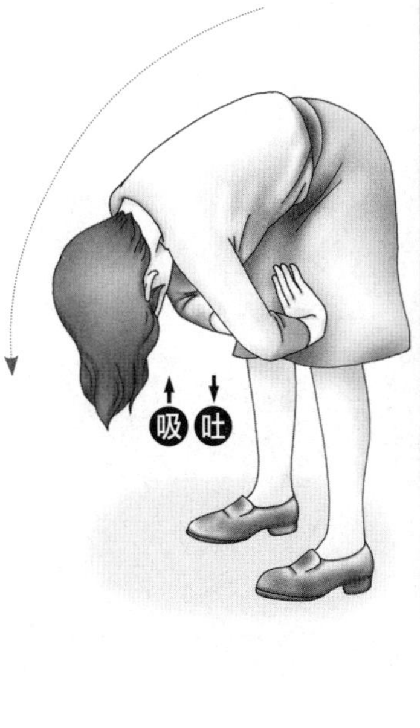

頭靠近膝蓋，用力吸吐7～9次。（吸氣時，以手臂牽動肩膀，感覺像把氣都吸到肩膀去）

☑做這組動作最好背後有牆或樹可以靠，持續做幾週之後就不再頭暈，肺活量會大大提升。

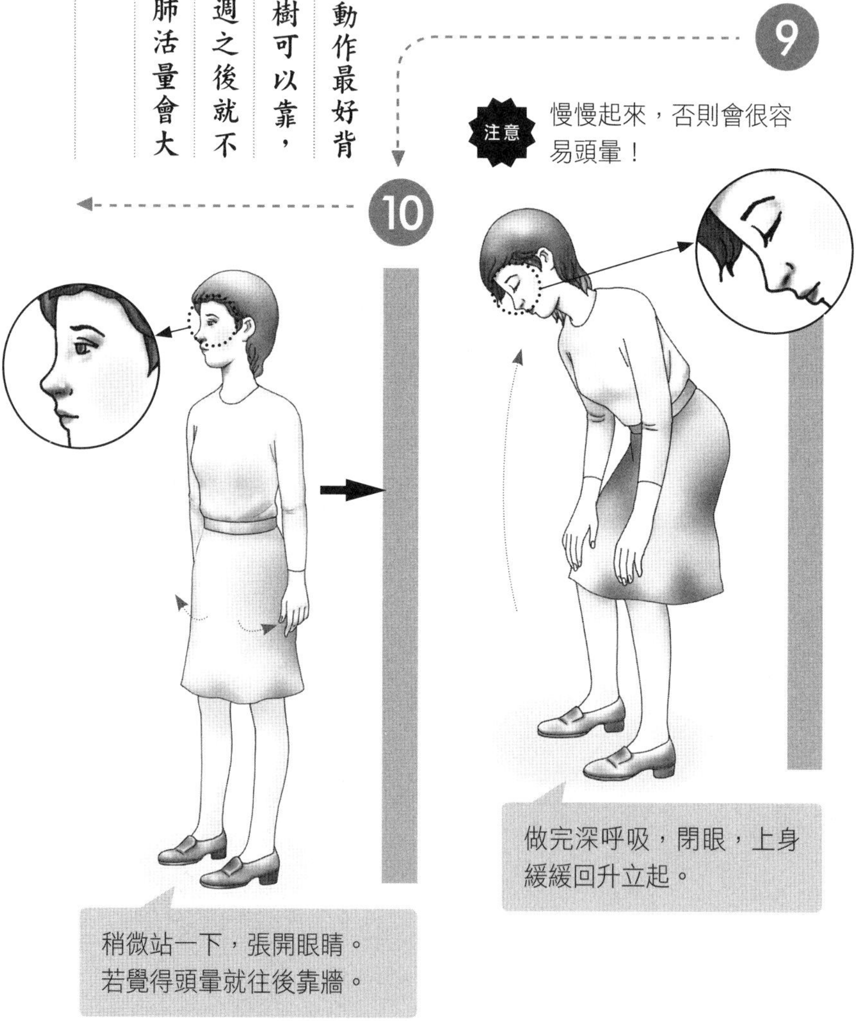

做完深呼吸，閉眼，上身緩緩回升立起。

稍微站一下，張開眼睛。若覺得頭暈就往後靠牆。

☑每次整組動作做五至十次，有助提高肺部功能，增加血液中含氧量，減少二氧化碳堆積。

11

注意 再做回 1。
依序進行整組動作！

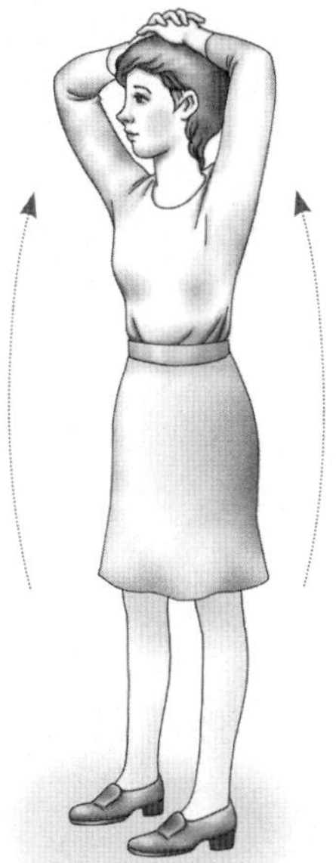

準備好，再把兩手放到頭頂上。

12

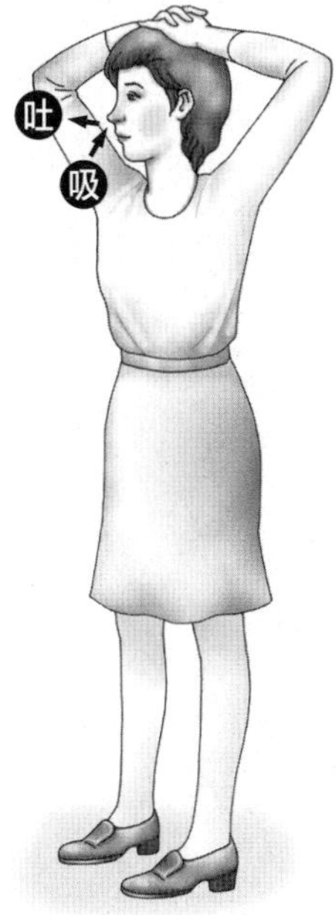

吸氣，吐氣，緩緩呼吸，做 5 ～ 7 次。（重複整組動作 5 ～ 10 次）

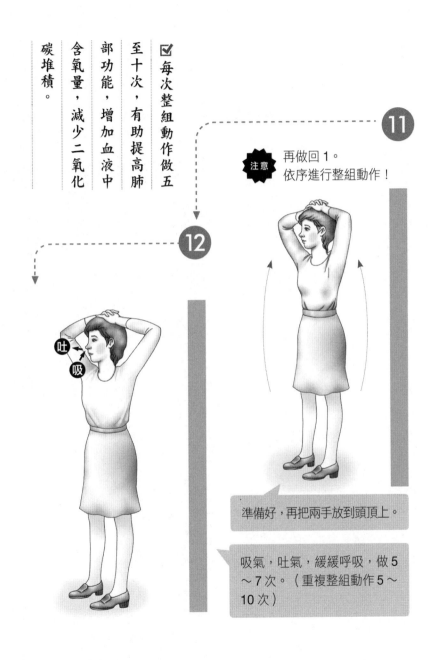

養肺運動③【佐】海豚式甩手功或大步走路

海豚式甩手功這組動作在《以頸為鑰》一書有專章介紹。以甩手活動上肢，是類似行走功的設計，規律性動作有強心補腎功效，若加下蹲動作可導引收斂腎氣。

不同於坊間流行的甩手功，因為要強化對脖子的復健，我們加進了身體的前、後動作，看起來像是海豚在游泳，因而成為全身的運動，以加強脾經為主。

養肺運動④【使】輕輕拍打按摩肺上部

輕輕拍打按摩肺上部，尤其是有硬塊、黑影等受過傷（有後遺症）的部位，將外傷之瘀直接化解。如果一時找不到位置，在輕拍幾天之後逐漸會有感覺，按摩時就能由痠痛處找到位置點（阿是穴）。

養·肺·運·動 3

☑這組動作看似海豚在游泳，廣效又沒有副作用，建議每次做十五分鐘。

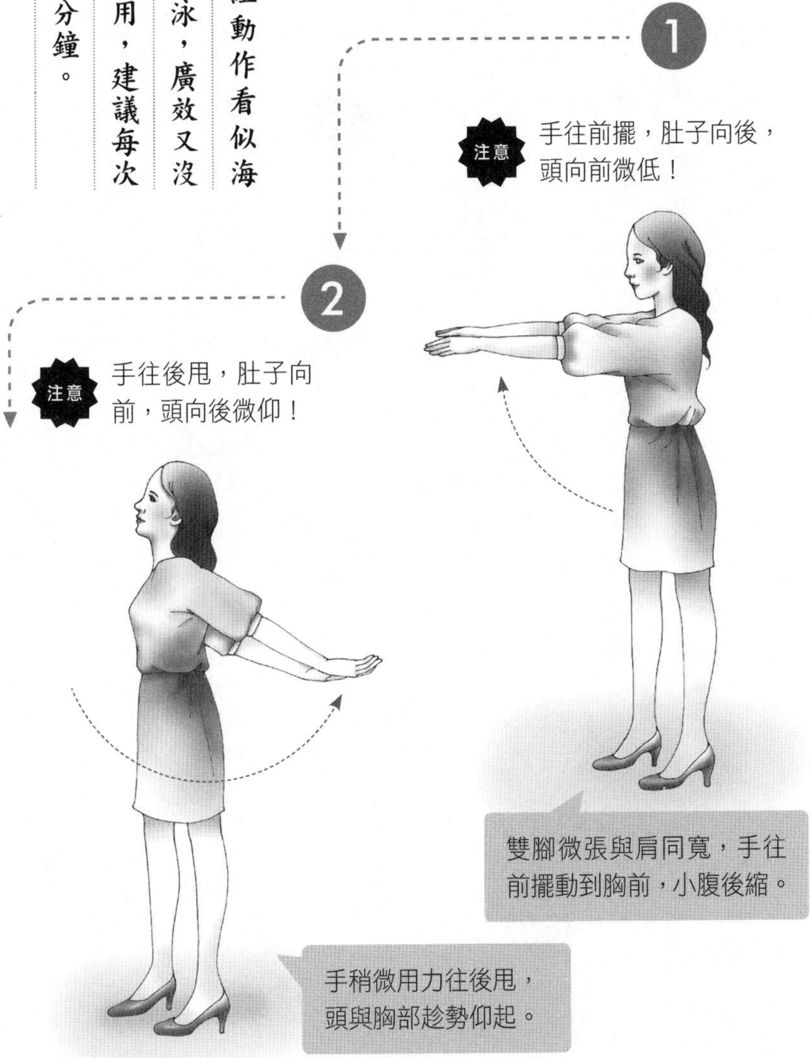
1
注意
手往前擺，肚子向後，頭向前微低！
雙腳微張與肩同寬，手往前擺動到胸前，小腹後縮。
2
注意
手往後甩，肚子向前，頭向後微仰！
手稍微用力往後甩，頭與胸部趁勢仰起。

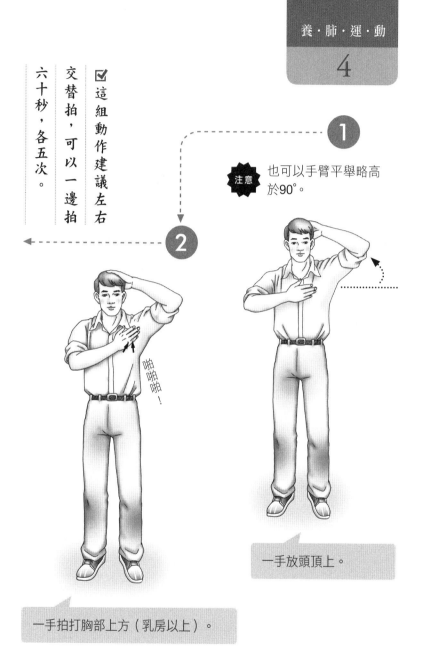

☑這組動作建議左右交替拍，可以一邊拍六十秒，各五次。

1

注意 也可以手臂平舉略高於90°。

一手放頭頂上。

2

一手拍打胸部上方（乳房以上）。

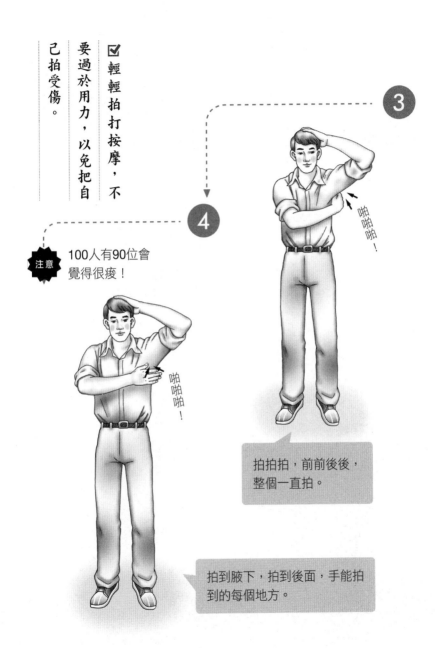

☑輕輕拍打按摩，不要過於用力，以免把自己拍受傷。

3

拍拍拍，前前後後，整個一直拍。

4

注意 100人有90位會覺得很疲！

拍到腋下，拍到後面，手能拍到的每個地方。

☑針對受過傷的部位加強按摩，直接用手揉散硬塊，化解外傷瘀血。

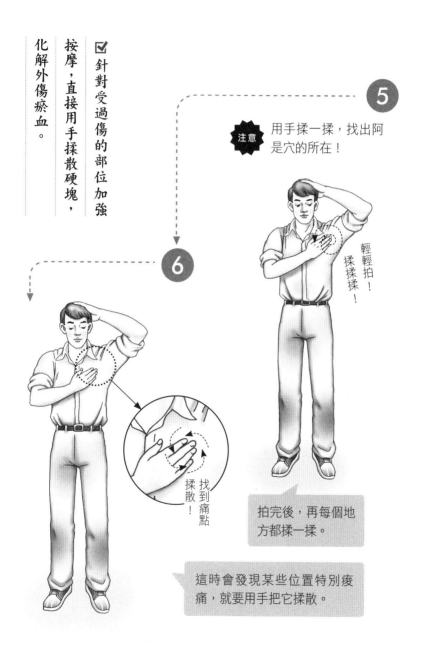

5

注意 用手揉一揉，找出阿是穴的所在！

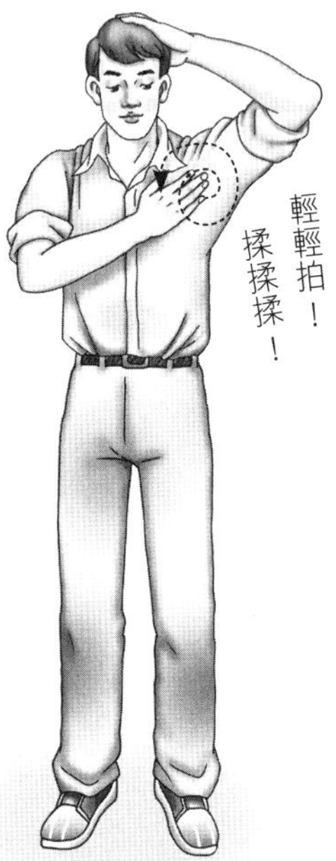

拍完後，再每個地方都揉一揉。

6

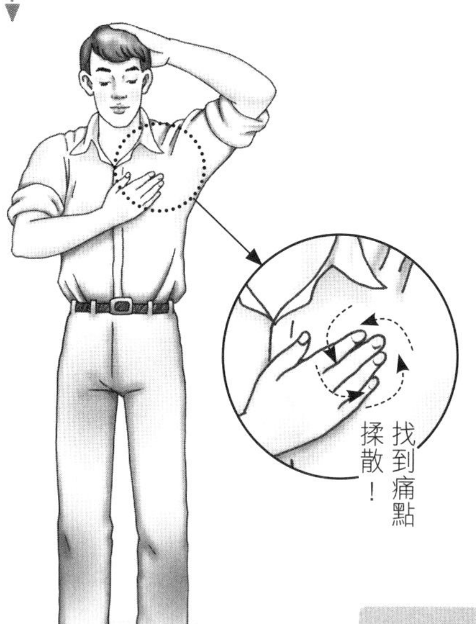

這時會發現某些位置特別痠痛，就要用手把它揉散。

PART 5

21 餐桌上的科學飲食處方

民以食為天，最後我們要再來談到飲食。

如前述，重點並不是多吃鈣片，而是要節能減碳，減少二氧化碳產生，釜底抽薪，以減輕肺的負荷。這部分的功課非常重要，已在《水的漫舞》書中詳述，敬請參閱。

多年勤練氣功改善了我的健康，但沒有讓體重跟著變輕。在出版那本書時，好朋友李嗣涔教授說我變苗條，以往的王唯工到哪裡去了？連以前採訪過我的媒體記者再見面，都很驚訝我居然變年輕，眼睛有神、皮膚光滑、白髮和黑斑也變少，甚至圓凸的小腹、最難減的手臂贅肉都不見了。

而當時讓我改變的關鍵就在於「減碳飲食」：

減碳飲食①多吃油，少吃蛋白質

我們身體中常用燃料有碳水化合物和脂肪兩大類。食物中的碳水化合物每產生六．三個ATP，就產生一個二氧化碳，所以要減少二氧化碳產量，不要有用的ATP減產，就要多食用脂肪。吃油比吃葡萄糖（碳水化合物）好，而攝取碳水化合物又比吃蛋白質好，因為吃下脂肪所產生二氧化碳只有碳水化合物的三分之一，而蛋白質產生的二氧化碳是脂肪的五至六倍、碳水化合物的二倍，還是少吃為妙。

減碳飲食②多吃菜，少吃飯

營養過剩可能是現代疾病主要原因。吃多了，廢料產生也多。而動物儲存的多是脂肪，或一些醣類，所以少吃澱粉類（包括馬鈴薯、白米、白麵等），改成多吃菜，對身體的好處多過於壞處。而我用的是**「油包菜」**概念，利用豬油、牛油、花生油等飽和油熱炒蔬菜——

低溫熱鍋（不放油），先乾炒菜梗，再放入菜葉炒至軟化出水、體積縮小，然後沿鍋邊放油，讓油脂融化包裹住青菜，最後加入喜歡的佐料（小魚乾、柴魚片或雞汁、腐乳、咖哩、豆豉等各種醬）、調味料拌勻。

吃的時候不要吃菜湯，青菜拌油可延長在胃的消化時間，增加飽足感，好吃又耐餓。另外也用橄欖油、麻油等不飽和油加敲脆的堅果，自己做生菜沙拉。

● 減碳飲食③改變食物分配比例

以**纖維素類**——炒軟或炊熟後拌油的蔬菜，與搭配堅果、不飽和油的水果（不甜的）當主食，因為蔬果卡路里密度低，配合油脂食用，容易有飽足感，真正吃進肚子的卡數並不多，可以幫助控制食慾。

油脂類其次，每日食用飽和油和不飽和油，做為燃料主要來源。飽和油適合做高溫料理，膽固醇較低的不飽和油則用來做涼拌沙拉、蘸醬、冷盤等不需高溫烹調的料理。而多吃油，皮膚就少油，對頭皮也有同樣效果。尤其夏天怕熱的人，提高食物中脂肪比重，會感覺比較涼爽，體內二氧化碳少了，汗自然也跟著減少。

再來才是**碳水化合物類**（澱粉、五穀根莖）和**蛋白質類**（魚、肉、蛋、奶）。以百分比來說，纖維素類約佔35%以上，脂肪類25%以上，碳水化合物類25%以下，蛋白質類15%以下。

減碳飲食④2＋4，正確飲食保健康

之前在寫《水的漫舞》時，列了健康飲食兩大重點和飲食四大原則。其實主要就是**不要攝取過多熱量**，**提高飲食的品味**，**飲食要有節制**。只要均衡飲食，吃什麼不是問題，吃多了、老是吃撐才有大問題。所以建議吃東西時：❶每個單位小些，少量裝盛，絕對不要勉強吃剩菜；❷卡路里密度低些，盡量搭配纖維素，尤其是青菜和不甜的水果。

而要減少二氧化碳這個毒素的產生，有些食物盡量不要去吃，例如：

❶市售汽水、可樂等碳酸飲料。這些含碳酸氣的糖水是最差的食物，很多小孩不愛喝水，就只喜歡喝這種碳酸類的甜飲料，所以都長得圓滾滾的，怕熱又沒體力，家長其實要多注意。

❷糖果和大量加了精製糖的食品。這類純糖製品不能提供什麼營養素，卻是卡路里密度最高的碳水化合物。

❸麵包、蛋糕和精製西點。這種用低筋麵粉和發粉做成的高糖製品，以及一些米食、糕點，往往做得很誘人，即使忍不住想吃，還是要減量攝取，降到四分之一或五分之一。

後記

中西醫應互相扶持

中醫特色是以一個系統的概念來看整個人體。
西方醫學則是以解構身體的方式來了解人體。

以化約方法不斷進行解構以了解人體之西方醫學，與以黑盒子方法來理解人體的中醫是南轅北轍，很難溝通的。但是人體終究只有一個本體，不論你由哪個角度看，橫看成嶺，側看是峰，終究要有個一致的結論，最終的統一。這也是科學方法可貴之處。

中醫為網、西醫為目↓中：表象（儀表板），那些表象是主要坐標，如何從中萃取出重要參數。西：各種表象的深層原因。

古代中醫之發展，不可能依據大數據，而較多依靠數學與物理之推理，配合表象之觀察，以訂定出各種重要坐標（請參看延伸閱讀〈中國醫學之現代觀〉一文）。其實本文係由一個最基本的問題「心跳為何是規律的」為出發點進行，數學與物理上之展開，就可逐步完成這個幾乎完整了的中醫基礎系統。

如果善用這個系統，則中醫體系只要依據這個已經垂直正交化的坐標，就可以做出最精確（可數位化）、最有效（數位化分類）的應用系統，而醫學之網以此為準。西醫的各種研究，可以填空方式將各個網之間的空洞填補起來。但在填補過程中，仍須注意與網之配合，以免迷失了方向。

綱舉目張，成就未來的醫學之網，將疾病的不健康因素一網打盡，這是我們對於未來醫學之期待，需要十年？二十年？一百年？就看大家的努力了。

〈中國醫學之現代觀〉一文

進大學時我選的是物理本科，二十二歲以後決定轉入生物物理領域，用物理的方法來研究生命現象，以後的學習也一直向生理學及生化學靠近。

研究初始，注意力是放在神經系統。一九六〇年代，毒品開始在歐洲氾濫，相關的研究非常多，而其中最發達的是「神經傳導物質」。

以我當時對中醫的了解，中醫之基礎理論為「五行相生相剋」，也就以這個新領域「神經系統交互作用時所使用之信號分子」——神經傳導物質，為學習重點與研究的對象，並特別重視這些傳導物質間相生相剋的關係。

經過十多年，已在英國自然雜誌（Nature）發表論文。而到了一九八〇年代，神經傳導物質就發現了六、七種以上，此時忽然驚覺它早已超過五行數字的「五」了，再加上新發現與鴉片止痛有關的「腦內啡」也有三、五種，於是粉碎了二十年來「五行相生相剋的中醫夢」。

在一九八四年間，我決定重新研究評估方向。經過一年多的分析、思考，最後決定由脈波分析重新出發。

這是一個痛苦又堅定的重頭開始。因為在神經科學，我已小有成就，經常是學術會議的小角色了；而在血液循環領域，我則是初入伍的新兵，一個年已四十的老邁入伍兵。

一九八六年，我將那一年多來思索分析的心得寫成了一篇文章——〈中國醫學之現代觀〉[註]，並且在隔年對外發表。在文章中，我只根據一個生理現象「心臟是重複而規則的跳動」，就將中醫之基礎「經絡」、「穴道」以及「臟器有共振特性」等等推導出來。此後數十年生理、物理的研究過程，我不僅心中充滿信心，也一直追尋這篇文章之引領：

中國醫學之現代觀

（中央研究院物理研究所生物物理研究室　王唯工）

(1)前言

一門學問是否是科學，主要看其所使用之量，是否有操作型之定義。如物理學所使用之量：質量、時間、長度，都可由實驗之操作為其定量。所以物理學是科學。

中醫所為人詬病者，為其診斷沒有定量之方法，一些所謂火氣、寒熱的，總叫人有不知所云的感覺。其實中醫有定量之測定，那就是望聞問切（本篇之重點放在切，也就是脈搏學），中醫之脈搏學與心電圖是同樣科學的，因為使用的脈搏圖也是有操作型定義的。

我們都知道，法國酒廠僱有品酒師，他們只要喝一口，就知道是哪一年份、在哪裡出品的酒。同樣的，香水公司也僱有香水品管師，聞一聞就知道這種味道美國人喜歡，那種味道南美人喜歡……。可是這些工作都無法用現有的分析儀器來做。

像傳統中醫的脈搏學依靠手指的觸覺一樣，這些品酒、聞香的工作也都難免摻雜了神秘感。不過這也是在儀器的敏感度趕不上感覺器官時，所使用的一種無可奈何的操作型定義。

何況在三千年前脈搏學就已萌芽。那時沒有示波器，甚至沒有任何儀表，又怎怪祖先們以觸覺來做為操作之手段呢？只怪我們身為現代之中國人，有了各項新穎之儀器，又學了滿腦子的西洋醫學，反而責之為不科學，或反科學。這種不究事理的態度，難道就是科學的方法嗎？

(2)血液之重要

血液含有氧氣、營養成分，及抗體、白血球等生命所必需的成分，也就是中醫所說的宗氣、營氣、衛氣。人體可視為一群共生在一起的細胞組合，而血液就負責輸送營養及氧氣。做過細胞培養的人都知道，當細胞有足夠養分與氧氣時，長得欣欣向榮；可是一旦養分或氧氣不足，就難免奄奄一息了。所以血液流量之分配，也就是養分及氧氣之分配，就決定了各器官之榮枯了。

打個比方吧！如果中央政府的預算不分配給教育部，那麼全國上下的學校都要餓死了。血液之流注正像預算一樣，哪裡分配得多就長得好，哪裡不夠就衰弱。而人是一個整體的，五臟六腑，樣樣都要健康，才能保證一個健康的身體。

(3) 脈搏學能告訴我們什麼？

中醫診斷最早之記載大約在周禮：「以五氣，五聲，五色，眡其死生，兩之以九竅之變，參之以九臟之動。」古人曾解釋為「臟之動，謂脈之至與不至，謂九臟，膽在內，其病難知，但診脈之至與不至」。可知，早在扁鵲、張仲景，或脈學大宗師王叔和之前，中國人就已知道，由脈之搏動，可測知內部臟器之疾病。

周朝是三千年前的朝代，當時所說的九臟之動，由現代生物物理來看，究竟是什麼個現象呢？

由血液的流體力學可知，每一個臟器或組織都由動脈送入血液，而動脈在血液流入組織之前，愈分愈細成樹枝狀，這就是所謂的動脈樹。心臟之收縮為血液流入這些動脈樹之推力。心臟之搏動，放鬆時為心舒壓，收緊時為心縮壓，所以血液也就有了波動流與直流兩種流動。心舒壓一方面將器官充滿起來，另一方面可維持一個最低的血液供應。而由心縮壓所產生脈動，才是傳送血液主要方式，此點可由超音波血流計來證明，血液在動脈中流動時，其直流部分流量遠在波動流量之下。

由血液流體力學之推演及實驗，Tayler[1]先生更指出一些器官及組織之動脈樹，對血流波動之頻率，有一定的反應。對高頻的部分，其阻力幾乎是一樣的，只是在低頻率時有很大的不同。此不同視動脈樹之結構而定。換言之，每一種器官對不同低頻率脈動通過時所產生之阻力，並不相同。也就是每個器官或組織都容許某一種特定頻率之波動流過，因為其阻力為最小。或是以電路理論來做比方，就是每一個器官都有其特性交流電抗，具有各自的天然共振頻率，而這個頻率也就是血液最容易流入此器官或組織的頻率。這個推論也有實驗證明，Basar[2]先生已證明心臟及腎臟都有極高之頻率選擇性，讓血液以此頻率之波動流入其間。

如果我們依此推論，認為全身所有之器官及組織，各自有一個特殊的共振頻率，則對血液在周身之流動，就有了與中醫一樣的看法了。

因此依我的看法，所謂九臟之動，就是內臟以其自己特定的頻率隨著心臟之跳動而被迫共振，同時容許此共振頻率之波動血液出入其間。共振得愈好，則流量愈大，因為阻力愈小。不同的器官，不同的組織，都有其特定之頻率。但如果個個特定頻率皆不相同，則心臟豈不要做成千上萬個不同的頻率來。

其實不必，大分起來，有十幾種頻率也就夠了。這種以頻率來分析血流的方法，可以把相同頻率之器官及組織歸為同一經絡，由此也就不難了解中醫十二經絡的由來了。每一經絡所接受的血流是同一頻率的，也就難怪它們的病變總是一起發生。因為一旦這種共振頻率之阻力增加了，這種頻率之血流量就會減少，因而這一整個經絡的血液分配都會減少，也就跟著衰弱，甚至逐漸產生病變了。

(4) 血液之分配與脈搏

為了證明血流之分配情形可由脈搏之波形做為診斷，我們特別設計了一些實驗：以一個幫浦做為波動流來源模擬心臟，以塑膠管模擬血管，而以有低頻共振特性之氣球來模擬五臟，我們發現在五臟中血流量產生改變時，必定隨著產生脈搏上之特定改變，換言之，血流之分配與脈搏之波形變化有著密切的關係。因此由脈搏波形之改變，應可診斷出內臟器官在共振頻率上之改變，或共振頻率時阻力之改變。而此改變就與所謂的火氣、寒熱等病變相關了。有關此實驗之細節請參看Wang[3]。

而以相同之模型，我們也曾模擬五臟相生與相剋之現象。所謂甲乙相生，就是甲壞乙也壞；而甲丙相剋，就是甲壞丙變好。一個器官的變好變壞，與流入此器官之血液流量有關，流量增大，變好；流量減少，變壞。當我們把甲之流量降低時，發現乙跟著變低，而丙之流量卻特殊的變高了（其流量之增加遠大於另二器官）。因而可知相生相剋只是共振頻率間互相影響之物理關係，而陰陽五行的理論恰好滿足了其運算的規則，就像群論可以決定光譜中的一些選擇律一樣，並不是什麼神秘的原因。

(5)穴道是什麼？針灸為什麼治病？

由上所述，我們已經了解血液流注器官及組織之法則。波動的血液流入器官時，器官也必隨著共振。那麼有沒有辦法阻斷這種流動、或振動呢？一個振動的物體，一定有些點，壓迫後可阻止其振動。在經絡上的一些重要位置，這個位置壓下後，很容易更改此組織中動脈樹之基本頻率。當波動血液流入動脈樹時，就像敲鼓一樣，整個組織必隨著血壓中的某一個頻率振動，而讓血液流入此組織。但是一旦壓著穴道時，就會阻止這種振動，或是更改其共振頻率，因此阻斷或改變了血液流注此組織之狀況。

所以穴道就是經絡上的一些重要位置，這個位置壓迫後，很容易阻斷動脈樹的振動，或更改其基本頻率。所謂的穴道並不需要與血管或組織直接有關，也就難怪多少年來我們始終找不到穴道之解剖結構。穴道只在血液仍流動之活體上才有意義。而一些由壓下穴道所產生之酸、麻等感覺，可能是由於血流減少而產生的。

如果外加之阻力，阻斷了動脈樹的振動，因而流入此組織之血液減少了，但是其影響還不止這一個組織而已。因為此組織之阻力增加，也增加了這一個振動頻率之阻力，使整個經絡之血流量也都受到影響而減少。這些無法流入經絡的血液，就視相生及相剋的關係，分流進入其他的組織去了。而針灸手法更有補與瀉之不同，簡單的說，補者加強其流動，瀉者減少其流動。所以補的手法多以一定的頻率刺激穴道，也可以加強共振，增加血液流量；抑制穴道，使其減少共振，就是瀉法。

因此可推論，針灸是一種改變不同頻率振動阻力以達到調和血液分配之手法。那麼灸的目的又是什麼呢？由近代生物物理的知識，知道細胞膜的彈性與其中所含飽和脂肪酸成反比，膽固醇含量愈高，彈性就愈壞。但是這種彈性變化亦由其熔化的程度而定。飽和脂肪酸之熔點較高，在體溫時就較硬（就像豬油）；而不飽和脂肪酸之熔點較低，在體溫時就較軟（就像沙拉油）。當由不飽和脂肪酸組成細胞膜時，彈性較好，所以灸就是以加熱來改變組織之彈性，以改變其阻力之另一種手段了。因為溫度升高後，組織總是變得較軟。

由此引申，也就不難了解張仲景先生《傷寒論》中之基本論點了。因為手腳或體表之受寒，其間之動脈樹也就隨之因冷而硬化，因而增加了阻力，阻擋了某種共振之產生，也就造成血流之不至，進而將惡化之情形循著經絡往體內傳去。這種病變又會由相生相剋的規則，由一經轉往另一經，使病情惡化。

(6) 氣是什麼？

「氣行血」是中醫最常用的術語，「以心行氣」又是練氣功之不二法門。那麼氣到底是什麼呢？由上述的脈搏學及穴道之說明，我們知道血液是隨著脈動一波又一波的在血管中流入，進入動脈樹，而營養身體之各個組織及器官。而穴道就是調整這些脈動之樞紐，可以針灸之補瀉手法，加強或阻止流入穴道相關之器官、組織中之血液流量。所以氣應可視為血液波，流入各器官或組織阻力的一種描述。阻力愈小，氣愈盛。而氣不僅與血管之通順與否有密切關係，整個動脈樹，甚至整個器官之彈性，皆可表現在「氣」上。

組織與器官長得愈健康，則其基本頻率愈標準，而且共振得愈乾淨利落，因而血流就愈順暢。這有點像電子學的電導，氣愈旺，電導愈大，導電愈好。所以俗話所稱打通某個穴道，就是把這個穴道相關之器官或組織強化，使其健壯，顯示出理想之共振頻率，因而血流暢旺。

同理，打通了某個經絡，就是把這個頻率相關的穴道一起都打通了，因而這個頻率的血流都能暢旺。如果身體更進步，則十二經絡皆可一一打通，那麼心臟病、高血壓，甚至糖尿病等慢性病皆可有良好的治療效果，由此更不難了解為何推拿、拍打是打通穴道通常用之手法。

其實道家之練功，尚不止於此。如果把整個大動脈系統看成一個共振腔，那麼心臟就是加入能量之幫浦，練功時就像雷射系統一樣，不斷把能量打入此共振腔，並儲存起來，當發力時，「力由脊發」，就是由共振腔的中心——大動脈，將選定之頻率，經由經絡（相當於動脈之水壓系統）發射出來，如此就不難理解所謂爆發力或運氣、行氣的道理了。而當血流順暢，流速很大時，因血液中含電解質是導體，流速大時與地磁之作用，難免會產生一些電壓（此即電磁式血液流量計所用之原理），如此亦可解釋有功夫的人，一旦運起氣來，手中帶有靜電的原因。

(7)耳針及手腳按摩

針灸強調耳針，而手腳按摩又說是針灸之應用，這又是什麼道理呢？人之身體如按血流頻率可分十二經絡，換言之，身體各部都可按這十二種頻率來分配（其實應較十二為多，才有奇經八脈等額外之經絡）。所以耳朵、手、腳也一樣有隨這十二種頻率振動的組織。而耳朵特別重要，因為耳朵是動物之散熱器官，血液流量特別大，一旦在耳朵上改變某一特定頻率之阻力，對整個經絡之流動阻力影響也就特別大，所以別看耳朵小，耳針之效果卻是特別好。

手腳按摩也是同樣的道理，所以手、腳上所謂之反射點，也就是身上器官、內臟，共用同一頻率之相對應點，因此以一定之頻率（最好是共振頻率——這也是外丹功所謂的先天氣），加以按摩，就能加強此頻率血脈之流動，而達到治療內臟疾病之效果。

⑻望診與面相

望診為中醫四診之首，而中國人更相信面相。其實這也是與手腳按摩一樣的道理，人之頭部，與手、腳及耳朵一樣有十二經絡經過，所以不同的部位由不同的頻率之血液波波來灌輸。一旦肝有了病變，則肝之基本阻力將變大，流入肝臟之頻率的波動就阻力大增，導致流入臉上與肝相同頻率之部位的血液流注不足，因而此部位就因氧氣不足、營養不良，發青或發黑，或變粗糙等現象。而由面相，多少也可看出先天之內臟強弱及形狀，因此面相多少與人之基質有關，而氣色又與你的健康有密切的關連。

⑼總論

在我國的文化中，《內經》一直佔著重要的地位。由其引申而出的，不僅是中國醫學，其他如道家之練功，及各家各派武術之內功、氣功，也或多或少與脈搏學之研究有關。神農氏嘗百草，靠的是「玻璃肚子」，換言之是靠他自己的感覺，或是脈搏。靠自己的感覺，靠自己的修煉，也就成了中國人成仙、成佛的正規途徑。這種靠自己的觀念，也就是中國醫術的精要。

中醫以扶正為主，也就是增強抵抗力，加強正常生理情形下身體原有的恢復能力，再由此抵抗力去抵擋疾病。因而由脈搏學以及望聞問所引申出來之診斷，常能發現疾病於未發之前，但是對於外來的細菌感染，或者盲腸炎等，卻因為經驗不足，而稍有欠缺。

做為一個現代的中國人，我們不僅要研究發揚中醫所謂的王道醫術，也要研究利用西醫的特效藥、開刀，甚至器官移植等強烈手段。扶正以去邪，或去邪正自扶，本是一體之兩面，相生相成的，又何必爭論呢？

〔參考文獻〕

1. Taylor M. G.: The input impedance of an Assembly of Ramdomly-Branching Elastic tubes. Bioplysics J. 6: 29, 1966.

Taylor M. G. : Wave Transmission through an Assembiy of Ramdomly-Branching Elastic tubes. Bioplysics J. 6: 697, 1966.

2. Basar , E. , G. Ruedas, H. Schwarzkopf, und Ch. Weiss : Untersuchungen des zeitlichen Verhaltens druckabhängiger Anderungen des Strömunswiderstandes im Coronargefäbsystem des Rattenherzens, Pflügers Arch. 304, 189-202, 1968.

3. Wang W. K. Y. Y. Lo. Y. Chiang, T. C. Chen : Study on flow distribution and pulse shape—A model for pulse felling in Chinese Medicine. Paper submitted for publication.

（補註：此文發表於1987年之國際會議，並在同年6月18日由《民生報》以頭版頭條報導。）

註：Special Issue of Annual Report of the Institute of Physics, Academia Sinica, Vol. 16, 1986 In Honor of Prof. Ta-You Wu on the Occasion of his 80th Birthday

輯四

以腎為基

用現代科學看中醫腎脈，解析傳統氣功養生源流

開講「腎與氣功」，結合理論與例證，字字珠璣。本輯不僅統合《內經》、《難經》等古籍中對腎解說之不同，凸顯腎的特殊性和重要性，也對傳統「氣」功與內外功做了以現代生理學為基礎的分辯與解析，除了和讀者分享幾個修煉內功與腎氣的動作，並以脈診儀實測練功前後振幅變化，提供居家養生保健的科學數據。

PART 1

觀念篇 它們說的腎不是你想的腎

PART 2

分辨篇 道家佛家修行養生的追求

PART 3

解析篇 氣功也可以由數學推論

PART 4

實練篇 修煉內功與腎氣的動作

作者序

一起來去蕪存菁，推廣健康常識

王唯工

這本《以腎為基》，串聯了過往基礎中醫的一些介紹工作，也為中醫藥的系統做了一個小結。

腎之所以複雜，一是本來就複雜，二是人為的加油添醋、誇大其辭，再加上一些有心人士藉此招搖撞騙。

在過去三十多年的研究過程中，事實上我們大多在做去除錯誤的工作。

在人的學習歷程，例如學打球，在你沒學之前，可以隨意亂打，這時自由度（entropy）最大；當你逐漸學會一些基本的打球規則，你就不能亂打了，必須遵循這些規則的規範；而當你技術更精進，每個球就只有一個最佳的打法，此時你完全失去了自由，混亂度反而降為零。

所以，學習是一個降低亂度的過程。正確的資訊愈多，自由度就愈少，這就是資訊理論中，資訊＝負熵（information＝negative entropy）理論。

在中醫的研究中，我們只提供了「血液循環的共振理論」這個新的資訊，然後接下來的工作，就是依照這個資訊，將中醫藥理論的混亂度降至最低，希望最後能定於一。

我們呼籲「大家一起來」，參與這個去蕪存菁的工作，讓中醫藥成為嚴謹而又人性化的知識，更進而推廣為維護全民健康的常識。

作者序

承先啟後，我的脈診之旅剛剛開始……

王晉中

記得小學三年級的某個清晨，爸爸看到我起床了，就迫不及待的跟我說著他對中醫脈診和循環系統的假說。當時剛離開被窩、仍懵懵懂懂的我，面對他說得口沫橫飛、一臉興奮，眼睛一直盯著爸爸手裡從巷口買回來的那一袋小籠包。

上國中的那個暑假，爸媽苦口婆心地要我用打電動的Apple II，把一個一個正弦波相加在一起，突然發現這合成的波型竟然很眼熟，和在爸爸實驗室看到的橈動脈脈搏波很相似……。

大三升大四的暑假，爸爸為了要訓練我，把脈診儀第二代改版的硬體及韌體都交給了我，那時我剛初學8051，暑假每天都在實驗室Debug，當年還同時在準備

GRE，後來儀器完成了，但是GRE卻考砸了。

從大一開始，爸爸一直希望我去修生理學和生化，直到博三，我終於硬著頭皮去跟大三學生一起上一班二〇〇人的課，雖然身邊的小孩們都不能理解「怪叔叔」來上課的動機，特別是生理學實驗解剖青蛙，那個落單的學生不得已只能跟「怪叔叔」一組……。而在職場待了幾年後，我發現當年的努力，終究拓展了我日後研究的廣度，並且影響不小。

出國留學以後，脫離了家庭的影響，開始了自己的職涯規劃，爸爸雖然每次在越洋電話中都會很興奮的跟我討論最新研究成果，但電話另一頭的我卻總想著怎麼把手上的醫療影像儀器完成，脈診研究跟我似乎沒有什麼關係了……。

前些年，我在國外已能獨當一面，參與過也曾領導一些大型醫療影像系統的研發及產品化，與脈診研究的距離更是愈來愈遠了。雖然爸爸從二〇一一年就開始對我不停的招喚，但是在國外已逐漸開展出自己的一片天地，面對著眼前安逸的生活，艱苦創業似乎不是我的選擇，儘管我心裡隱約知道，有一天，我會要接續爸爸的研究。

二〇一五年初冬，由於不忍見爸爸年事已高，還得忙忙碌碌的推廣他的研究，也為回應父親「當仁不讓」的期望，我辭去了工作，接手父親的研發團隊，秉持著發揮自己最大正面影響力的初衷，以脈診研究和推廣脈診普及化為今生的志業。

經過兩年的努力，我們已經有上千台脈診儀器在世界各地照護著許多人的健康，大規模的臨床研究也持續進行著，這次書裡也記載了許多我們最新的研究成果，相信在不久的將來，在新科技元素的加持下，脈診將成為第一線照護人類健康的工具。

最後，這是爸爸的第十本書，也是最後一本，而我的脈診之旅，才剛剛開始……

前言

以數學理論破除「腎」的迷思

在中醫的理論中，最基礎的、應用最廣的，也是最為混亂的，就是十二經絡中之——「腎」。

中醫之理論，以十二經絡為系統，可以非常簡潔、易懂，條理分明，分門別類，只要對向量分析和本徵模等基礎數學有些基本概念，再具備一些生理上的了解就能做到。

在十二經絡中，能量是愈來愈小。我們由C0（第〇諧波，也就是心包）開始，心包是心臟能量之總輸出，與靜脈回流和心臟本身供血能力及健康都有關係。

C1係肝，肝之供血，三分之二以上來自於門靜脈，也就是由脾胃消化系統的靜脈供應，只有不到三分之一血量是由心臟經過動脈供應。

這也就難怪在我們夾肝動脈實驗中，不能像夾腎動脈或到消化系統的上腸繫膜動脈，可以看到很明顯的共振。而中藥典分類中，補肝腎的，其實大多是補脾，因為門靜脈由脾之輸出，才是肝營養的主要來源。

接下來C2就是腎。

腎是十二經絡中最難懂的，連中醫最基礎的兩部經典《內經》、《難經》都著墨甚少，而且不一致。再加上之後二、三千年來，各朝各代的前人不斷加油添醋，尤其是在混入氣功後，腎就成了華人最大的迷思，神秘而隱晦。

因此，這本書中，我們以數學的基礎理論為根據，不再糾纏於過去雜亂無章、自圓其說的各種道法，而是用了禪宗所謂的「直指本心」、「當頭棒喝」的做法。希望為大家理出一些頭緒。

【輯四】

PART

1

觀念篇

它們說的腎不是你想的腎

在中醫體系之中，腎與其他器官及功能牽連最廣。

它不止是腎臟、泌尿功能、腎上腺，或一些腎臟的直接功能，

更是所有心跳第二諧波所主導輸送血液的器官、組織……

PART 1

1

中醫體系的腎，大不同？

在中醫理論中，對於人體全身器官組織的分類只有十二個，也就是十二經絡。而經絡與其相對應之器官，因為是相同的共振頻，由供血的立場來說，就是榮枯與共了。

中醫的基礎理論也就是血液循環之分配原理。簡單扼要的說，**中醫之應用，就是在糾正、補救失去平衡的血液循環**。因而「致中和」就是中醫健康的定義，也是正常人或平人（無病者）應有的血液分配。

所以中醫所言之肝，不僅包含肝臟，也包含肝經，以及所有血液經由心跳之第一諧波提供血液的身體各組織、器官等。

而腎就是心跳的第二諧波所推送血液的所有器官、組織。

在左表所列十二經絡對應的十二個諧波之中，心包對應C0，也就是心臟能量之總輸出；C1對應肝臟、肝經及一切由第一諧波推動供血的器官、組織。

十二經絡分配的能量在手腕（寸口）測量，由C0、C1、C2、C3……，逐漸變少。

十二經絡	對應諧波
心包經	第〇諧波 (C0)
肝經	第一諧波 (C1)
腎經	第二諧波 (C2)
脾經	第三諧波 (C3)
肺經	第四諧波 (C4)
胃經	第五諧波 (C5)
膽經	第六諧波 (C6)
膀胱經	第七諧波 (C7)
大腸經	第八諧波 (C8)
三焦經	第九諧波 (C9)
小腸經	第十諧波 (C10)
心經 (未定)	第十一諧波 (C11)

這是身體血液分配的規則。

這十二經中，「致中和」是《內經》提出之健康指導。但是這個指導，對腎卻是唯一不正確的，因而腎成為《內經》指導原則的化外之民。

華人最重補腎

腎在中醫體系之中，最為神秘、最難理解，但又與其他器官及功能牽連最廣，也因此補腎就成了華人的癖好。尤其是男人，腎虛成了最大的惡夢！

它不止是腎臟，不止是泌尿功能，也不止是腎上腺，或一些腎臟的直接功能，就中醫而言，腎是所有心跳第二諧波所主導輸送血液的器官、組織。

所以，要理解中醫所言之腎，就得由第二諧波的特性來入手。

第二諧波的能量，沒有第〇諧波（心包），也沒有第一諧波（肝）來得大，這是十二經絡中第三大的能量。但是為什麼腎臟在華人的心目中這麼重要呢？

認為腎重要，對健康重要，對體力重要，尤其是性功能之相關性，更是許多華人的迷思！難道心功能（C0）和肝功能（C1）就不重要嗎？

腎（第二諧波）的特殊性

在探討腎（C2）的特殊性之前，我們先來了解心與肝的能量變化。

如果C0變大了，表示心臟的收縮，在噴出血液上有些不夠力，這與西醫檢查的EF（Ejection Fraction，心室收縮時射出的血量比率），心臟收縮指數有很多相似之處。心臟收縮指數愈小，表示C0愈大，也就是中醫所說的心火旺，心臟收縮力不足以把血液迅速有效的送入升主動脈，進而進入體循環。

心臟收縮，是心臟肌肉的瞬間動作，在數學上相當於一個脈衝波。一個脈衝波包含各種頻率，這是數學定理，所以心臟每次收縮產生的脈衝，就能產生十二種諧波，分送到十二經絡。這個脈衝愈短而高，表示心肌有力，也就是EF數值愈大，則

C0愈小；反之亦然。因此**C0變大，表示老化、心臟無力，也就是心火上升**。

而肝脈（C1）呢？

肝脈大，肝火旺，是相火（請參看《以脈為師》），也是不健康的指標。一般而言，這表示肝硬化（但尚未達西醫所稱之肝硬化），肝的彈性變差，是自然老化的必然結果，或因血中有毒物質需要肝臟解毒，增加去肝臟的血流量，以加速清除毒物的效率，在飲酒或服用一些西藥，甚至喝咖啡後常會發生，所以**C1變大也是老化或有毒在身的現象，並非好事**。

至於腎脈呢？

我們經過三十年的觀察，不論是老鼠，或是人，都是腎愈強愈好。《內經》中說：「獨大者病，獨小者病。」或「致中和」，只有腎是異類，在一定的範圍內是愈大愈好。（註：近期脈診的研究發現，在特殊病變〔如心肌梗塞〕時，腎脈能量也會異常升高。）

僅此一點，就可略知腎的特殊性與重要性了。

腎陽與膀胱經

在《內經》中，對腎的敘述並不很多，主要是原則性的指出：

「腎者主水」——〈素問・上古天真論〉

「腎主骨」——〈素問・宣明五氣篇〉

「腎生骨髓」——〈素問・陰陽應象大論〉

「腎氣通於耳」——〈靈樞・脈度〉

「腎藏精，精舍志」——〈靈樞・本神篇〉

這些指導，只是將十二本經各司之職、各主之功，以對等的用字同辭，把所主、所生、所藏、所舍，做一個全面性、普遍性的指導。

在現代教科書中，對腎陽大多交代不清，有些人認為腎陽是膀胱經，此說好像也有些道理，因為高頻率的經絡巡行上頭，影響人的慾望。而性慾與膀胱經的確是相關的，一些補腎的藥（如巴戟天等）就是腎與膀胱經一起補，甚至還有只補膀胱經，浮陽溢入膀胱，蘊成濕熱，造成虛火上炎，反而危害身體健康。

此外，人在傷寒（病毒感染）時也容易性衝動，因為膀胱經（第七諧波）能量上升，也大大增加了病毒的傳播能力。

但膀胱經雖然經過各個內臟的腧穴，卻只限於對各內臟供血的調節，尤其是共振頻的阻抗匹配，對於能量之直接增大，似乎無能為力，也不能產生與命門或腎陽相似的生理功能。

PART 1

2 腎陽為三焦元氣之主

也有古人認為腎陽為三焦元氣之主（也就是炁，道家之真氣），元氣是生命活動的原動力，而元氣貫通於三焦，充沛於臟腑組織。

要說明白這個論點，先得把「三焦」的定義弄清楚。

在《內經》中對三焦有兩種定義：一**為上焦、中焦、下焦（也就是三部）**；一**為三焦經，也就是第九諧波之共振經絡**。

而以三焦經來說，《內經》對它有一個特別的敘述——「行於脈外」，說明三焦經之能量有個特性是其他經絡共振頻所沒有的。

其他經絡共振頻都在脈之內，也就是只運行於血脈所及之處——血管與穴道，在器官之中，在大血管與小血管的範圍之內。

只有三焦經不同於其他經絡，可以溢出血脈，在全身產生共振，運行於脈之外，是以全身腠理，將全身視為一個大共振腔之共振狀態。這在現代生理學，或運動生理學，也發現人體整體有一個共振頻，是以身體為整個共振單位，頻率也接近心跳頻率之九倍。

由這個角度看三焦經，則奇經八脈也就容易理解了。

奇經八脈與共振常模

如果把人體看成一個共振單位，那麼在一個類似橢圓球的人體產生共振時會有哪些常模（Normal mode）？

從左頁的示意圖來看，這奇經八脈與一個橢圓球常模是十分相似的。

奇經八脈與十二正經耦合，產生其混合之共振頻，如任脈為C0＋C9，督脈為C7

＋C9；帶脈是C2＋C9，衝脈也可能是C2＋C9；陰蹺脈起於C2（＋C9）合C5（＋C9）（胃），陰維脈也是起於C2（＋C9）；而陽維脈可能是C6＋C9，陽蹺脈是C3＋C9。

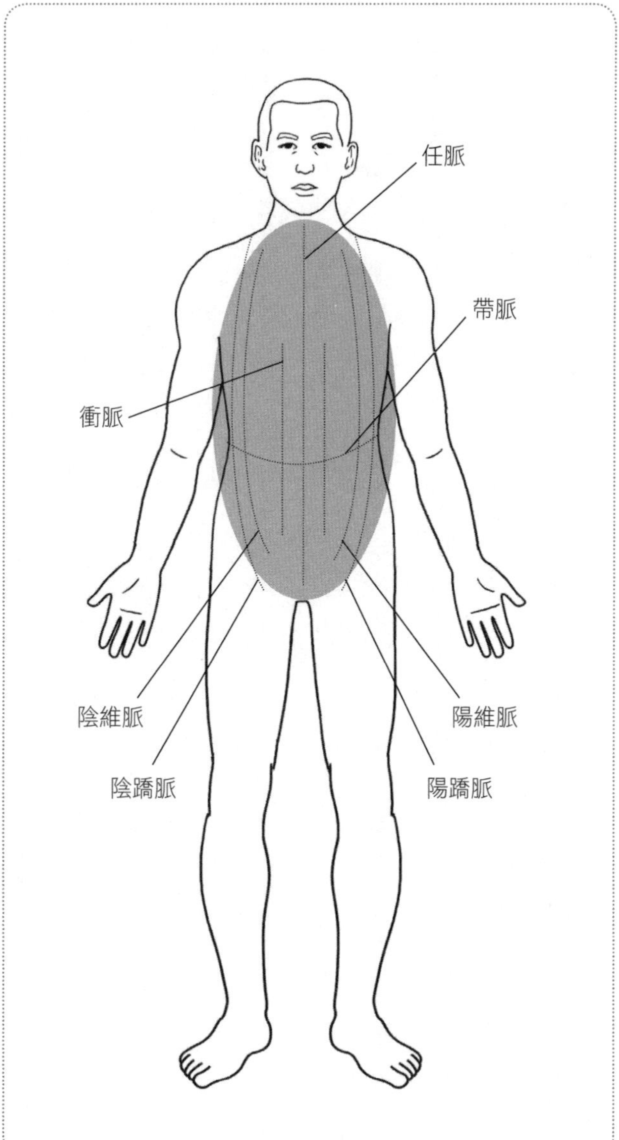

這八脈之中，一半以上皆與腎有關，也難怪一些古代醫家視三焦經為腎陽分布之管道。何況三焦經是全身的共振，幾乎與每一條經的共振頻都有相遇，而且可能互通能量（李時珍認為奇經八脈是三焦經能量主要聚集之處）。

平衡全身之氣——三焦經

三焦經是氣之湖泊，就像水一樣，在其他經絡水多時蓄洪，水少時流出灌溉，做為全身之氣互通有無之平衡，也是密布全身保衛體表之衛氣，與三（營氣）互通，因為三、六、九諧波之共振，是身體最重要的共振，也是氣進出身體主要管道。

但是三焦之氣，雖是遊走全身之衛氣，其能量比起腎陽的能量與功能卻小很多，不足以代表腎陽。

那麼腎陽究竟是怎麼產生的？有些什麼功能？其實「大哉問」，而這正是本書最想要探討的問題。

◆ 奇經八脈之循行路徑

明・李時珍《奇經八脈考》有曰：

奇經八脈者：陰維也、陽維也、陰蹻也、陽蹻也、衝也、任也、督也、帶也。……

陽蹻主一身左右之陽，陰蹻主一身左右之陰，以東西言也。督主身後之陽，任、衝主身前之陰，以南北言也。帶脈橫束諸脈，以六合言也。

是故醫而知乎八脈，則十二經、十五絡之大旨得矣；仙而知乎八脈，則虎龍升降、玄牝幽微之竅妙得矣！

任脈起於會陰，循腹而行於身之前，為陰脈之承任，故曰陰脈之海。

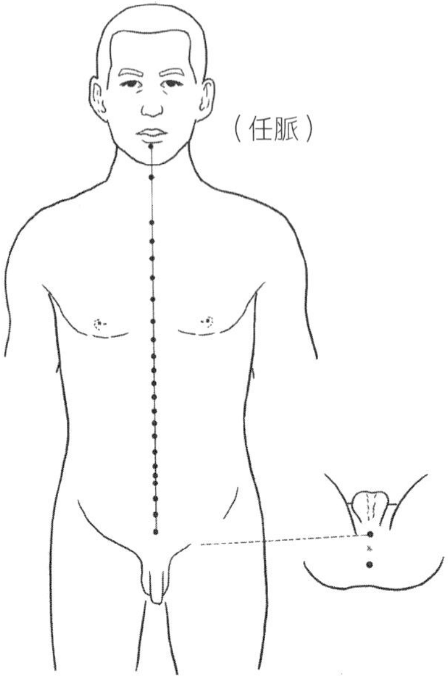

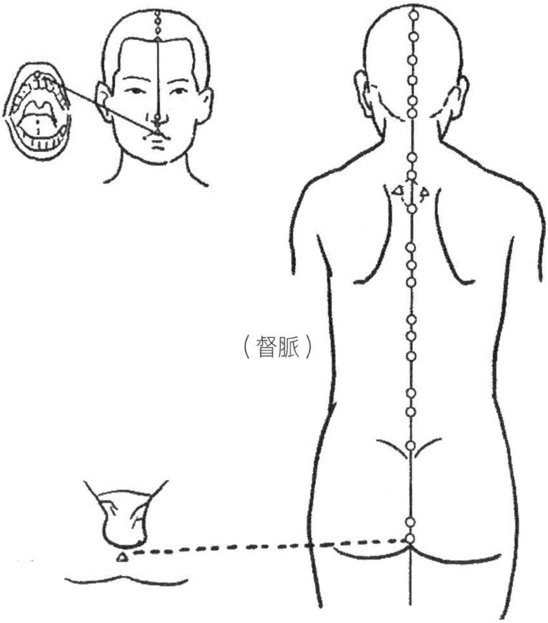

督脈起於會陰，循背而行於身之後，為陽脈之總督，故曰陽脈之海。

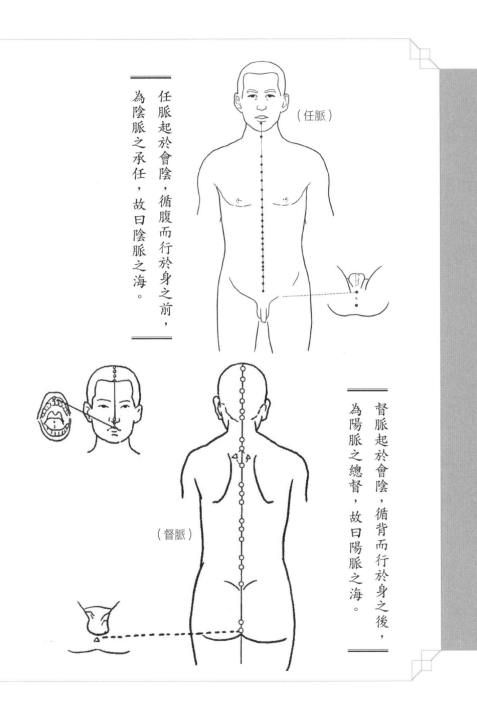

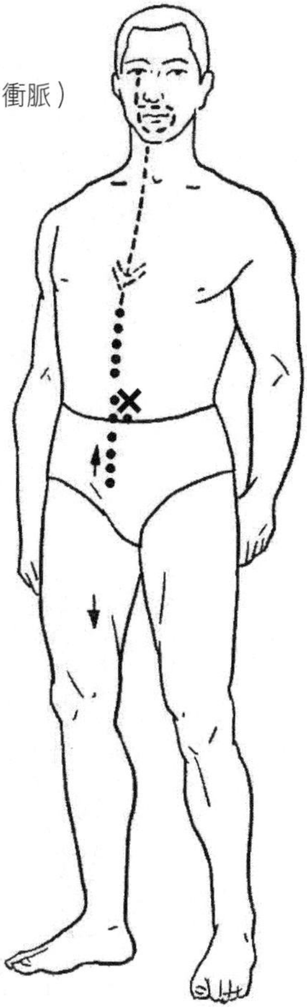

（衝脈）

衝脈起於會陰，夾臍而行，直衝於上，為諸脈之衝要，故曰十二經脈之海。

帶脈則橫圍於腰，狀如束帶，所以總約諸脈者也。

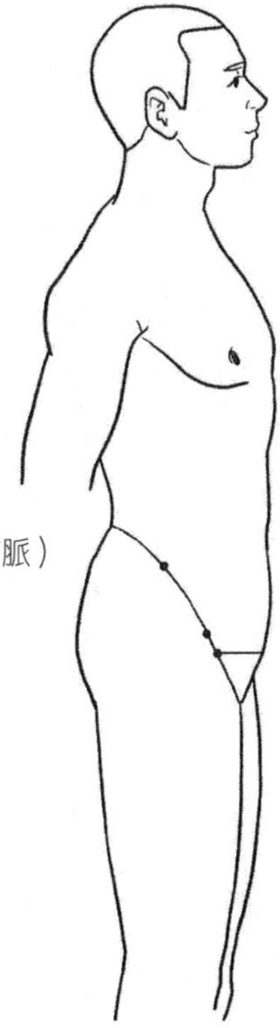

（帶脈）

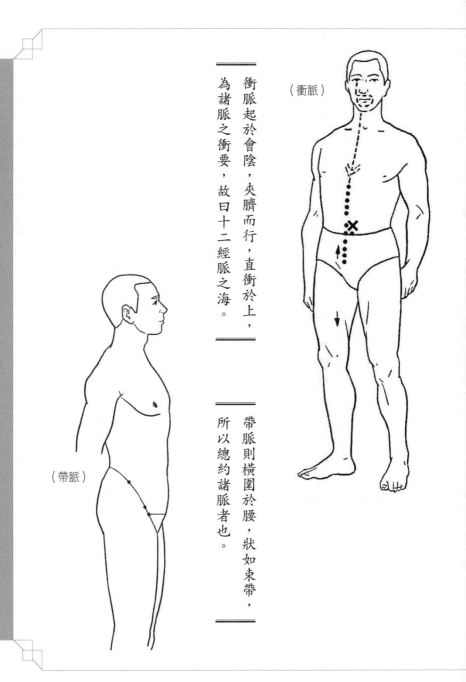

陽維起於諸陽之會，由外踝而上行於衛分；陰維起於諸陰之交，由內踝而上行於營分，所以為一身之剛維也。

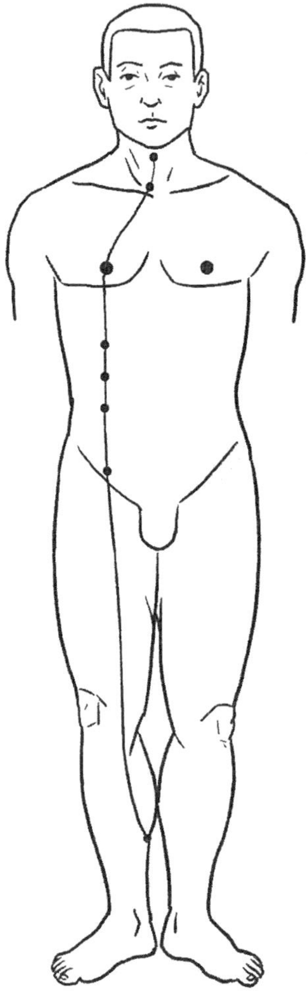

（陰維脈）

（陽維脈）

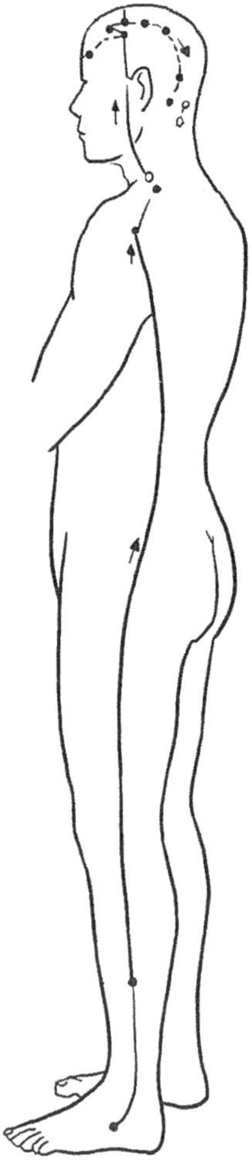

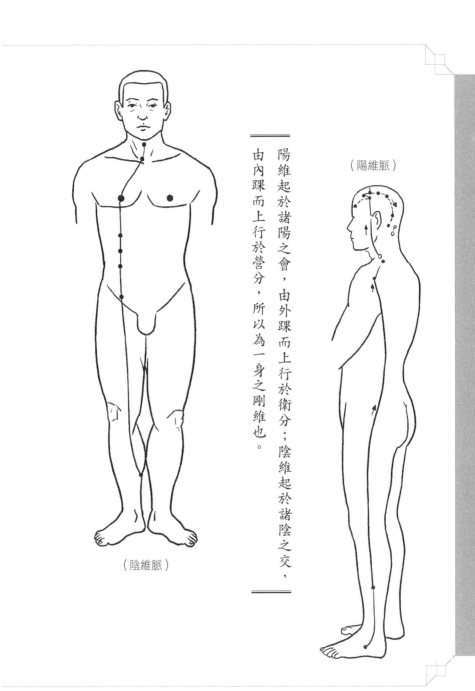

（陰蹻脈）

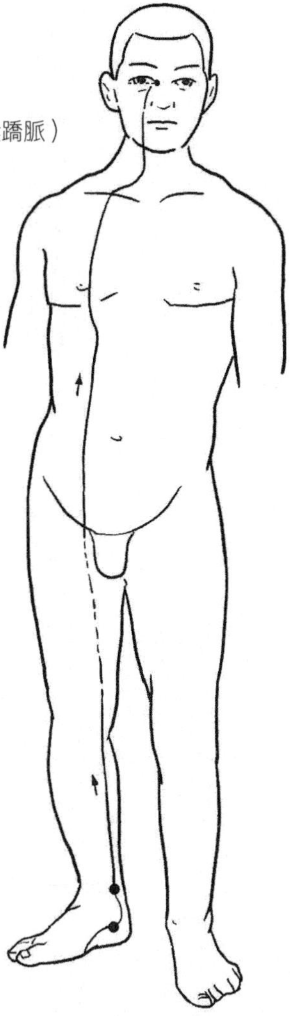

陽蹻起於跟中，循外踝上行於身之左右；陰蹻起於跟中，循內踝上行於身之左右，所以使機關之蹻捷也。

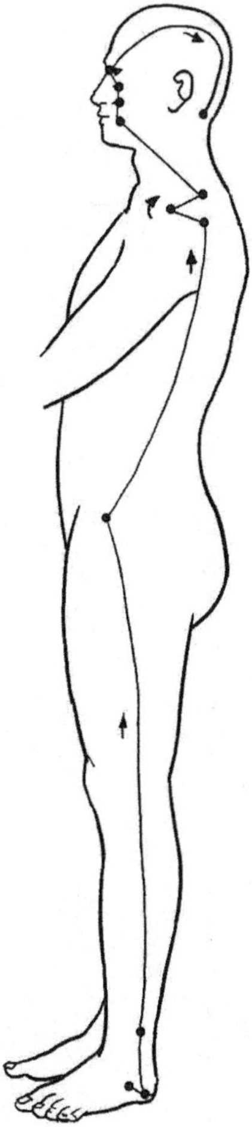

（陽蹻脈）

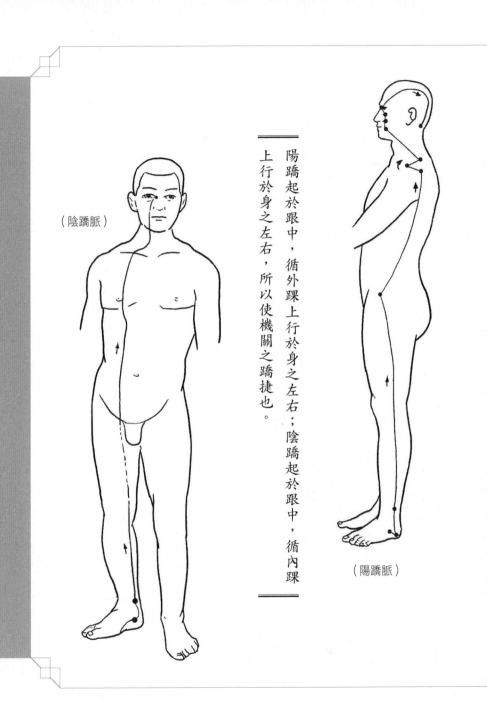

PART 1

3 先賢古籍説腎

首先，我們就來回顧古文辭中對腎陽的一些想法：

《難經・三十六難》：「腎二者，非皆腎也，其左者為腎，右者為命門。命門者，諸精神之所舍，元氣之所繫也。故男子以藏精，女子以繫胞。」

第一個整理註釋《內經》的脈學泰斗王叔和也附和提出：「左腎屬水，右腎屬火。」又說：「右腎為命門，以配三焦之經。」

而身為金元四大家前輩的張元素，主張由張仲景的六經辨證回復到十二經辨證，並且提倡命門一說：

「命門之中，內寄元陰、元陽，又稱真陰、真陽。相火發源於元陽，故稱命門，為相火之源。」

「元陽即先天之精，男女二精相合，誕生新生命。猶如天地之生，先有太極一樣。命門如太極，為天地之始，藏精生血。……命門亦有門戶之意，陽主升，陰主降，降多於升，元陽不足，封藏收攝無元，致陰精漏泄；升多於降，元陽充沛，陽能攝陰，陰精在元陽蒸化之下，化為元氣。」

明代著名醫家、溫補學派的代表人物張景岳也強調：「命門為元氣之根，為水火之宅。五臟之陰氣，非此不能滋；五臟之陽氣，非此不能發。」

從以上列舉這些古籍及先賢對腎陽的看法，我們可以發現，其實與《內經》並不一致。

《內經》裡的腎陽

〈素問・陰陽離合論〉：「太陽根起於至陰，結於命門，名曰陰中之陽。……」

〈靈樞・根結篇〉：「太陽根於至陰，結於命門。命門者，目也。」

〈靈樞・衛氣篇〉：「足太陽之本，在跟以上五寸中，標在兩絡命門。命門者，目也。」

《內經》根結和衛氣都指出「命門是眼睛」?!

我們在這裡可真的遇到難題了，《內經》、《難經》兩個經典，居然對「命門」的定義不一樣?!

中醫困擾千年的爭議

在這個探討腎陽的命題中，可看出中醫過去發展之曲折與困難的原因：

一、**依靠古經典，而且愈古愈相信**。當像這樣遇到經典中之教導不一致時，如何是好？

二、**依靠醫家臨床經驗之判斷**。那些臨床經驗，從診病起就沒有儀器，沒有客觀指標。各家觀察，自有角度，自有堅持，難免瞎子摸象。即使觀察的是事實，也難免象腿、象肚子、象鼻子……各有所見。金元四大家就是最好的例子！

此外，中醫處方之標準化，到《本草綱目》成書後，才趨於嚴格，各家用藥是否一致？也是問題。

而治療效果，除了明顯的生死之別，其他局部之改善也像診斷一樣，象鼻子、象腿……各有所見。

這些困擾千年的爭議，如果有些關鍵性的生理實驗，在精密的規劃之下，是可以釐清的。

由血液循環來看腎

中醫要現代化，科學的工具、科學的方法，以及科學的整理、科學的管理，都是不可或缺的。

下面扼要說明幾個關鍵性的實驗：

在證明各器官共振頻的動物實驗中，我們將主動脈分支（進入各個內臟的動脈）夾住，分離臟器與主動脈，就可得知該臟器在體循環中之貢獻。

夾入肝動脈時，在尾動脈測量之脈（第一諧波，肝之共振頻）或大、或小、或不變，有變化也很小；夾入腎動脈時，在尾動脈量脈波，所有比腎脈高頻（二以上）的諧波振幅皆大幅下降，而且愈健康的個體（腎脈愈大者），振幅下降愈大，可達百分之六〇至七〇之多。

我們在夾各個動脈的實驗中，以夾腎動脈的變化最奇特，是入肝、入脾等動脈受夾後變化的數倍至十數倍之多。（請參看以往之論文註）

由這個生理實驗，可以印證中醫前輩對「命門」之推崇，是有感而發的，是根據臨床經驗的。

在相同的實驗，我們分別夾左腎及右腎動脈，就能證明左、**右腎由血液循環的觀點上來看是完全平等的，又何來「左腎、右命門」之差別？**

而命門對應之腑，若如先賢所提出為三焦，那麼心包所對應之腑又該如何？何況十二經絡中並沒有命門一經。如果命門真的是第十三條經，那命門經所循行的穴道又為何？

現代醫家也多認為，腎分腎陰與腎陽，而命門不足之症狀與腎陽不足並無不同，似乎沒有必要另設毫無根據之命門一說！

命門說的時代意義

在學中醫各家學說時，腎也是最難理解的。《內經》中對於腎沒有特別偏愛與著墨，反是《難經》及後人在臨床上對腎的功能有了更多體驗。

《內經》詮釋腎，只重腎陰，但腎陽卻是腎功能中最難解也最神秘的部分。而今在腎陽是什麼都不容易說清楚的情況之下，有了命門一說，如果把這些前人由臨床經驗所得來的心得，視為腎陽，而不以命門名之，豈不是對腎陽提供了一個比較容易理解的捷徑?!

註：1 S. T. Young, W. K. Wang, L. S. Chang and T. S. Kuo, "Specific frequency properties of renal and superior mesenteric arterial beds in rats," Cardiovasc. Res., 23: 465-467, 1989.

2 S. T. Young, W. K. Wang, L. S. Chang and T. S. Kuo, "The filter properties of the arterial beds of organs in rats," Acta Physiol. Scand., 145: 401-406, 1992.

PART 1

4 腎在循環中的功能之一：靜脈回流

古籍經典及古代先賢的見解，總是古文，所及也只是原理原則。這些主骨、五臟之所生、生骨髓、先天之本、天一之所居、真陰源於腎……，到底表示什麼確切的生理功能？

如果腎氣不足，有什麼不舒服，有什麼功能會失調，這才是我們真正能了解，也真正能拿來用的。

心臟是人體所有能量的來源，這是我們大家都了解的；但對於腎在循環中扮演的角色，卻往往說不清楚。其實腎的功能主要有二：一是幫助靜脈回流；二是腎陽在循環系統承先啟後的功能。

動、靜脈血流量與補血方

靜脈回流是獲諾貝爾獎的重大生理發現。人體中的血液，儲存在靜脈的佔了七成左右，真正在動脈中流動的血只佔少數。這有點像一個國家的現役軍人與後備軍人，現役約佔三分之一，而後備軍人佔了三分之二，以備打仗時可以立即徵召。

在進一步說明靜脈回流之前，我們先要介紹一個有名的方子：**當歸補血湯**（黃耆三〇克、當歸六克）。補血方以四物湯（熟地十五克、白勺九克、當歸九克、川芎六克）為基礎，衍生出桃紅四物湯、三黃補血湯、膠艾湯等十餘有效名方。但是在「當歸補血湯」中，當歸一味只用了六克，反而是大量使用黃耆。黃耆是補氣的良藥，重用之下如何補血呢？

有了靜脈血佔身體血液三分之二以上的知識，才能理解為何黃耆在大劑量時可做為補血湯用。

以下補充中醫補血方使用藥材特性：

白芍

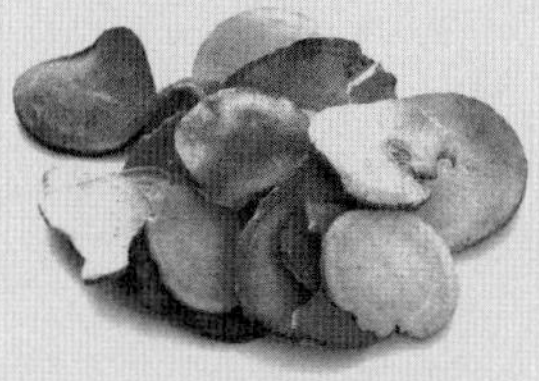

- **處方用名：**白芍、炒白芍、生白芍、酒白芍
- **化學成分：**含芍藥甙、牡丹酚、芍藥花甙，苯甲酸、揮發油、脂肪油、樹脂、鞣質、糖、澱粉、黏液質、蛋白質、β-穀甾醇和三萜類
- **藥理作用：**護肝、解痙、鎮痛、消炎、抗菌、擴張血管、改善心肌血流
- **性味：**苦、酸、微寒
- **歸經：**歸肝經
- **功效：**養血斂陰，柔肝止痛，平肝陽
- **應用：**用於月經不調、經行腹痛、崩漏與自汗盜汗等症；肝氣不和，脅痛、腹痛、手足拘攣疼痛；以及肝陽亢盛引起的頭痛、眩暈等

熟地

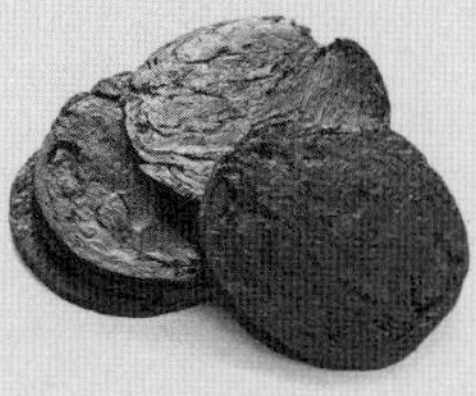

- **處方用名：**熟地、熟地黃
- **化學成分：**含有谷甾醇、甘露醇、梓醇、地黃素、醣類、甙類及多種維生素及礦物質等
- **藥理作用：**補腎、強心利尿、降血壓、降血脂、抗老化、抑制血栓形成、調節體內異常激素、增強免疫功能
- **性味：**甘、微苦、微溫
- **歸經：**歸心、肝、腎經
- **功效：**補血滋陰，益精填髓
- **應用：**用於血虛萎黃，眩暈、心悸、失眠、月經不調、崩漏；腎陰不足，潮熱、盜汗、遺精、消渴；以及肝腎精血虧虛的腰膝酸軟、眩暈耳鳴、鬚髮早白等症

川芎

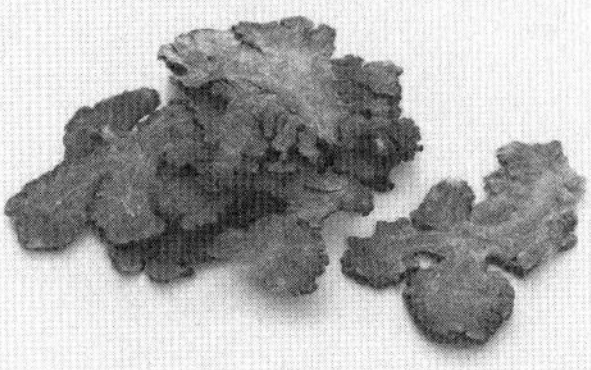

- **處方用名：** 川芎、撫芎、炙川芎
- **化學成分：** 含揮發油、生物鹼、阿魏酸等有機酸，以及內脂素、維生素A、葉酸、留醇、蔗糖、脂肪油等
- **藥理作用：** 保護缺血性心肌或大腦、抗血栓、抑制血小板、解痙、鎮靜、降壓、鎮痛等
- **性味：** 辛、溫
- **歸經：** 歸肝、膽、心包經
- **功效：** 活血行氣，祛風止痛
- **應用：** 用於胸脅疼痛、風濕痺痛、癥瘕結塊、瘡瘍腫痛、跌撲傷痛、月經不調、經閉、痛經、產後瘀滯腹痛；感冒頭痛、偏正頭痛等症

當歸

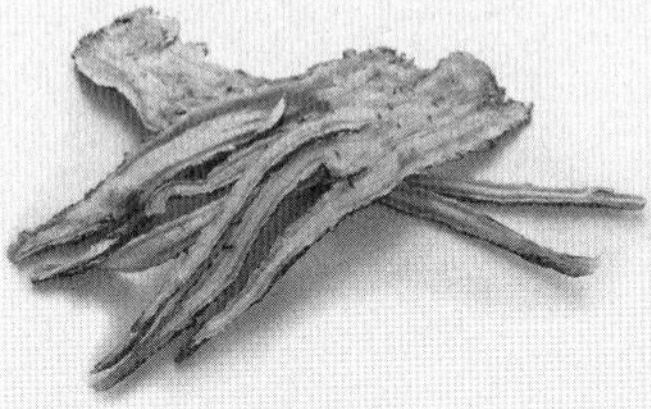

- **處方用名：** 當歸、全當歸、西當歸、酒當歸
- **化學成分：** 含揮發油、水溶性生物鹼、蔗糖、阿魏酸等有機酸，以及維生素B_{12}、聚乙炔類化合物等
- **藥理作用：** 保護心臟、抗炎、消除自由基、保肝利膽固腎、增強免疫功能
- **性味：** 甘、辛、溫
- **歸經：** 歸肝、心、脾經
- **功效：** 補血，調經，活血，止痛
- **應用：** 用於心肝血虛、面色萎黃、眩暈心悸；月經不調、痛經、經閉、崩漏及血虛體弱；跌打損傷、癰腫血滯的疼痛症；產後瘀滯腹痛、風濕痺痛及經絡不利，以及血虛腸燥便秘與久咳氣喘

黄耆

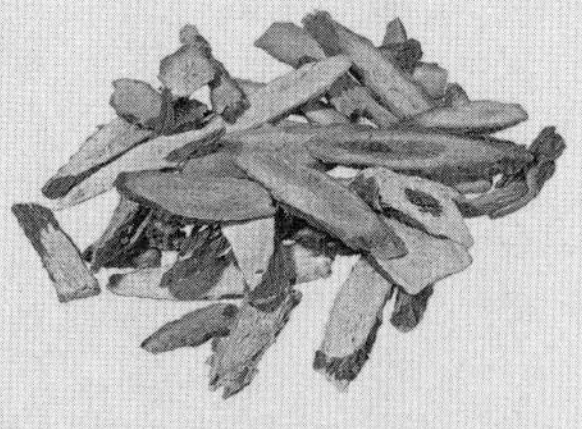

- **處方用名**：黄耆、生黄耆、綿黄耆、北耆、炙黄耆、清炙黄耆
- **化學成分**：含甙類、多醣、氨基酸及微量元素等
- **藥理作用**：增強免疫功能、利尿、抗老化、保肝、降壓
- **性味**：甘、微溫
- **歸經**：歸脾、肺經
- **功效**：補氣升陽，固表止汗，托瘡生肌，利水消腫
- **應用**：用於脾胃氣虛、倦怠乏力，或中氣下陷、脫肛、子宮脫垂等症；肺氣虛及表虛自汗，氣血不足、瘡瘍內陷、膿成不潰或久潰不斂者；以及小便不利、水腫、腳氣、面目浮腫等

前面比喻了人體內的動脈血與靜脈血，就像是一個國家的現役軍人與後備軍人，而黃耆在此方（當歸補血湯）是做為動員令用的。

運用黃耆強補氣的作用功效，將靜脈中的後備血液快速催趕到動脈，以解燃眉之急。使用時症見為「肌熱面赤，煩渴欲飲，脈波大而虛，重按則微」。

凡婦人行經、產後血虛、發熱、頭疼等，都是因為動脈中血量不足，而出現急性貧血的症狀。以現代治療方法就是輸血，可是中醫不會輸液，就依靠黃耆的補氣之力，將靜脈中的備血動員到動脈來，可立即達到增加動脈血量之效。速度雖然不比輸血快，也是一個很智慧的急救法。

由此可見，中醫在臨床上，早已應用動員靜脈血，以補充行血之不足。儘管未提出靜脈血佔三分之二以上的生理理論，甚至不知道血管分動脈、靜脈，中醫只是依靠臨床的效果，還是開發出當歸補血湯這樣的名方。

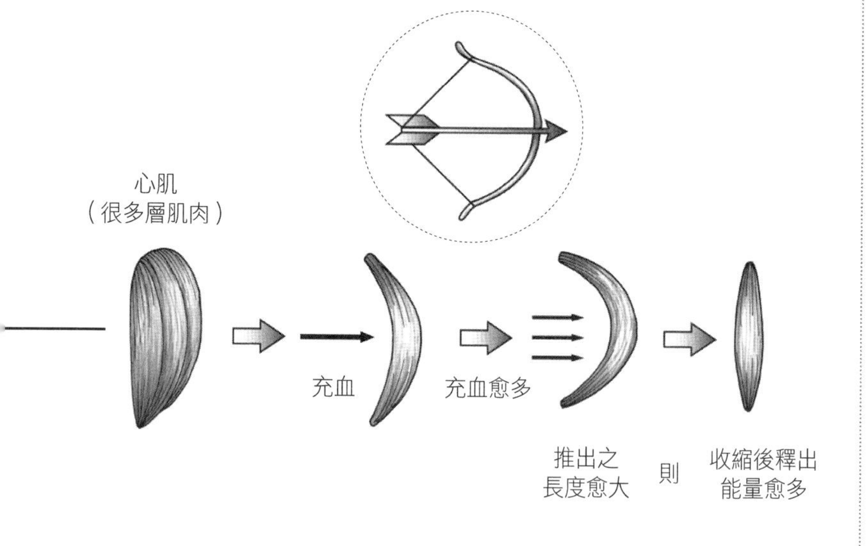

靜脈回流牽動心臟功能

血液大多儲存在靜脈，靜脈血回流多少到心臟來，經心臟加氧活化，再進入動脈，就成了健康的重要因素。這就像一個人坐擁萬貫家財，若都存在銀行裡，無法提領出來使用，還是一個窮光蛋！

靜脈的回流，也直接影響心臟的功能。心肌是依靠伸展與收縮，將血液由左心室推進到升主動脈。左心室的心肌是由很多肌肉纖維組成，每一束肌肉充血愈多，伸展愈

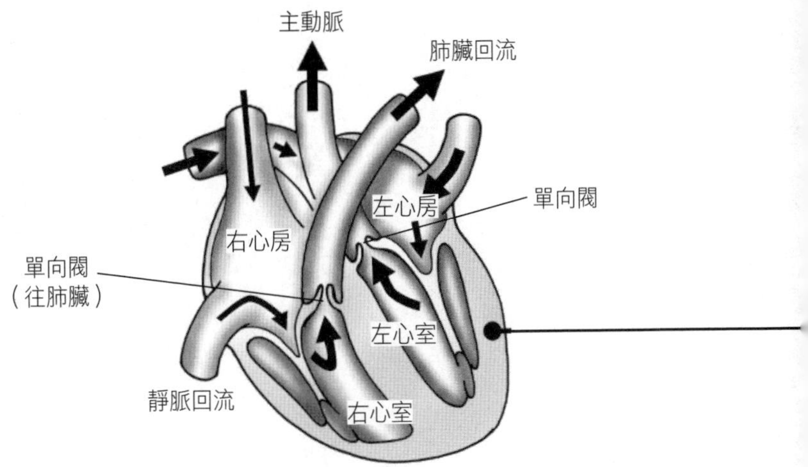

▲靜脈回流與心肌伸展收縮示意圖

長，在收縮時，釋出能量也愈多。

其原理跟射箭是一樣的，弓弦拉得愈滿，箭射出力道愈大，射得愈遠。如果把心肌當成弓弦，血液視為箭，那麼相似度就百分百了。

靜脈回流一方面充實了整個動脈中的血量，又能將心室充分拉長，以增加心肌收縮後射出血量（EF）。

而腎脈對靜脈回流有決定性的影響，這部分在中醫過去文獻是以「心腎不交」來說明，而不歸於腎陽（或命門）的功能。其實腎脈在此項功能，影響生理功能不比腎陽來得少。

PART 1

5

腎脈如何幫助靜脈回流

血液在身體的分配，主要是三部九候。

上部（天部）：往上到頭上去，以膽脈為主（第六諧波）。

中部（人部）：頸項至肚臍之間，以肺脈為主（第四諧波）。

下部（地部）：肚臍以下，包含下肢，以腎脈為主（第二諧波）。

我們不論站著、走路、坐著，都是頭在心臟上方，而腳在心臟下方，故以中部與心臟最為接近。

即使躺著，我們也習慣用枕頭把頭墊高一些，以方便入睡。所以絕大部分的時間，都是頭在心臟之上、腳在心臟之下，由於地心引力的關係，上部靜脈的回流是比較容易的。

至於下部的腳、腿及小腹，則屬於腎脈管區，是在心臟的下方，站立時距離心臟更遠，因此需要更多的設計，協助血液由靜脈流回心臟，再經過肺臟加氧後回到動脈。

靜脈回流是非常聰明的生理設計

心臟推動血液是在動脈之中，到了小動脈，脈動都一直維持。當推進到小動脈開口，與微循環交接的位置，才利用這個脈動的壓力把血送到微循環，也就是組織與器官之中。

而靜脈中的血，是動脈血經過組織及器官，將氧氣交換二氧化碳之後，收集回來準備送回心臟的血液，之後再經肺臟活化（交換氧氣），重新注入動脈，這才完成血液的循環。

但是在脈中的血液已沒有了脈動，換言之，無法像動脈血一樣有脈動來當推力，那麼靜脈血要如何流回心臟呢？

靜脈在血管中生出閥來。靜脈回流靠的就是這個設計！

這些閥，與心臟瓣膜一樣，是一個單向閥。當血液由遠心端往近心端流動時，閥是沒有阻礙的；但如果血液由近心端往遠心端流動，閥就會關閉起來，阻止血液反向流動。

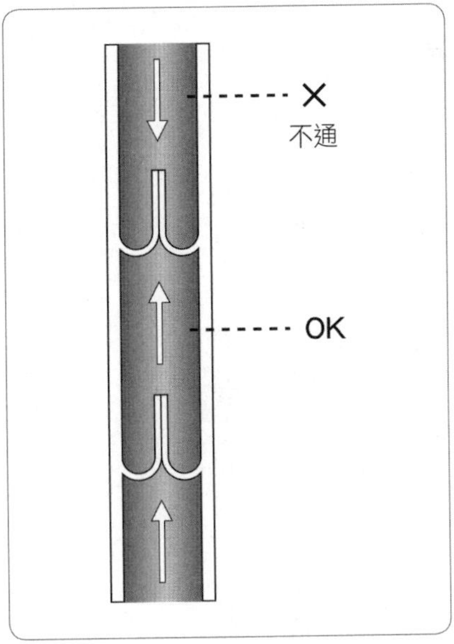

這個被動式的設計，能夠阻止血液倒流。如果有地心引力，而血液所在的位置又比心臟高，如頭頸部，則靜脈血可以由重力引導，順流而下，不成問題。

但在小腹以下的靜脈血，想要對抗地心引力，向上流回心臟，就需要外加能量，以推動血液的流動。

有了閥門的設計，只要靜脈受到外力，不論上推、下推（力量向下，碰到閥後反彈，變成上推之力），或受到左右四方推擠，由於壓力增加的關係，都能將血液往上推。

所以，**運動是促進靜脈回流最有效的方式。不必激烈運動，走路、站起、蹲下……，只要肌肉一用力，就會推擠靜脈，進而推動血液回流。**

腎脈是下部循環推動主力

既然運動能有效促進靜脈回流，那麼在不運動的狀況下，下部的靜脈血又將如何回流呢？

下部包含小腹、大腿、小腿及腳，都在離心臟很遠的最下方。而往下部的循環在動脈中，腎脈（第二諧波）是主要的推動力量。

在我們的身體中，靜脈總是伴隨在動脈的旁邊，這也是上帝的精心設計。動脈中的脈動，就近傳到了靜脈，而這些動脈的波動，不僅推動動脈血往遠心端流去，同時也促使靜脈血向近心端回流。

因此，在不運動時，**下部靜脈回流是依靠腎脈來推動。腎脈愈強，推到下部流灌組織、器官的血液愈多，同時也推動了下部靜脈血的回流**。到了中部，有呼吸、腸子蠕動等生理上的自主運動，要將靜脈血推回心臟，也就是順水推舟了。

腎氣不足，心腎不交

中醫很早就知道前面所說的道理，因而有「心腎不交」這個「證」，腎氣不足則心火旺。

心火旺，我們在之前已經探討過。當心室充血不滿時，心肌就像是未完全拉開的弓弦，不能拉滿弓，強度只有一半或四分之三，儘管心臟肌肉同樣的用力，也只能射出小於二分之一或四分之三的滿載血量。這個生理現象造成「心火旺」。

因為心臟射出能力不足，不止妨害體循環中動脈之供血，也造成了心臟本身供血不足。這個射出至升主動脈的脈衝，在心臟放鬆時（心舒），就是流灌心臟血管的動力。此脈衝變小，心臟供血就變差，使心臟更是有氣無力，雖然用了同樣的力氣，可是流注身體與營養自己的血液都大量減少。這就是腎虛產生心火，造成心腎不交的原因。

這是腎在循環上功能的一大項：幫助靜脈回流，提高心臟打出血液之效率，同時加強心臟本身的健康。

而由腎脈流灌下部的道理，也就可以體會有些保健看法，認為**「腳是人的第二個心臟」**。**多運動，多按摩，可直接促進心臟的健康與效率，並且增加全身供血的數量及能量。**

PART 1

6 腎在循環中的功能之二：腎陽

而腎的另一個神秘功能，就是——腎陽的功能。

腎的功能分腎陰與腎陽，腎陰為腎本身之功能，也就是第二諧波流灌血液所經器官、組織負責執行的功能。這點與其他十一經相同，沒有特別之處，總之是各司其職，各有其本分之工作。

腎有腎陽，其他經呢？

脾也可能有脾陰、脾陽，只是與腎陽比起來就少得太多了。

怎樣知道呢？一、文獻中幾乎沒有脾陽的敘述；二、在做夾上腸繫膜動脈時，除了第三諧波下降外，其他高頻（四、五、六、七……）諧波能量的變化都很小，不到腎陽貢獻的一小部分。

其實也就是因為腎陽，其影響涵蓋所有比二高頻之經絡，才凸顯出它的特殊地位。而除了第二諧波所流灌的組織、器官之外，腎同時也影響了所有其他組織及器官的功能。

再論先賢命門之説

由前述生理夾動脈的實驗，可有效證明張元素的主張：

「命門之中，內寄元陰、元陽，又稱真陰、真陽。」

元陰是腎，本身屬陰，是低頻諧波中唯一能量愈高愈好的，可以說是身體能量的另一個基礎。而元陰不僅是指對三以上之諧波的相生關係，甚至對心臟（腎水降心火）、肝臟（腎共振頻為第二諧波，肝共振頻為第一諧波），也都有很強的相生影響。

至於「**命門如太極**」、「**為天地之始，藏精生血**」，這兩句似乎有些過頭了。命門如果如太極，那麼心臟要放哪裡呢？比較正確的說法是——「**心腎如太極，為天地之始，藏精生血**」。心屬火，腎屬水，一陰一陽之謂道，此太極之原理。

而張景岳所謂「**命門為元氣之根，為水火之宅**」，也應該心腎一起才算正確。接下來兩句：「**五臟之陰氣，非此不能滋；五臟之陽氣，非此不能發**」，其中五臟之陰氣較容易理解，也就是五臟本身之氣，要由心腎來提供；至於「五臟之陽氣」就比較難理解了。

五臟本屬陰，又何來陽氣？

但如果將它解釋為：五臟之陽係對應五臟之腑，也就是脾（臟）胃（腑）、肝（臟）膽（腑）、腎（臟）膀胱（腑）、肺（臟）大腸（腑）、心包（臟）三焦（腑）、心（臟）小腸（腑），也就說得通了。只是這些功能也是心與腎一起完成的，全歸命門，似乎言過其實。

共振頻率與陰陽之說

前面在說到命門時，我們引述了張元素這段話：

「命門亦有門戶之意，陽能攝陰，陽主升，陰主降，降多於升，元陽不足，封藏收攝無元，致陰精漏泄；升多於降，元陽充沛，陽能攝陰，陰精在元陽蒸化之下，化為元氣。」

升與降，在中醫是個容易混淆的概念。從一般文獻來看，大多與此段文字相同——「陰主降，陽主升」。

《內經》中有關陰陽的定義，過去幾本書也講了不少，其中生理部分，例如：「上部為陽，下部為陰」、「體表為陽，體內為陰」、「五臟屬陰，六腑屬陽」等等，只要加些《難經》的補充說明，例如：「遲者臟也，速者腑也」，這部分理論可以由血液循環理論及一些生理實驗證明。

也就是與高頻諧波共振的腑、體表、上部等，因高頻振動較快，所以是速者；

而與低頻諧波共振的下部、內臟、身軀等，因低頻振動得較慢，所以是遲者。振動比較快的是陽，振得比較慢的是陰，這個部分與我們實驗所得的結論是相符的。

但《內經》在藥理部分著墨較少，所提出的藥方也沒有幾個。

性味歸經，升降之道

〈素問・陰陽應象大論〉：「氣味，辛甘發散為陽，酸苦涌泄為陰。」

後來李時珍《本草綱目》將之引伸：

「酸鹹無升，甘辛無降，寒無浮，熱無沉，其性然也。而升者引之以鹹寒，則沉而直達下焦；沉者引之以酒，則浮而上至巔頂。」

這個藥的性味理論，讓原來很簡單的生理理論，變得混沌難解，不能一以貫之，如何是好？

「辛甘發散為陽」，是《內經》之原文，而李時珍引伸為「甘辛無降」，表示陽就無降，也就是陽為升。由陰陽之相反，也就是陰無升，所以酸鹹入陰分，「酸鹹無升」是藥之本性。

這裡就是個大難題。甘辛是人的味覺，酸鹹也是人的味覺，味覺與入經真的有完全的對應關係嗎？

我們吃辣的東西會發熱，英文Hot，是辣熱不分的。熱的時候，血向表走，也就是走向陽（高頻在體表），似乎還有些依據。而甘是甜味，甘入心，甜食在現代營養學研究中知道會令人發福，但對其是否歸心，或有增加陽氣的功能，就毫無頭緒了。

酸鹹為降，則是本於「酸入肝，鹹入腎」，由此理論推出來的。但是今日化工食品之大量發展，各種味覺分子的化工產品都能做得出來，其原理只是刺激味蕾而已，若要以此直接推論：「特殊味覺的味蕾受到刺激後會產生血液循環之改變」，恐怕還需要做很多的實驗！

「升者引之以鹹寒，則沉而直達下焦」、「沉者引之以酒，則浮而上至巔頂」，這些論述就更難理解了。似乎是原有藥材之歸經，經過鹹寒味之矯正，就能夠全部變成降，改屬陰？而經過甘辛（酒）之處理，就會變成升而改屬陽？

比較合理的「猜想」是：藥材的歸經是沒被改變的。當沉者（藥）以酒為藥引子，由於少量的酒能舒緩血管，增快心跳，與藥同飲，可增加高頻諧波在血液壓力波中之比重，因而增加流去高頻諧波共振部分的血液流量，於是就加大將藥力帶到高頻的部分去。

其中「升者引之以鹹寒，則沉而直達下焦」這句，連「猜想」也有些困難，只好用些「聯想」，做一部分的「猜想」。鹹是鹽類的味道，不論氯化鈉（NaCl）、硝酸鈉（$NaNO_3$），或各種酸鹼的化合物而成之鹽，多是鹹味。在西藥中，藥物也多是以鹽的結構供人食用，以增加溶解度及吸收。

這些西藥多以NaXYZ或ABCl（Na為鈉、Cl為氯）的形式呈現。如鹹味與藥同煮，可能提高一些藥物之溶解度，以利吸收。但是為何都是入下焦，就需要更多想像與進一步的實證了。

至於寒藥「可達下焦」，也可能部分是對的。入腎之藥如不入脾，則是寒涼之藥，比如知母、黃柏，都只補腎不補脾。不似地黃、澤瀉、杜仲等，補腎也補脾，就不是寒藥；而杜仲更能補腎陽，因此就成了溫藥。所以，部分寒藥只補腎不入脾，就可達下焦（下部屬腎）。但要以此做為炮製的通則，恐怕還需要更多研究。

談到這裡，對「陽為升」、「陰為降」還是摸不著頭緒。

陽為升？陰為降？

陽經是與比較高頻的諧波共振，陰經與比較低頻的諧波共振。陽經由胃之半陰半陽起，膽、膀胱、大腸、三焦、小腸，都走到頭面，也就是上部；而陰經中，最重要的三陰——肝、腎、脾，都是起於腳，經小腿、大腿而進入中部。

表面看起來，陽經都入上部，陰經主要入下部。但要以此推斷「陽為升，陰為降」，似乎又太籠統了。

如果說膽經為上部血管之共振頻，而腎經是下部血管的共振頻，所以入膽經的入上部為升，而入腎經的入下部為降，反而比較說得通。

綜合以上所述，我們可以對腎的特性有點理解：

❶只入腎的藥是寒藥，但如果也入其他經，或補腎陽，就不一定了。

❷只入腎之藥，入下部則為降，如果也入其他經，或入腎陽，就不一定了。

PART 1

7 腎在生理上的功能

如果把古籍中，討論腎的功能、命門的功能，加上一些三焦的功能，那就與腎的實際功能大略相似了。

《內經・靈樞・本神》：「腎藏精，精舍志。」

「腎藏精」，精是什麼？如果將它狹義的解釋為男人之「精」蟲、「精」液，那麼女性就沒有「精」了?!而《難經・三十六難》則以為「男子以藏精，女子以繫胞」。

這個「精」，應解釋為人體之精華。此為廣義的定義，當然可以包含男性的精蟲與精液（睪丸），以及女性的卵巢、子宮，終究這也是人體中精華的一部分。

那麼這個廣義的「精華」，還應該包含哪些部分？

廣義解析人體「精華」

〈素問・陰陽應象大論〉：「腎生骨髓。」

〈素問・宣明五氣篇〉：「五臟所主，……腎主骨。」

由這兩句話可以知道，《內經》認為腎是生長骨髓。但由「精」之廣義定義包含腦子，這才能解釋「精舍志」。

什麼叫做「志」？❶記憶力，也就是「誌」；❷意志力。以現代生理學來看，腦子才是人的根源，所以此「髓」應包含骨髓與腦髓。

〈靈樞・海論〉：「腦為髓之海。」

腦髓主管記憶、意志、人的一切思維，但是骨髓呢？現代生理學也教導我們，白血球、紅血球都是由骨髓製造，兩者又是血液中主要功能的主力。

紅血球：是血液中攜帶氧氣之主要細胞，沒有細胞核，但其內充滿了血紅素（攜帶氧氣的主要分子），所以紅血球可視為一個充滿血紅素的袋子。人類的細胞總數中約四分之一是紅血球，而每千分之一CC約有三、四百萬個紅血球，在血液中佔了四成多的體積。每個成年人紅血球之總量約有20-30×10-12個，由製造到回收、分解，再到重新製造，約需一百至一百二十天，因此一個成年人每秒鐘約製造二百四十萬個新的紅血球。

白血球：身體主要防衛力量的執行者，為免疫系統之骨幹，每千分之一CC血液中約有四萬至十一萬個白血球，佔血液體積約百分之一。白血球有細胞核，更有許多其他細胞該有的內含物，如粒腺體（由葡萄糖製造能量）、很多運動細胞的纖維等等。所以白血球內含物比紅血球豐富太多了，對原料的需求及加工程序也都比紅血球多了很多，而且其中可拆解重用的部件並不多，因此在製造白血球時，身體的付出比製造紅血球多很多倍。

至於**男性的生殖細胞**：精子或精蟲，製造起來就更費工了，必須先經過減數分裂，將成對的染色體變成單個。這整個過程比較複雜，為便於了解，我們以圖解方式來做說明。

精子結構與生命延續

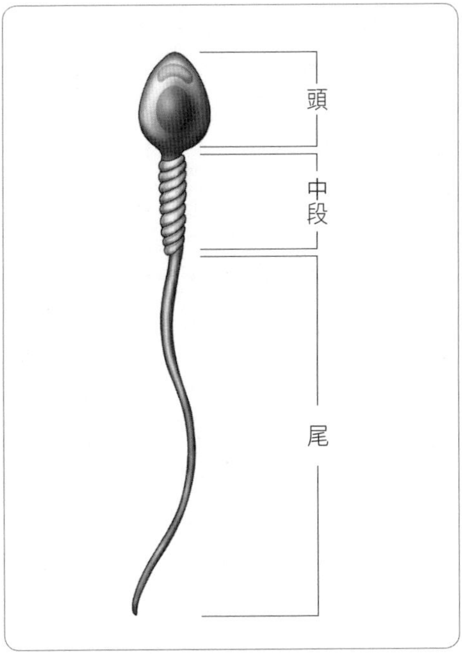

如圖示，精子的結構分為頭部、中段和尾部。中段有強壯的肌肉結構，可幫助精子尾部進行快速又強烈的運動，以通過女性生殖腔進入子宮、輸卵管，達到受精繁衍下一代的目的。而為了讓這些肌肉結構可以長時間劇烈運動，必須準備大量的「糧食」。

精子長約50~60u（1u=1/1000mm），由女性子宮口至輸卵管，總有十幾公分，這就至少是10^5u，是精子本身長度的二千倍以上。

如果以人來做比較，人的身長如伸長手臂約二公尺以上，二千倍就是四千多公尺，而精子需在三十分鐘之內游完全程，才有機會抱得美人歸——使卵子受精。

還有一件事一定要知道，當精子在游泳時，沒有劃好的水道（甚至不是水道），分叉又很多，大多是一片沼澤，精子要隨著精液以及子宮與輸卵管內的潮濕，去找到美人所在之處，一路上是盈科而後進，奮勇向前。在數百萬個精子中，僅有一個「可能」與卵子相遇，其他都將陣亡。

一個精子在睪丸中製造，前後要七〇至九〇天才能成熟，整個過程需要大量能量，當然也就產生了很多熱量，所以睪丸只好放在體外，以方便散熱。

每次射精，為了護送精子，大量的精液內含各種豐富的補給品，加上攝護腺分泌，也是一大筆成本。

由上述一些生理現象，可以進一步理解到，生命的延續在演化過程中是何等重要。所有的物種，能夠繼續繁衍，必須有很強的生殖能力，否則就無法產生下一代，而在基因的大池子中被淘汰。

所有今天能在地球上生存的物種，包括人類，都有非常優秀的生育能力，才能幾千年、幾萬年的活下來，現存生理現象也是一直不斷演化、改進、適應……而得到的結果，所以總是出乎我們意料的傑出。因此，我在研究中醫時也是秉持著這個概念——「血液的分配中有出乎意料的智慧」，絕不是目前生理教科書流量理論所教的，像流在河中的水一樣，依靠動量繼續往下衝，就把血送到了每一個器官、每一個穴道、每一寸肌膚。

精子生成

男性每次射精約釋出1~4CC不等的精液，每1CC約有二至三百萬個精子，數量與每CC血液中的白血球數差不太多，但是不論原材料或製造工程，製造精子的耗

睪丸製造精子之流程

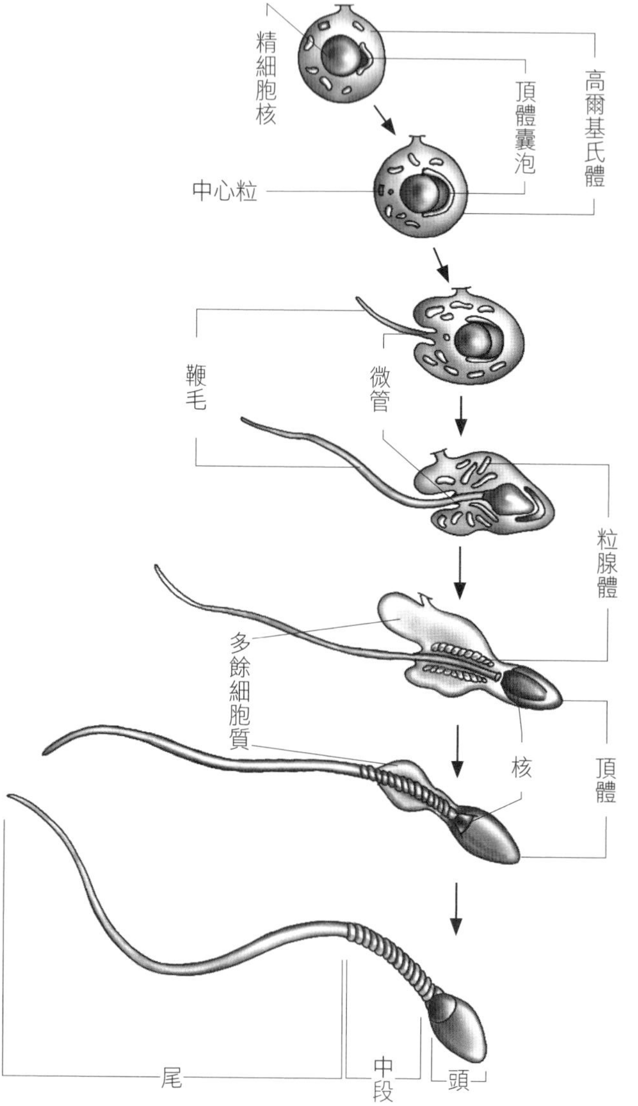
精細胞核
頂體囊泡
高爾基氏體
中心粒
鞭毛
微管
粒腺體
多餘細胞質
核
頂體
尾
中段
頭

費都比白血球多且繁複。

如果只從精子與精液加攝護腺液的營養成分來看，一滴精相當十滴血，似乎沒有那個比重。但若從製造的過程，手續繁複而言，恐怕就有另一種看法了！

一套精製的西裝，主要原料是西裝料、縫線、鈕扣等，要經過許多裁縫師的巧手，以手工縫製七〇至九〇天才製成一套西裝，又怎能說這一套精製西裝等於一套西裝料呢？

精子要七〇至九〇天大量工作才能成熟。也許，一滴精相當於幾十滴的血，甚至幾百滴血，才是比較合理的比例！

補腎≠壯陽

在華人的文化中，補腎與壯陽總是聯想在一起，這個文化偏差是怎麼產生的？

這問題我們思考了很久，認為答案應該是源自於「皇帝這個獨裁天下、獨佔全國美女的人」。

以往皇帝後宮佳麗三千，身體再怎麼強，也抵不住消耗。所以所謂御醫的重大功能之一，就是為皇帝找出方子來解決這個問題。因此，只在皇宮中獨有的秘方，比比皆是。

其中最神秘的就是壯陽方子了。一些從西域來的「高僧」，西藏、印度來的「野和尚」，加上更多的土產道士，天天煉丹、採藥，綜其所學，呈獻的秘方瑰寶大多是此類藥物，並因而獲得皇上大量賞賜，奉為國寶。

而歷史上記載得非常仔細的，就有如「仙茅」（溫腎壯陽，祛寒除濕）這味藥。這個壯陽藥，在唐明皇時代由西域傳入，一直在皇宮中流傳，後來才流入民間，進入藥典。其他還有私相授受的，而鄉野奇談更是大家茶餘飯後的話題，以訛傳訛，以致產生偏差，提起補腎就想到壯陽。

腎的功能，其實可由古籍所言一一分解，再以現代生理學仔細分析合理部分，就可以解除大部分的困惑，調和《內經》、《難經》不同調的窘境，以排解先賢言論中之矛盾，並進一步開啟未來研究發展的方向。

【輯四】

PART

2

分辨篇

道家佛家修行養生的追求

身即是「命」，心與靈就是「性」，道家氣功講的是性命雙修；
而佛教是講心、修心，能得正道，就能進入靈的範疇，
也就是佛家重性輕命，重心靈，而輕身體。

PART 2

8

性命雙修的道家養生術

在中華文化中，道家或道教，修行的是追求世間福報，這與其他宗教（如回教、基督教、佛教）多為死後做準備的教義，是很不相同的。

而在世間的福報，健康、長壽是一切的根基，所以道家對養生術的追求，幾乎是道教或道家文化的最精華，也最雜亂，想像力最豐富，並且是牛鬼蛇神最多的一個環節。

道家是真正在中華地區產生的文化。雖然與佛教文化有很盤根錯節的交流，但是道家一些基本的養生文化，仍為道家之特異點。

中醫與道家文化

中醫的發展，與道家文化是水乳交融、密不可分的，中醫大師如孫思邈、王冰、葛洪等人，皆為著名道教人士，也都是養生的名家與提倡者。

中醫之理論，少有大量實證，大多依靠《內經》及推論；相較之下，道家養生文化更是絕對自由的發揮，許多想法和推論，常常只是一個人打坐時的感覺，或是某個人的冥想心得，於是就一傳再傳，煞有介事。但不論如何，這些道家理論就是中華養生術的主流或主力。在這些養生術中，要找到真正的道理，比起整理中醫理論體系的難度更高。

當我們在整理這些文獻時，仍是依循過去研究中醫理論的精神，盡量去找大家共同接受的部分，再由生理學的理論來試著做討論或規範，以求找出一個合理的解釋，或是將之推翻。如果發現一些現象，或理論有些道理，再將之導正，並說明其道理合理之處，進而加以整理，以成為一個合理的體系。

在開始談道家氣功之前，我們對於道家養生必須先有一個認識——**煉丹，是道家養生的核心**。

丹藥，是煉丹的起源。

《神農本草經》也認為，朱砂（丹砂）是上品，並將它列為開篇第一味藥。

道家氣功概要

道家重修身養性，修仙道，也兼修醫道。晉代道教主要代表人物——葛洪，為當代著名煉丹家、醫藥學家，其重要著作《抱朴子》被視為道教經典，分為內篇與外篇，內談道家思想和丹道修煉，外談人間得失、世事臧否。

是故古之初為道者，莫不兼修醫術，以救近禍焉，凡庸道士，不識此理，恃其所聞者，大至不關治病之方，又不能絕俗幽居，專行內事，以卻病痛，病痛及己，無以攻療，乃更不如凡人之專湯藥者。

譬存玄胎息，呼吸吐納，含景內視，熊經鳥伸者，長生之術也，然艱而且遲，為者鮮成，能得之者，萬而一焉。病篤痛甚，身困命危，則不得不攻之以針石，治之以毒烈（藥也）。若廢和鵲之方，而慕松喬之道，則死者眾矣。

身為著名中醫師，葛洪以醫術為基礎，他的修道之法，強調要符合醫學，也就是生理學理論，是比較不誇大其實的大師。而其練氣理論強調：

一、守一

《太平經聖君秘旨》：「欲壽者，當守氣而合神，精不去其形，念此三合以為一，久即彬彬自見身中，形漸輕，精益明，光益精，心中大安，欣然若喜，太平氣應矣。」

提出守一，就是精氣神合而為一，修者當守氣、合神、保精，以明為綱。一者精也，精乃元氣之母，人之本也，在身為氣，在骨為髓，在意為神，皆精之化也。

二、房中、寶精

強調健康而節制的性生活。不主張采補，而以增加情趣，適度行房，保持精之長滿，生氣、增神，以達守一之功。

三、行氣

有《行氣玉銘》四十五字：「行氣，深則蓄，蓄則伸，伸則下，下則定，定則固，固則萌，萌則長，長則退，退則天，天幾舂在上，地幾舂在下，順則生，逆則死。」也有一說，其大要者，胎息而已。「初學行炁，鼻中引炁而閉之，陰以心數至一百二十，乃以口微吐之，及引之，皆不欲令己耳聞其炁出入之聲，常令入多出少，以鴻毛著鼻口之上，吐炁而鴻毛不動為候也。漸習轉增其心數，久久可以至千，至千則老者更少，日還一日矣。」行氣、胎息，應為細長緩慢的深呼吸。

《胎息雜訣》：「又胎息之妙，切在無思無慮，體合自然，心如死灰，形如枯木，即百脈暢，關節通矣。若憂慮百端，起滅相繼，欲求至道，徒費艱勤，終無成功。」胎息，還要加上將思慮停止，不要胡思亂想。

四、服氣、辟穀

服氣最早出於《山海經》的「食氣、魚者」，不知是否誤認為魚以食氣為生，「此人食氣兼食魚也」。辟穀則是不食五穀，《史記・龜策列傳》記載龜能長年不食不飲而不死。而葛洪說：「法其食氣以絕穀」、「仙經象龜之息，豈不有以乎？」似乎認為食氣辟穀（即龜息大法），可將呼吸、心跳都降至幾近於零，甚至腦波也不見了。（註：我們有一些數據顯示，正確的辟穀方式在結束十天左右療程後，脈診儀的確可量測到接近致中和的脈象。）

五、存思

以水或火等感覺，存在心中，如發炎則心想水之清，如得寒疾則心思火之熱，燒身令盡，存之，使精神如彷彿，疾即癒。

六、導引

今所流行之八段錦或五禽戲等，皆以身體之不同姿勢，以導氣血至不同部位。

以上六類是葛洪練氣理論，也可說是道家氣功主要內容，其重點為「精氣神」。

茅山道士

說到茅山道士，很多人就會想到曾經風行一時的殭屍片，但真正的茅山道士屬於道教的上清派，其法術體系和修道思想幾乎涵蓋道教史各個時期，有「茅山為天下道學所宗」之美譽。只是或許大家看多了殭屍電影，難免被片中那些神怪法術給誤導了。

茅山上清派提倡導引、存思、吐納、丹藥、符圖、訣咒，並且推崇《黃庭內景經》及自著《黃庭外景經》。《黃庭經》內容包括：

❶將五臟人格化，各有其神，而以脾為主（色黃）。

❷頭面有七神。

❸腦中有諸神，且地位有別，分住腦中各個部分（宮）。

❹命門之神。

❺三部八景二十四真（將人體分為上、中、下三部，每部內含八景，共二十四

景）。此法與精氣神相符，但更為細膩。

❻外在諸神。

❼三黃庭、三丹田之說，則黃庭不再指脾，而是與三部對應。

❽強調保精。

❾重視口水，稱為華池真精。

以及存思、食氣辟穀、內視、胎息、按摩、念誦、守一、符、圖咒、周天、采日月精華。

至於丹藥部分，主要著作為《參同契》，以內丹為主，將人身視為丹爐，如同外丹一樣，在體內以大小周天等，與天地日月運行精神鍛鍊之。而由真正丹爐煉製丸劑，含金屬或草藥，則為外丹。

析以陰陽，導之反覆，示之晦朔，通以降騰，配以卦爻，形於變化，隨之斗柄，取之周星，分以晨昏，昭諸刻漏。

外丹以陶弘景集大成，著作非常之多。陶弘景同樣是位有名的中醫師，如《本草經集注》、《效驗方》、《肘後百一方》、《合丹法式》等，也是中醫重要著作。至於《集金丹黃白方》、《服雲母諸石方》等，則傾向道家外丹之內容。

其他流派

道家之其他流派，書不勝書，但已多摻雜神仙、靈異、法術等，如許遜之淨明派，可以點瓦成金、化木炭為美女……。此派後來傳人達數百人，而有著作者亦數十人。

還有大家最熟習的八仙，如鍾離權、呂洞賓、鐵拐李、張果老、何仙姑、曹國舅……等人，皆已入神仙之流，其神跡之流傳，多於其理論著述，反而成為道教最引人入勝的風景。

張伯端（南宗）：號紫陽，本人雖未言師承，但考據皆認為傳承於劉海蟾。南宗以提出陰陽及清淨二派為其特點，強調以人補人，本質為取坎填離。

說到「取坎填離」，以自身腎中陽炁為坎，心中陰神為離，亦稱做「還精補腦」（與精氣神之理，水火相濟、心腎相交亦相合），此為清淨派；而陰陽派，則是以自身陰精為離、為汞，女方陽炁為坎、為鉛，采彼「坎中滿（☵）」補我「離中虛（☲）」。

本來此法強調男女間之感應，但後為邪門外道所乘，變成「御女采戰」、「泥水金丹」，提倡「煉劍」之說——通過性交而煉丹。如民國期間相傳有楊森者，以多媾幼妻而長壽，台北市南港近郊九五峰，係因楊森於九十五歲登峰而得名。不久楊森因手術住院（在單人房），於少妻入內探病後暴斃。

南宗於元末併入北宗龍門派，改稱龍門南派。

王重陽（**北宗**）：北宗為王重陽所創，而盛於丘長春，與南宗皆鍾離權、呂洞賓之內丹一系，為全真派。應始自《莊子・雜篇・漁父》之「**苦心勞形，以危其真**」、「**謹修而身，慎守其真**」。本義為全其本真、天真。此派主要旨意：

一、三教圓融：儒、釋、道三教合一。「儒門釋戶道相通，三教從來一祖風」、「釋道從來是一家，兩般形貌理無差」乃王重陽名言。

二、識心見性：用禪宗明心見性之理，以「獨全其真」，行於「性命雙修」之法己。

大道以無心為體，忘言為用，柔弱為本，清淨為基。若施於身心，節飲食，絕思慮，靜坐以調息，安然以養氣，心不馳則性定，形不勞則「精」全，「神」不擾則丹結。然後滅情於虛，寧神於極，可謂不出戶而妙道得矣。

從〈丹陽真人直言〉這段文字明顯可見，全真派將「精氣神」與「戒定慧」的道理，做了完美的融合。

丘長春（**龍門派**）：係金時人（西元一一四八年），弟子十八人，傳至今日已近四十代。每代傳人皆眾，為流傳最廣之門派。但也因門人眾多，致其他門派也自稱龍門，或雖為龍門傳人卻不知所傳何物，將龍門派變成一個大雜燴。

伍仲虛、**柳華陽**（**伍柳仙宗**）：伍、柳二人直言，陰陽、性命順其自然之變化而生人；逆則返還修自然之理，則成丹（成仙成佛）。其他著作專言大、小周天及任督二脈、預防危險等，有關小周天之修煉，其要旨在周天之火候。重點論述，再三提令。

蔣維喬（**因是子靜坐法**）：係於清代汪昂所著之《醫方集解》中發現。流傳最廣，功法先叩齒、攪漱，然後靜心默數呼息三百六十次，以意行氣（↓下任脈↓過尾閭↓閉目上視↓至頭頂↓下鵲橋↓至丹田）一小周天，共行三次，擦丹田，並提倡自發外功。而楊踐形於一九四一年提出之放鬆方法，靜坐時弛緩筋肉，柔軟身體，如浮於空中，稱「弛力法」。

綜上所述，道家一直把內功、外功混於一池。雖然張三手之太極拳被分類為內家拳，但與內功修為直接相關的方法，至楊踐形才真正提出明確的指導。

PART 2

9

重性輕命的佛家氣功

道家氣功講的是性命雙修。各派雖有偏好，如南宗是先命後性，北宗是先性後命，遵循原則仍是一致的。

但性、命又是什麼呢？

性與命

現代的話語，總說「身、心、靈」。開學術會議、演講時，也總是身心靈一起研討。其實身就是「命」，而心與靈就是「性」。

與道家氣功之最大不同在於，佛教是講心、修心，能得正道，就能進入靈的範疇，並沒有特別講到命。所以佛家是重性而輕命，也就是重心靈，而輕身體。

身體的基本健康，很大部分是生理學的。人要吃、要喝，吃五穀，怎能不生病呢？所以道家氣功重視命，也就重視生理與食物，因而與中醫接近，進而有「丹」的概念。**簡單的說，「丹」是物質性的、生理上的「精華」，內丹由自己修行而來，外丹則由藥物（中藥）金石精煉以得之，服後有大用。**

而佛家或佛教就完全沒有「丹」這一概念，因而完全不談外丹，甚至內丹，也以修心養性為指導，絕口不談「丹」。

禪宗

佛家氣功，我們只就禪宗來探討。

禪宗是在中國發展開的大乘佛教，受到道家文化的影響最大，因而氣功的成色也就多些，也比較能與道家結合。而釋、儒、道三教合一，正是王重陽的立論，對中華文化的影響更勝於道家。

大乘佛教有許多派別，天台宗、禪宗、淨土宗、密宗為四個主要宗派，而其修持方法都是「禪定」。

禪宗在歷史上最有名的故事有兩個，其一是六祖惠能與神秀的故事：六祖本是廟中掃地的工友，而神秀是五祖的大弟子，五祖傳衣缽時，要各弟子提出修行心得。神秀答：「**身是菩提樹，心如明鏡台，時時勤拂拭，勿使惹塵埃。**」其實這與道家思想較接近。而惠能的答案是：「**菩提本無樹，明鏡亦非台，本來無一物，何處染塵埃。**」於是五祖深夜為惠能講解《金剛經》，惠能當下悟到本性，爾後五祖便將衣缽傳予惠能。

另一個是二祖慧可向禪宗始祖達摩拜師求法的故事：達摩祖師來中國入山修行，二祖慧可（當時名為神光）在洞外恭立欲拜師，達摩久久皆不相應，於是慧可為表心志，自斷左臂，才終於見到達摩，表示自己心未安，乞求為他安心。而達摩回他說：「把心拿來，我為你安心。」慧可找不到自己的心，聽達摩說已為他安好心了，遂有所悟。

由以上兩個故事，很清楚的指出禪宗之開示——三無。

一、**無念為宗**。

二、**無相為體**。

三、**無住為本**。

這三個無，其實只有一個無，就是無念。不起念頭，就不會拘泥於形相，而沒了形相，那又依附什麼以停留？

本來面目

惠能釋法：「汝既為法而來，可屏息諸緣，勿生一念，吾為汝說。」又，「不思善，不思惡，正與麼時，那個是明上座本來面目。」

這個「不思」，**就是沒有念頭，前念已斷，後念未起，自己的本來面目。**

其實全真派之「全其本真、天真」，即受到禪的啟示，也就是本來面目──「自性」、「本體」。「禪定」就是定於此「本來面目」，因而「戒」、「定」、「慧」是佛教各宗派共同遵循之修行準則。

六祖對此也予以否定（無）：「**心地無非自性戒，心地無亂自性定，心地無痴自性慧。**」雖然以「無」來闡述「戒」、「定」、「慧」的深層意義，但也肯定了「戒」、「定」、「慧」是為修行之準則。

佛教的修行

其實佛教也是修命的，只是不視為重點。

佛祖在菩提樹下悟道前，也曾學習印度教之苦行，以虐待自己身體，做為脫離肉體枷鎖的手段，而不是「戒」、「定」、「慧」，因而幾乎死亡。幸得村女供奉羊乳才得以生還，並領悟：雖不追求身體欲望之滿足，亦不必將之戕害，只要守「戒」即可，這才是確實可行之修行大道。守戒，反而因身體更健康，可以進入「定」與「慧」的更高境界。

道家也「戒」口腹之欲（節飲食），但終究是入世之法，不強調戒色，因而衍生出三峰派之類的邪術。

在禪宗中，有兩個特別有趣的法門，是用來幫助我們開悟的：

一、棒喝禪

此法門起於明僧人（臨濟宗）圓悟，就是俗稱的「當頭棒喝」。「問也打，不問也打」，這個突如其來之當頭一棒，又怎修行本來面目？

我們用現今的電腦科學來做個說明：**當頭棒喝，就像電腦當機時最常用的修復方法——重新啟動**（**re-set**）。電腦因軟體太多，難免會相沖，因為困於一處，動彈不得，不正像我們凡人思慮過度，他愛我、他不愛我、他愛我、他不愛我、他真的愛我、他真的不愛我、他一定愛我、他一定不愛我……一再反覆無了時。此時一棒打來，一切思慮放下，再重新開機，也就跳出這個死胡同了。

二、參話頭

即是反覆分析一個念頭的起始之處，也就找到一念無明的起始點、發源地。「杜塞思量與分別之心」一問一答，兩人同修，自問自答則自修，不斷把答案當問題，一直問下去。

俗話說「打破砂鍋問到底」、「狀元也經不住三個為什麼」，舉個例子來說：

「為什麼蘋果掉到地上來？」一問。

「地面是蘋果該去的地方。」亞里斯多德說。

「為什麼地面是蘋果該去的地方？」再問。

「因為萬有引力，地球質量與蘋果的質量之間有引力。」牛頓說。

「為什麼有萬有引力？」三問。

這下子可不容易答了。

也許你可以試著答說：「因為有重力波。」

如果接著又問：「為什麼有重力波？」

……？？？

上述舉例是一個物理的問題，還比較容易回答。如果是個關於人心，人性的問題，也就是性與命的題目，就像達摩要二祖「把心拿來，吾為爾安之」。乃知一切「無」有。

以上所介紹，不論是博大精深的佛學，或是雜亂無章的道教，都只是九牛之一毛。我們知識有限，難免以管窺天，只是盡心盡力的理出一些自以為是的條理，以與大家分享。

PART 2

10

由生理學看精氣神與戒定慧

當我們在研究中華文化時，一直會去強調不變的部分，如中醫理論中的十二經絡、穴道。而氣功理論最不變、最廣為接受的，也就是精氣神與戒定慧。接下來就從生理學角度逐一分析。

「精氣神」之開源節流

許多道家氣功都強調「還精補腦」、「煉精化氣」、「精化氣」、「氣化神」，而這些究竟要如何來理解？

由生理學的觀點，二、四、六諧波互為共振頻，也是內功的基礎。
二是腎經的共振頻，對應到「精」；
四是肺經的共振頻，對應到「氣」；
六是膽經的共振頻，對應到腦，也就是「神」。
從這個角度來看，二、四、六共振諧波的能量是可以互相交換的，所以「還精補腦」應理解為：將製造精子用的血來支援補腦。
一旦血液進入睪丸的生產線，後來一定被分解成原料而製造出精子，就沒有「還」的可能了。最多也就是在儲精。我們能做到的，只是少用些精，讓多些血去養氣、去補腦。
男女性交後，男生耗費成本大，因為一旦精洩，血液一定先來補足精，而降低了肺與腦的供血——在演化的過程之中，生殖功能一直是生物物種能夠長時間存在最重要的基礎。
那是否有方法補腦呢？這個就要說到戒定慧了。

「戒定慧」之補腦哲學

最有效的補腦方法，就是「**戒**」，完全沒有性生活。即使沒有洩精，生理上精子還是會不斷製造出來，只是速度較慢。從在睪丸製造生產，到運至儲精囊暫存，精子待在小倉庫內，放久也就分解了，所以適度洩精對身心有益無害。

「煉精化氣」也是一樣的道理。只是氣如不能「定」，成了戾氣、暴氣，又如何補腦呢？——所以要「**定**」。而腦子補好了，胡思亂想，做盡壞事，又有何益？——所以要開發「**慧**」。

那些道家想像力豐富的「房中術」、「還精補腦術」等等大批文獻，總是教人如何與女性交合，而不射精及還精，以求補腦，恐怕是沒有什麼作用。只是這個不射精或延射精的手法，倒是可能對於男性早洩的症頭有效。有心人不妨往此方向研究研究，也不枉費這些老道士們嘔心泣血的「傑作」。

至於陰陽派的理論——以人補人，是不是還有別的道理呢？

從一些統計數據顯示，有配偶或性伴侶的人，生活都比較幸福，壽命也比較長些，而婦女有兩、三個孩子活得最久，也充實些。可見與心愛的人相處，心情愉快，互相扶持，相親相愛，這就是「以人補人」的大道。

◆氣功於中醫發展之猜想

在研究中醫理論時，我們與先祖一樣，先由最基礎的數學入手。因為「心跳是規則的」→「人體中有共振單元」→「共振單元組成器官及經絡」，因而可導出器官及經絡的共振血液循環理論；而十二經絡及器官共振頻，才是生理上的發現，因此有「河圖洛書」之共振頻的分布。

再把人體當做一個由各種密度、彈性、有一定結構的實體，則配合肌肉、血管、骨骼等之組成，可以找到經絡及其組成之穴道。這個發現的過程，可能在一萬年以前就已經完成。我們今天所知的經絡理論、各屬之穴道，都有典雅而實用的名稱，這應是許多古聖先賢集體努力——一棒一棒的經過了千百的努力——才有的成果。

而這些發展的過程，都在萬年前一顆天外飛來的隕石打出太湖時消滅了。

（請參看《河圖洛書前傳》）

一些最寶貴的結論經過多次傳述，加上因為不解其本意的自行發揮，最後以《內經》、《難經》、《神農本草經》等形式留傳下來。而面對這個完全混亂的理論、毫無章法的發展過程，想要從中理出一個思路，是非常困難、幾乎是不可能的任務。

於是我們開始試著從數學入手，就像研究中醫一樣（請參看《以肺為宗》），《內經》中有「獨大者病」、「獨小者病」，所以氣功若只是將某一血液共振諧波的振幅經過鍛鍊而獨自變大，「那也是一種病態」！（**註**：嚴格來說，只有腎經變愈大愈健康，其實這也是練內功的精神。討論腎，將氣功列入主要討論內容，也是基於此理。）

所謂氣功，應是經過鍛鍊，增強了一組諧波，而達到增加健康的功效。

【輯四】

PART

3

解析篇

氣功也可以由數學推論

心跳是穩定的，其組成分量都是諧波，這是數學的必然。

而應用必然正確的數學來推論「氣功」，

所謂的內功，應是與二、四、六這一組共振諧波有關！

PART 3

11 我們的身體有兩組共振諧波

氣功的發展雖依附在中醫之理論，但是更為「天馬行空」，常常是某人一夢，或某人打坐時的感應。

中醫之發展，由於有《內經》、《難經》等理論（雖然不甚完整也不是完全沒有自相矛盾）做為規範，終究還是有些標準；而氣功就是漫無章法，各家各派，自說自話！

此外，中醫理論、藥理……要在病人治病上加以證實，所以特重「驗方」；氣功、煉丹則是全憑使用者的自覺，或「內視」等沒有任何根據的感覺，因而「走火入魔」、「藥物中毒」，不知害死多少皇帝、貴族、能人、居士……

於是，我們就像研究中醫一樣，試著由數學入手，推論氣功。

二四六與三六九

如前所述，心跳是穩定的，所以其組成分量都是諧波，這是數學的必然，也是我們先祖發明了中醫藥的重要基礎。

這些諧波之共振器官及經絡，分別是：〇心包，一肝，二腎，三脾，四肺，五胃，六膽，七膀胱，八大腸，九三焦，十小腸，十一心。

把這個由〇到十一的十二組諧波攤開來看，可以發現有兩組互為相生之共振諧波頻組合：

一組為二、四、六，分別為二的一、二、三倍。

一組為三、六、九，分別為三的一、二、三倍。

而到了四的共振諧波頻時，就只有四與八，兩個而已。至於第十二諧波，也許在人類繼續演化、進化以後，可能發展出第十三個經絡，才能存在第三組共振諧波頻組合。

不同管道練功，效果不一樣

由數學來看，要增強身體的功能，也就是所謂的練功，就應是加強這兩組共振頻組合之能量。理由是：

❶二、四、六，恰好就是上焦（部）、中焦（部）、下焦（部），也就是血管為主之共振頻，以二腎為其基頻，是謂先天之氣的根本。

❷三、六、九，則是人體三焦經（全身腠理之氣）在全身體表分布之衛氣，而以三脾為其基頻，是謂後天之氣的根本。

由此可以明顯的理解，練功有兩條不同的管道，不同的方法，可達到不同的健康效果。

三焦經——第九諧波之共振經絡

三焦經在人站立之後才演化出來，是所有經絡中最特別的，為將人的全身視作一體之共振頻。也就是說，這個共振頻是人以兩腳站立，不再四肢著地，才能夠發展出來。

所有練功的姿勢，如為站立，都要求兩腳與肩同寬，正是希望啟動這個全身之共振頻，也就是「氣」的產生。

近代研究氣功，絕大多數都在了解這個共振頻的特性，像是《內經》中就指出，三焦經之特異性——「氣行脈外」，只有三焦經的氣可由脈（血管中）走出來。其他〇至八，以及第十、十一諧波，這些經絡的氣都是走在血管與穴道所組成之經絡中，而不能在身體其他部位自由遊走。

這個全身的共振頻，可以影響腦波，與腦波產生協同共振。

此外，這個約10Hz左右的波與地球外圍電離層之共振波（舒曼波）也很接近，若是由此血液共振波誘發腦波，進而與地球之共振波連接，是否就能產生「天人合一」般和諧安定的感覺？也是值得玩味的。

如果強化這個全身的共振波，布滿全身之腠理，就是硬氣功，也就是所謂「金鐘罩」、「鐵布衫」，而能刀槍不入。

如果將此第九諧波經由手掌、手指……向體外擴散，就是所謂的「外氣」。有些初入門的練功新手，自覺幾個星期或幾天就能氣走任督脈，其實只是這皮下之氣的表面工夫。

第九諧波之氣，其基礎為脾經之氣（第三諧波），如果將此氣收回脾經，則體表柔軟，內裡充實。

反之，經常發放外氣，或使硬氣功的表演者，常常是脾胃虛弱，虛有其表，而且畏寒怕冷，容易消化不良。

這又是為什麼呢？

因為經由第九諧波把本來營養身體的脾經之氣給消耗掉了。

如何解釋丹田

以此第九諧波為主，散行全身腠理之氣，可能解釋丹田嗎？

在歷史介紹中，我們談過，丹田是由兩個概念形成：一個是煉丹的文化，也就是化學變化之顏色變化，以與五行之類比概念，轉化為身體上、生理之「丹」。但是從來沒有一個氣功「行家」或門派提出解釋，究竟生理上「丹」是什麼？

另一個概念是田。「田」有耕作的意思，就是要不斷地耕耘，讓「田」裡長滿了「丹」。

首先，我們可以從身體的外形（上圖及次頁圖）來看——

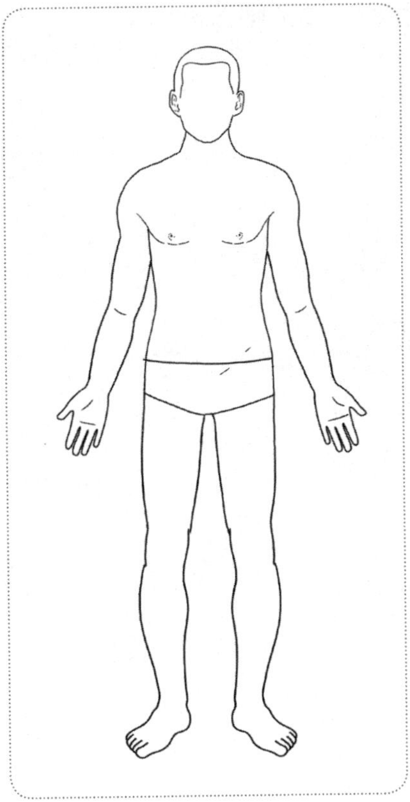

丹田之所在

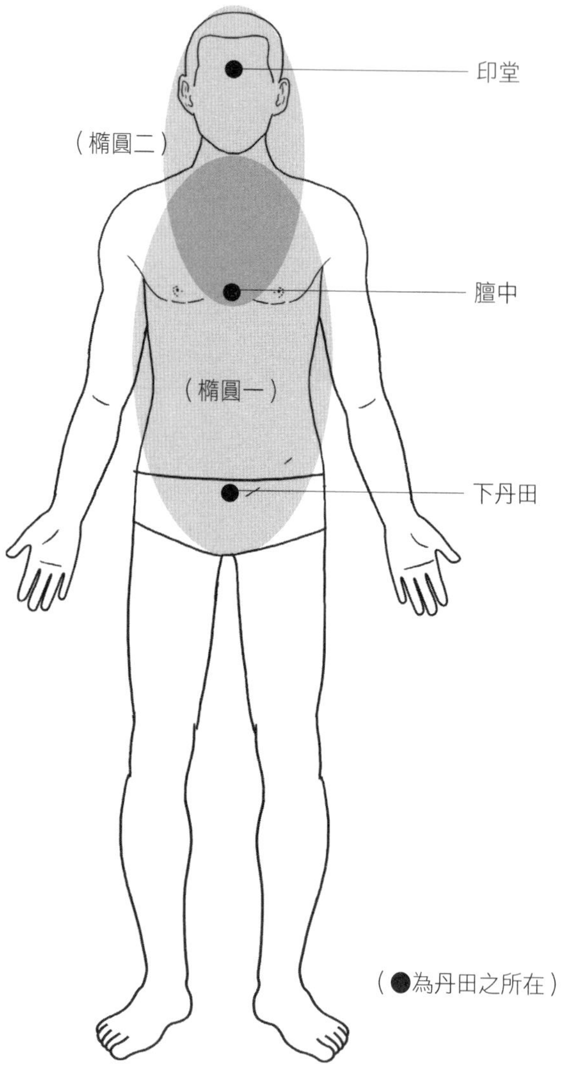

橢圓一，涵蓋範圍為身體部分，此區兩個焦點分別為膻中及下丹田。

橢圓二，由頭、頸、胸之上半形成，而以印堂及膻中為其焦點。

由聲學理論，在橢圓體中一個焦點（膻中）發出聲音，會集中（聚焦）在另一焦點，像是天壇的迴音壁就是依此原理建造，所以在某一焦點談話，另一焦點處可清析聽到，而且兩個焦點可以互相加強。

從右頁所標示這兩個想像的橢圓體，我們可以（稍微有點造作，尤其是橢圓二）大略解釋丹田的位置。

但是如何結丹？如何耕田？後面我們會再延伸探討。

身體之其他部位呢？

以上所討論的，都在「氣行脈外」之三焦經。那麼其他「氣行脈內」的十一個經絡呢？

三焦經只在體表之腠理，那麼骨骼、五臟六腑、血管、神經等等呢？

在氣功文獻中，最具色彩，又多樣、多元化的「內經圖」，又稱「內景圖」或「修真圖」，據傳為道家千年不外傳之秘要圖式，其將人體的形象隱於一幅山水風景畫，描繪出人體與自然相應的規律，並且結合謎辭隱語，講述人體臟腑與經絡的內在關係、煉氣結丹要訣及重要修煉之關鍵位置。在中國醫史博物館編撰的《文物選粹》中收有一幅彩繪內經圖，而目前流傳最廣是北京白雲觀木刻版拓印的黑白圖，在宜蘭「道教總廟三清宮」網站（http://www.sanching.org.tw/dw）內有提供圖檔下載。

要找出身體內部加強健康的方法，如由中醫之理論入手，一定是「**如何增強血液循環之流暢及效率**」。

因此，我們必須再回到其他器官及對應之經絡，也就是回到第九諧波之外的十個諧波——〇至八，以及第十、十一諧波。嚴格來說，應是三、六、九這三個與外功有關之諧波以外的諧波，也就是剩下的〇、一、二、四、五、七、八、十、十一，要從這九個諧波之中來尋找。

在這個部分——「氣功」的討論，開宗明義，我們就應用了必然正確的數學來做一些推論。

這個所謂的內功，應是與二、四、六這一組共振諧波有關！

PART 3

12

由二、四、六諧波了解內功

在我們開始以脈診研究中醫理論的時候，大約在一九八五至一九八七這三年間，我們的研究團隊做了《內經》中所稱「三部九候」九個穴道的脈形分析，以了解這些穴道諧波分配的情形。

上部（天）：頷厭、耳門、顴髎

中部（人）：太淵、神門、合谷

下部（地）：太衝、衝陽、太谿

以上所列出這九個穴道，都有動脈通過，所以才可能取脈，也因而為《內經》選中。

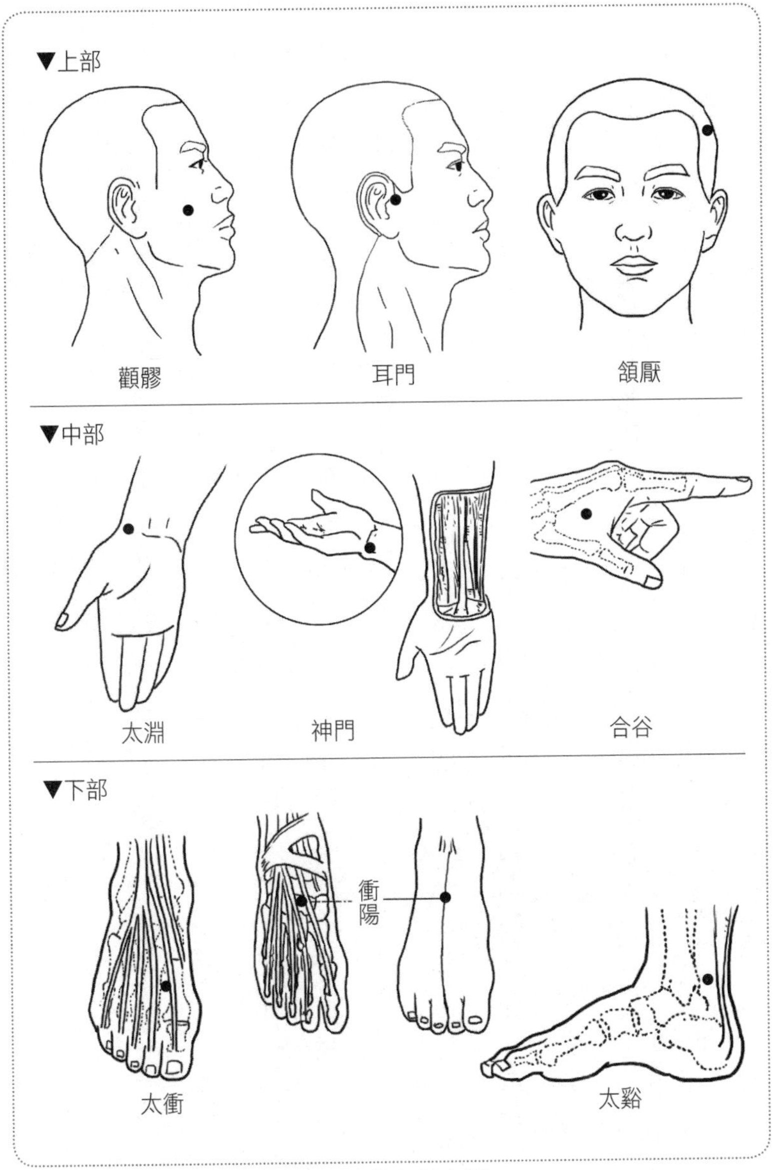

▲《內經》所稱「三部九候」的九個穴道

三部九候之脈形分析

若將所有量到的諧波振幅以手上的太淵為基準，將諧波的振幅比值做一個比較，會發現上部的幾個穴道量測點，在第六以上（膽經）的諧波振幅比值都大幅增加，表示頭上動脈系統對膽經以上諧波的共振顯著；而與下部的穴道相比，第二諧波（腎經）的振幅比值在下部是最高的，不同人的量測平均增加了百分之四十二，表示下部的第二諧波共振最顯著。

如果以中部的穴道與上部和下部相比，則第四諧波（肺經）的振幅最顯著，因此，我們大膽假設在人體動脈系統中，上部、中部、下部各自對應二、四、六諧波的共振頻——

上部（天）：就是到頭臉部的血管，其共振頻為**第六諧波**。

中部（人）：就是到胸部（頸部至肚臍）及手的血管，其共振頻為**第四諧波**。

下部（地）：就是到肚臍以下至腳的血管，其共振頻為**第二諧波**。

並且根據這個實驗結果，得到一個重大的生理上之結論：這上、中、下三部之共振頻，剛好為六（膽）、四（肺）、二（腎）諧波，也就是另一組互為共振（一：二：三）的組合。

健不健康？取決於腎經

而在用老鼠實驗時，我們又發現：腎脈（第二諧波）愈強的老鼠，外形佳、毛色美、活力旺、眼睛亮，各方面也都愈強壯。

老鼠沒有三焦經，也就沒有所謂遊走全身腠理的第九諧波，而老鼠的健康似乎取決於腎經，也就是第二諧波。

換言之，**如果有內功，其基礎乃是「腎氣」**。

由腎之共振頻第二諧波，也是肚臍以下（包含雙腿）身體血管之主要共振頻，其大本營就在骨盤腔。這不正是下丹田的位置？（下部所有動脈之重心，也就是共

振中心）

由肺之共振頻第四諧波，也就是肚臍以上至肺（包含雙手）的身體動脈血管之主要共振頻，其重心共振之最大點是膻中穴。氣聚膻中，就是升主動脈將心臟打出之流量轉換為振動的發生地點，這也是所謂中丹田（重量之中心點，更是脈動產生地）。

由頭部血管（不含頸部——仍包含在中部）之共振頻第六諧波，其集中點在印堂穴，也就是兩眉之中心，不也正是上丹田嗎？

由心臟產生血流之脈衝，在膻中（升主動脈）轉換為振動之脈衝。而膻中至頭頂之距離，如當做一；膻中到手心，則為二；膻中至腳底，則為三。由於管長與共振頻是反比關係，這三個部位——所謂天（頭）、人（主要上軀幹加手）、地（下軀幹加腳）——共振頻分別為六、四、二，也是符合數理原理的。

PART 3

13

說解丹田

丹的概念，是由早期道士以爐子煉製各種化學元素，特別是汞與鉛結合、分離之發現，所演變而來的。

有傳承的「丹」與「田」

在文獻中，可以看到各式各樣的比方、猜想、幻想、邪想，主要是企圖根據五行的概念，把人在練功時產生的各種異相、怪相、相像，以五色、五味等五行中之連結性來推論其共性。

於是把人體當成爐子，由身體練功後產生之物質，就統稱為丹；而田就是丹生長的所在，如種田一般，以練功促成丹在田中生長。這是由歷史傳承的「丹」與「田」的概念。

這個概念經由各式各樣的人——道士、居士、學者、騙子、瘋子的親身體驗或感覺，留下了大篇幅的「自說自話」、「胡言亂語」、「牛鬼蛇神」，成就了洋洋灑灑的氣功歷史及傳言，而更多是胡言、謊言……。

丹田的確切位置

想要了解丹田的確切位置，就得理解「丹」與「田」在生理及解剖上的意義。而在這個部分，我們先由血液波的共振現象來理解一下——什麼是丹。

丹在傳統的道家思想像是一顆丹藥一樣的物質，在丹田之中生長！但是，丹一定要是物質的嗎？

我們在以往的著作中曾提到，就像籃球投籃、或網球擊球一樣，我們不斷的重複相同動作，將神經、肌肉……甚至骨骼等等，都訓練成一種反射式的動作。眼睛一看向籃框，便引導手、手臂、肩、腰、腳……等全身各處都有一個標準的動作，而將球一投入籃。

因此我們可以想像，這個長期訓練後的成果，就是一種印在大腦、小腦、脊椎、交感、副交感運動神經的一張反應圖表，將各種投籃動作都詳細記錄，並依照記錄一再重複表現，不斷的加強↓重複↓修正↓加強↓重複……，最後成就一個偉大的籃球員，幾乎每投必中。

這張留在神經、肌肉、骨骼，甚至內分泌、呼吸……各系統中的圖表，也是一種具體的「東西」。這「東西」可以一而再、再而三的不斷重複並改進。

現在我們再想一下練功的過程，或是道家所言「煉丹」或「練丹」的過程，是不是覺得十分相似呢?!

其實練「丹」與練「打球」是同樣的事情，所有練打球所要求的心志合一、專心一意、重複練習……，這些對自我的要求，也是如出一轍。

我們可以由生理學的角度說：「丹」，**就是身體循環系統中共振狀態的綜合表現**。這個表現與投籃一樣，要全身血管、神經、大腦、小腦……肌肉、骨骼的協調與配合，才能將動脈脈波更有效的送往身體各部位。

做好共振乃健康王道

而所謂打通某經絡，就是將這一個經絡的各個穴道共振狀態提高到一個良好↓再更好↓不斷降低阻抗↓暢通……的狀態。

外功是以打通三焦經為標的。前面所介紹與三焦經直接相關的奇經八脈，也是逐個（例如由任督脈開始）漸漸暢通，因而血液的壓力波可以快速、隨心所欲的到達並充滿體表某幾個穴道，將之鼓起，而成就鐵布衫與金鐘罩。

說到這，大家心裡或許會想問：那麼在內功呢？

其實，內外有別。

外功是有防禦之功能，只在體表運作（三、六、九諧波，重點在第九諧波），沒有增進健康、開啟智慧的效果。

內功則是向內臟與其他經絡（尤其是腎、肺、膽三條經絡）及器官，去開發，去改善循環，以促進健康。

PART 3

14 練內功是在練什麼？

由生理實驗，我們知道上部（天）的血管都有第六諧波為共振波，中部（人）的血管都有第四諧波為共振波，而下部（地）的血管都有第二諧波為共振波。如果各部的共振狀況愈好，則血壓波及血液送到主動脈，進而分送身體之上、中、下部也就愈好！

這就是由根本改善了健康，也啟發了智慧。

在前面我們已經分辨道家內功的重點是「精」、「氣」、「神」，而佛家是「戒」、「定」、「慧」。這與由主要送血系統中的三部九候，又有什麼關連呢？

生理學上的奇蹟

主動脈是送血的幹道，這是輸送血液最重要的管道，比經絡系統更重要、更巨大，所以一定不能阻塞或共振不良。

而這三部做為最基礎的系統，其改善比起打通任何單一經絡或穴道都更重要。因為這是第一階段的分配，「經」是承接於其後的分配系統，「絡」則是更細微的分配！上、中、下每一部，則是大動脈好幾條經與絡的結合體或綜合體。

就像高速公路、省道、鄉間小路一樣。在高速公路上，暢通是最重要的，可以將輸送時間縮短最多，將運輸效率提高最多；而省道已不止一條，鄉間小路分支更多，每一分支暢通與否，其影響就比較小，而且比較局部。

但是血液之分配卻是高速公路、省道、鄉間小路的綜合體，係一起工作的，一個群策群力的共振單位。

這條送血的超高速公路——三部，比一般高速公路有更高的效率，以共振方式運作，這是生理學上的奇蹟——老天爺、上帝的傑作，我們凡人至今尚未參透。而氣功已知的枝枝節節也只是瞎子摸象，摸到腿，說是圓柱，摸到肚子，認為是大圓桶，摸到牙齒則是硬的、尖的……。

這個三部，除了輸送血液之外，還兼顧分布血液，所以有三部的規劃，而《內經》在一萬年前可能就已經知道這個秘密了。

三部九候的奧秘

下部（地）、中部（人）、上部（天）把人體分成三大區塊，由主動脈送入身體的血液波，就依據其共振頻，分別導入這三個區塊，這個區塊包含主動脈、經與絡，就是主動脈含大小血管及穴道，也就是微小動脈等。

所以，此區塊的主動脈、經絡、穴道就構成一個大的共振網。

這裡我們要釐清一個概念：**血液輸送的共振，可不像電子電路的共振**。共振頻與非共振頻的振幅可相差十倍、百倍，在循環生理上的共振，多了幾十個百分比，最多也是二倍、三倍，其他不是共振頻的振幅仍有十幾或幾十個百分點，而且總是清晰可見。因此，並不會完全沒有辦法輸送血液。只是在輸送的數量上有了顯著的選擇。

這個上、中、下部的選擇，是血液分配中最基礎的核心，但卻是最不易體會或了解的。所以，接著就讓我們娓娓道來——

這個區塊是以主動脈為動力的來源，而其經與絡中的血管才是共振之區域。是這個經與絡中的血管，以共振的方式，將主動脈中之共振頻能量引導出來。

這裡一定要有一個概念，就是共振如何將能量交換。一個共振系統，可以由一個充滿各種頻率能量的系統中，選擇性的吸收其共振頻的能量，而不吸收其他頻率的能量。

與我們日常生活最接近的就是無線電視或收音機系統，當其天線之共振頻調到電視台或廣播電台的頻率，就能收到某個電視台或廣播電台的信號。雖然空中充斥了各個電台的廣播頻率，可是這個天線經過了頻率的選擇，只選擇吸收某一個電台的信息，而播放於電視或收音機。

在此我們先做一個小結：

血液由心臟噴出後，在升主動脈做一個一八〇度的大轉彎，同時將約百分之九十八以上流動的動能，在此（約在膻中穴）轉換為波動的位能，而沿著有彈性的主動脈向上、向下輸送。此時大動脈之彈性、平順，就能以最小的摩擦力將血液往前推進。由於血流速度很小，波動能量很大，因而在主動脈中主要輸送的是存在血管壁上的位能。

這個在血管壁上的位能，包含了心跳的各個諧波。當波動通過身體下部時，因下部之經（包含大血管）、絡（包含小血管）所形成的動脈網路，有其特定的共振頻——心跳之第二諧波，將以第二諧波為主的波能能量吸入此動脈網路，並藉此波動力量將血液推進所有下部之組織。

同理在上部是第六諧波，而中部是第四諧波。

丹田的田是什麼？

由以上的了解，我們就很容易來解說「田」了。田就是整個上部、中部或下部的區塊，是一塊很大、很大的「田」。

那為什麼氣功前輩們認為丹田只是一個很小的位置，或者是一個類似穴道的位置呢？

我們把身體的動脈解剖圖拿出來看一看：

下丹田差不多是下部動脈之重心，也就是共振網中振動之最大點，同時也是我們一般最容易感覺到有振動的位置，難怪下丹田會有「關元」、「神闕」、「氣海」、「石門」等各種不同位置的猜測。這也是隨各人身體結構、感覺等差異而分別有不同的結果！

中丹田有「膻中」及「巨闕」等。

上丹田則有「百會」及「印堂」等。

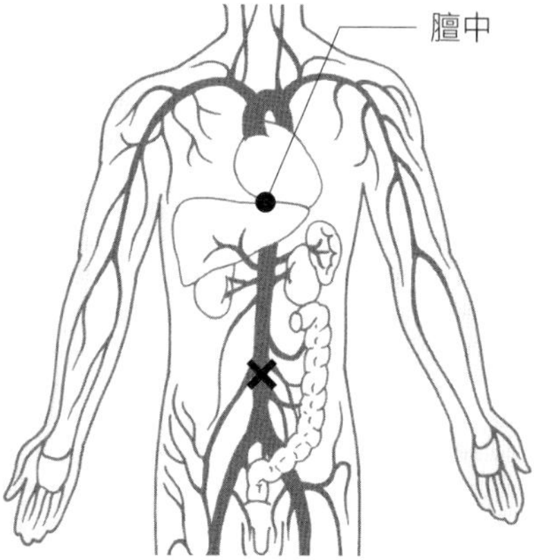

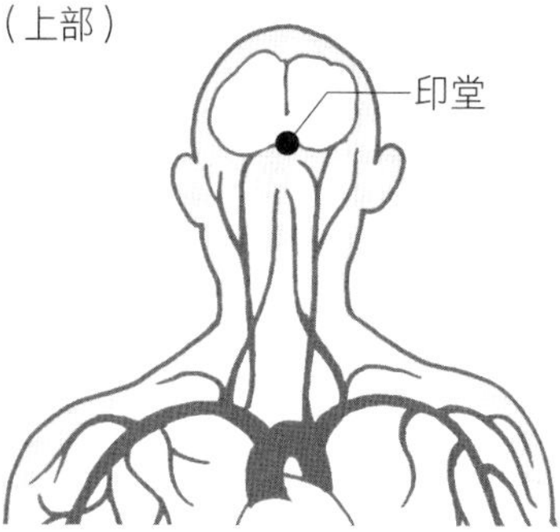

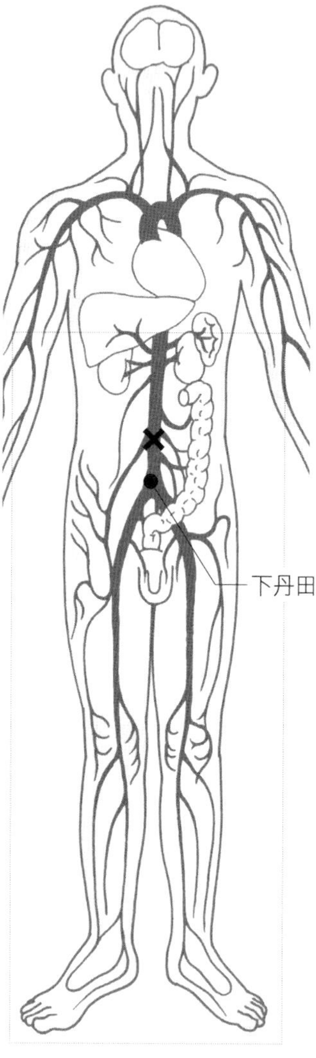

▲從人體動脈解剖圖看上部、中部、下部之丹田位置示意。（✖為肚臍）

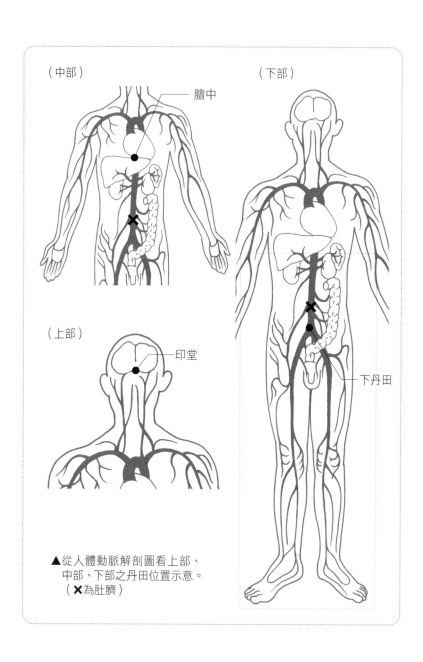

什麼是丹呢？

傳統氣功前輩總是把身體看做是煉丹的爐子，而丹則是化學之物質，是一種具體的物質「丹」。

由前述對生理學的了解，「丹」應該是一種物理或生理的狀態！就像我們打籃球練習投籃，或打網球一樣，將神經、肌肉、血管、骨骼……等全身的協調性，做了長期的訓練，達成一種高度合作、協作的狀態，才能因而達成高度的協調；又在不同狀態下，總是做最對的反應，而將籃球投入籃框，或將網球以一定強度、旋轉、角度……擊回。

對內功練氣而言，就是將「田」中的共振，漸進式的訓練與加強，並擴大「耕地」範圍，以擴充至整個上、中、下部的區塊。共振愈佳，所謂丹田（**下丹田**、**膻中**、**印堂**）的振動感就愈強，愈容易感覺到。這些古人所宣稱的現象，幾乎都可由此做些了解。

練功 vs. 精氣神與戒定慧

由上、中、下丹由之部位及其共振之諧波，分別為六、四、二心臟跳動次數之倍數，也分別為膽經（六）、肺經（四）、腎經（二）的共振頻。

所以內功所修煉的也就是以這三個經絡為主。

第二諧波是腎之共振頻，腎乃藏精、主髓，可以是狹義的精子、精液，更可以是廣義的血液骨髓。當然其精中之精仍是精子、精液。

第四諧波是肺之共振頻，係身體宗氣之源，所有氧氣皆由此供給，可以說是氣之大本營。

第六諧波是膽之共振頻，而上部之膽主要為腦，腦子是神，也就是神智、精神等各種智力活動之主導者。

二、四、六互為一：二：三之**共振頻**，**可以互相交換能量**，**相互支援**。而我們練內功修煉腎、肺、膽，也就是精、氣、神。因此，精氣神又可相互換能，相互支援。

那麼「練精化氣」、「練氣化神」、「還精補腦」等神秘功法也就不難理解，只是血液循環生理的必然現象——共振諧頻間能量之互換。因而精氣神也可相生。

佛家氣功之「戒」、「定」、「慧」，其實與「精」、「氣」、「神」是同義詞，戒之中以色戒最難「持」。我們都是由「色」而產生的，子曰：「**食色性也。**」能守戒則自然精足，精足則氣定，氣定則「神」閒，自然產生大智慧。也就是說，大智慧是由神而生。

比較精氣神與戒定慧之精義

道家是修煉在世之福報，在生理學基礎上討論內功在我們身上之物質基礎，因而得到一個結論：

下部共振良好則產生足夠的「精」；中部共振良好則「氣」飽滿；上部共振良

好則「神」智清醒，腦力充足，這是生理的必然結果。而其成就之順序，則是精足→氣，氣足→神，由精而氣而神。

佛家強調「心」的作用，修行強調心的境界、心的努力，也就是自我心靈的昇華，以成正果。

所以，佛家的修行以守戒以達心靈之淨化，因而成就氣之安定；不再有暴戾之氣，或其他之惡氣，因而腦子清淨、清明，進而產生大智慧，認識自己「本來無一物」的本來面目，真正解脫生老病死之桎梏，而得到大自由、大解脫。

由此看來，道家認為內功為人在世間找到「神」，足以像莊子一樣的一生死平貴賤之智；而佛家可以成就「成佛之大慧」，超越人世之一切災難、苦痛。

PART 3

15 內功修煉三原則

有了對內功這些生理學上的了解之後，在開始進入實練前，我們要先對如何練功做些原則上的建議：

❶ **要先體會或感覺到自己的心跳**。

也就是靜聽心音，似乎聽到自己心跳的聲音。這個聲音是很低頻的，低於16Hz（每秒十六次），所以不是用耳朵去聽，而是以身體去體會低頻的振動，一種聽不到的心音。

❷ **要配合心跳做動作或運動**。

不論走路，或是做各種柔軟、週期性的運動，如甩手、轉腰，或轉脊椎骨、做香功……都要配合心跳，以加強各部位與心跳的協調性，也就是煉「丹」了。

❸要感覺心跳在全身共振。

在靜坐、站樁練功時，更要試著靜聽心音，感覺心跳像是在全身共振。

修煉內功與丹田發聲

聲音要好，丹田要有力。尤其唱歌時要（下）丹田用力。這與內功的道理又有什麼關係?!

讓我們回想一下，身體上可能的三組互為相生之共振諧波：

三、六、九諧波——外功

二、四、六諧波——內功

四、八、（十二）諧波——??

由二、四、六諧波（內功的諧波組）來看，如果下丹田用力，下部共振將會被壓抑，原來在下部的第二諧波能量分散到共振相生之第四與第六諧波，使得四、六諧波之能量大大增加，也因而大量增加血液流入第四與第六諧波所灌輸之組織。

而由四、八、（十二）共振頻相生組，因第四諧波能量大大增加，則第八諧波之能量必然也跟著大大增加。那麼，當下丹田用力把第二諧波的能量強迫分配至四、六、八諧波時，會產生什麼生理效應？

第四諧波主要為肺供血，第六諧波為頭上供血，而第八諧波在頭上（上部）正是聲帶部位肌肉群之供血的主要能量。（由第六及第八諧波供血）如此一來，肺活量、聲帶的控制運用更靈活，自然歌聲也就更為動人了。

看特異功能的門道

說到這裡，我們稍微插話，為下章起個頭。外功有些特異功能，像是以頭擊破磚塊石頭、以長茅刺向咽喉，甚至以大卡車輾過身體、赤腳站在刀尖上……等，這些我們常在表演中看到的硬氣功，多可由「金鐘罩」、「鐵布衫」等等，氣血充滿腠理來解釋。

也就是三、六、九諧波互為共振頻，而將三、六之能量集中到第九諧波，就形成體表的保護層，再將能量集中於幾個穴道或位置，即成為特別強硬的點或小面積，以對抗外力之侵襲。

而有些科學論文以力學的角度，把手或身體視為許多小球，以彈簧連結之連續體，以人體組織之彈性係數，以及組織間之黏彈性，認為這些現象都還在合理之範圍，其實也不算「特異」。

只是，經常將第三諧波的能量引導到體表，會造成第三諧波的虛弱，反而形成脾胃虛寒的症頭。這種情形在許多「愛現」的氣功師父身上常會發生，但又不敢在人前示弱，真是為難！

PART 3

16 內功也有特異功能

前章所談的丹田用力，歌聲美妙，就是像硬氣功一樣的特異功能。因為把腎經的能量集中到肺及聲帶，而產生的特殊效果——歌聲美妙，這就是現代所謂的美聲唱法。

這種歌唱法，與外功之硬氣功相似，也有損傷腎氣的副作用。長時間以丹田用力唱歌，難免腎虛而腰酸腳軟。

其實內功特異功能中最強大的是：產生了佛祖釋迦牟尼。

當佛祖在修行時，他就在修煉內功，直到他在菩提樹下靜坐了四十八天，這才悟道，而這整個過程就是最典型、最強大的特異功能。

生活中的內功修煉

佛祖由戒、定、慧而悟出人皆有佛性，教導我們如何找回自性，因此發想了三法印、四聖諦、十二因緣等人生的道理，以加速我們認清真我，拯救了世上多少人心。這是內功特異功能中最至高無上的成就。

世間的政治家、軍事家、科學家、思想家、發明家……在做深層思考或重大決定時，總是會靜心養性，甚至齋戒沐浴，這就是由內功之「精」、「氣」來產生「神」，由「戒」、「定」來產生「慧」的過程，也都是由內功之修煉以達智慧，神清目明，而能高瞻遠矚之特異功能。

話說回來，其實我們在日常生活中，往往也不知不覺就用了內功的修煉，希望達到「神」與「慧」的「特異」效果或功能。大家不妨想想看？

「畸」人「抑」士

在我研究氣功與中醫的過程中，的確也曾遇到一批奇人異士。例如一位師父，祖傳龜息大法，他真的可以控制心跳、血壓，甚至令腦波呈現寂靜的現象。然而，一度主編氣功雜誌推廣氣功的他，後來卻只能以算流年、看風水及教導中醫來謀生。這個龜息大法固然神奇，但對身體健康真的有好處嗎？我想這是十分可疑的。

最誇張的是一些畸人、抑士。

怎麼說呢？

有一位畸人在連絡多次後，終於現身。他與我們約在晚上，號稱自己可以打下人造衛星，或其他小星星。

當天晚上，他手拿著一個類似真空管的東西，以手指比作手槍狀，對著天空亂打一陣後說：「你看，打下了一顆。」我順著他的手勢看去，果然有一顆流星劃過天空。不過這已是這位畸人忙了超過半個多小時之後的事了！後來回想，如果那晚有流星雨，也許就不必等那麼久了。

抑士又是什麼模樣呢？

有位抑士在電話中號稱，他在運功時可以看到月球永遠背地球的那一面，也可以到東京地鐵站去看一看當地的情況。

那天他躺在躺椅上，我們一面為他量脈，並分析其脈象，於是他開始運功了。過十幾分鐘後收功，接著口若懸河，說得活靈活現。而我們脈診的記錄是：「**運功時頭部循環嚴重受到抑制，必定產生幻覺，甚至會活見鬼！**」

這些畸人抑士，大多是走火入魔的病人，而不是真正擁有特異功能。

走火入魔

走火入魔，簡單的說就是叉了氣。或是某些部位多了氣，而其他部位少了氣。很多頭痛、偏頭痛，就是腦部缺血；而憂鬱症更是腦子缺血比較嚴重的症狀。

其實胃缺血就胃病，鼻子缺血就鼻病，手缺血就舉不起手來，腳缺血就不能走路……，這是大家都很了解的。

走火入魔可以用河流來做比方。

經絡本與河流相似，是血液在身體流動灌輸的管道。就拿黃河與淮河做例子，本來黃河是黃河，淮河是淮河，淮河的水時多時少，若只是季節的正常變化也沒什麼，但如果變少太多，流域就鬧旱災。相對於經絡就是——胃經缺血（胃虛），長此以往就犯胃病了，這些都是正常的生病。胃經血太多，可能胃酸過多、胃食道逆流、胃潰瘍……。

但如果淮河的水不夠或過多，不是淮河本身的水夠或不夠，而是因為黃河將淮河的水搶走了，或是黃河水沖進淮河裡來，這就不是正常生理應該發生的現象。

把黃河比做膽經，黃河干擾淮河，就是膽經侵犯胃經。這在正常生理上是不容易發生的。大多是人為的不正當練氣、運氣，而**以人為操作逼迫氣血走向不是原本生理上的管道，久而久之，正常經絡的走向就被破壞了**。就像黃河奪了淮河的出海口，而不由原來黃河的出海口流向大海一樣。

這時就**造成血液分配的嚴重不平衡**。在一般器官，就是「走火」；而在腦子就「入魔」了。

而其發生之原因，太多是過度勉強的運氣、練氣、或奇怪的功法，以致超過了生理能承受的強度，導致經絡走位、血液妄流——「走火入魔」。此外，嚴重的外傷則是另一個可能產生走火入魔的原因。

所以修煉功夫，都要由正確的方法，溫和地循序漸進，以免走火入魔而成了畸人抑士。

PART 3

17 收功目的是為什麼？

各種不同的功夫，太極拳、八段錦……只要是內功，師父就一定會交代「最後要收功」。

外功修煉三、六、九諧波，尤其是第九諧波。第九諧波（三焦經）是可以遊走全身之振動，也是發外氣的來源。

其實不論你發不發氣，第九諧波這個體表之氣是無法留在體內的。而練習了一段時間的功法，無論你內功多精深，總有些氣（振動）會留在體表的腠理間，如果不將這個能量收到內裡來，過一會兒就會消散得無影無蹤——功不歸己。

收功的目的，就是將這個仍留在體表，甚至在三（脾經）、六（膽經）的能量，引導至腎經（二）及肺經（四）。這個振動能幫助下部、中部之共振狀態，久了就像練習投籃一樣，又多投了幾次練習球，自然而然也就加強了下部或中部之共振特性，進而吸收成為身體的一部分功能，而提昇了腎氣，也推進了健康。

在我們日常生活之中，總是三、六、九諧波組成的外功，與二、四、六諧波組成的內功在交換、爭取能量。

心臟只有一個，這是所有各種氣功能量的來源，一個多了，另一個就一定要少些。但有些基本功課卻是內外功共同的。

把身體各部位的共振做好

所謂氣的流動受阻，就是共振狀態被破壞了。

最大的影響自然是來自**骨架**。因為血管是架在骨頭上的，由骨頭將之撐開，要能振動良好，架子就需要是打開的、正直的、在正確的位置上。所以**姿勢端正**、**頂**

天立地，是最基本的要求。如果骨頭位置不對、受傷、變形，都是對共振狀態的最大傷害。

下一個要點就是**筋肉**了。筋是連結骨頭用的，所以傷筋動骨就是大傷，不容易復原。因為復原最重要是依靠血液帶來的物質、營養、能量和氧氣，而傷筋動骨就讓血液流不到最該去的地方，這個傷害自然是久久不能復原。骨頭斷了、損了，總是將之固定在正確的位置上，一方面讓復原筋骨生長在正確的位置，也可讓血循環保持一個好的流動性。

至於肌肉受傷，也一樣會阻礙到血循環，因而不能產生共振，這也就是丹田的概念。每一塊肌肉能改善共振狀態，這塊田就愈肥沃，共振就能愈好。共振愈好，血循環就愈好，又改善了共振……。這就是練功的良性循環，因而丹田愈發肥沃，身體氣血愈順暢。反之亦然。

這是所有氣功的基礎，也沒有內功、外功的區別。

◆實測練功後振幅變化

寫到這裡，我們談了這麼多，大家或許也會好奇，在練功前後用脈診儀測試，可以看到什麼樣的變化？

其實這部分，我們的團隊不定時也做了些測試，並將結果分享在「米安科技—王唯工—脈診儀」臉書粉絲頁。以下就引用幾則與練功（運動）或腎經相關的，提供參考。（振幅變化圖請參見六四二頁）

【功法】楊家老架一〇八式太極拳第一段

〔套拳第一節〕

平立無極式↓起勢（式）↓單鞭↓提手上勢↓白鶴亮翅↓摟膝坳步↓手揮琵琶

↓摟膝拗步↓手揮琵琶↓大搬攔捶↓十字手↓收勢

測量練拳前和練拳後，橈動脈頻譜的變化結果如圖①，C4肺經、C7膀胱經、C8大腸經、C9三焦經能量增加都相當顯著。肺經的變化和太極拳的雲手、掤勁較深沉的運動到肋間肌有關，膀胱經的變化和立身中正與鬆背、轉腰有很大的關係，至於和大腸經、三焦經的增強則可能與虛靈頂勁鬆開脖子的肌肉有關係，似乎對改善頭上血液循環有很大的幫助。

小結：太極拳的幾個關鍵動作和心法，對於胸背、肩頸的氣血循環有很大的影響，勤練太極拳對於養生還是有很大幫助的。

【重訓】重訓基本功夫：伏地挺身

今天來聊個MAN一點的話題，重訓到底對血循環的影響是什麼呢？據小編實測的結果是——可強化腎、脾、肺經的能量喔！

我們可以從圖②看出，做完兩輪共四〇個伏地挺身後，循環為了調整供給身體的需要，橈動脈壓力波中的C2被快速拉升，將近一小時才緩緩下降，C3~C4也在一個小時內有效拉抬百分之二十左右。根據王老師的共振理論，可以推論脾、肺、腎經在運動後有效的被刺激、活化，振幅增加且效用還算滿持久的。

所以心動了嗎？想要強化自己的身體，每天適量的重量訓練是CP值非常高的方式。

【重訓】重訓基本功夫：平板支撐（Plank）

至於從脈診的角度，「平板支撐」對血循環有什麼樣的改變，和「伏地挺身」有什麼樣的不同呢？

讓我們由圖③繼續看下去……

❶平板支撐對諧頻的增幅主要是集中在C2（腎經）和C5（胃經），從經絡的循行來看，這兩經交匯處就是腹部的正中處，也是核心肌群主要坐落位置。因此，平板支撐能夠充分提升核心肌群區塊的循環，達到訓練的效果。

〔和伏地挺身比較〕伏地挺身影響循環的效果較為全面，時間稍微持久一些；而平板支撐影響血液循環的區塊較為集中。

❷平板支撐大幅度減少高頻諧頻的能量（C6～C10），換句話說，做完一小時內頭上的血循環會大幅度減少。而這延伸出兩個重點：

a.如果頭上有傷、有手術或頭痛歷史的朋友，平板支撐的強度不宜太高，且時間不宜超過兩分鐘或短時間內做超過三組。

b.反過來說，平時思慮過多、煩惱過度的朋友，每天來個三組兩分鐘的平板支撐，保證讓你短時間氣力放盡，煩惱放空！

【功法】站樁數息

〔站樁數息一〇八下……〕

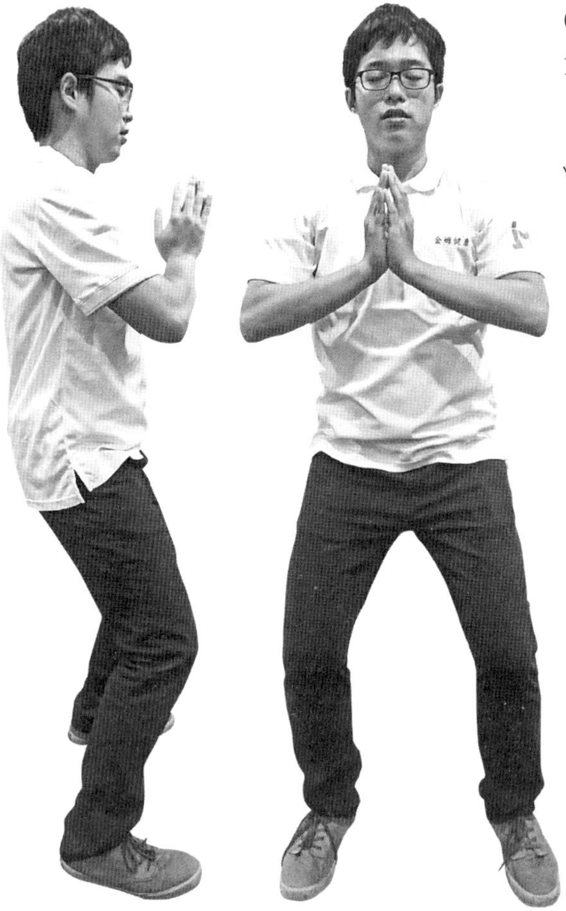

日前有粉絲留言提到王老師在電視上的站樁數息功法，從脈診儀看到變化為何，小編承諾會做個實驗。

本次實驗微觀察站樁後數息一〇八下，以前後脈象的差異做為控制、對照組，實驗結果（圖④）可以觀察到該站樁效果以減少高頻振幅為主，尤其是C9~C11走在較為表層的經絡（清陽發腠理，濁陰走五臟），並逐漸內斂氣血。十分鐘後微微的補在C1（肝經）、C2（腎經）。整體效果將外放或到頭的高頻能量降低，回流集中到低頻肝腎經絡中，產生寧心安神的功效，晚上睡前做頗為合適。

需要強提腦力思考，或有嚴重煩心之事，該功法應該會大打折扣，還是喝些好茶更有效果。若是想強行把煩心的事帶走，建議去跑個步或做些平板支撐。

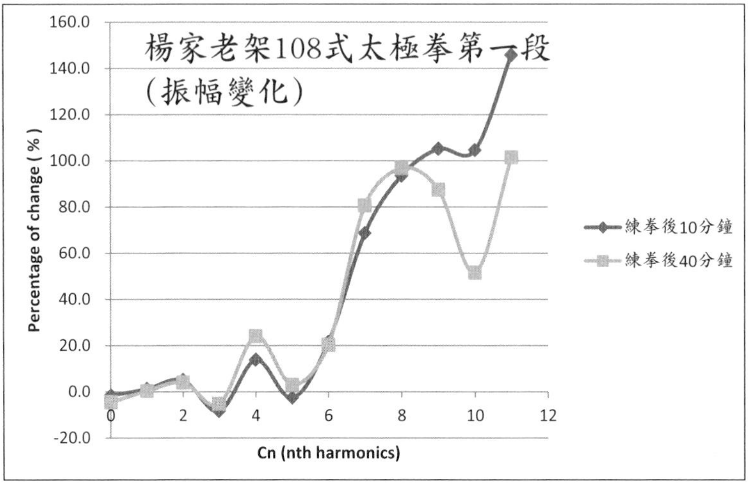

▲圖①楊家老架108式太極拳第一段之振幅變化

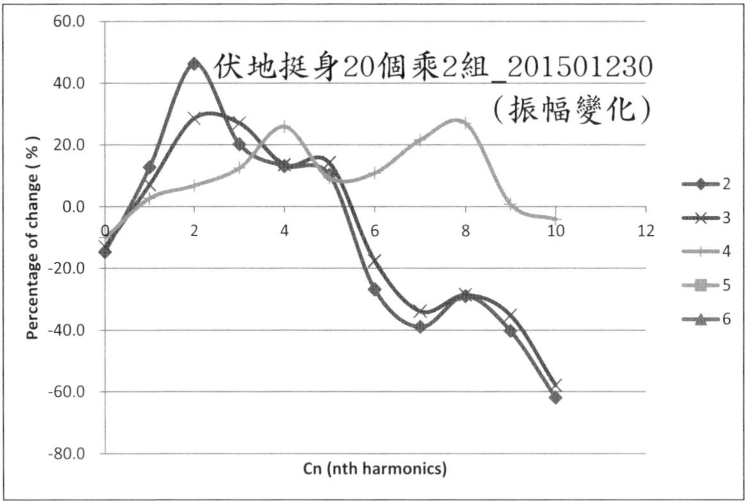

▲圖②伏地挺身兩輪40個之振幅變化

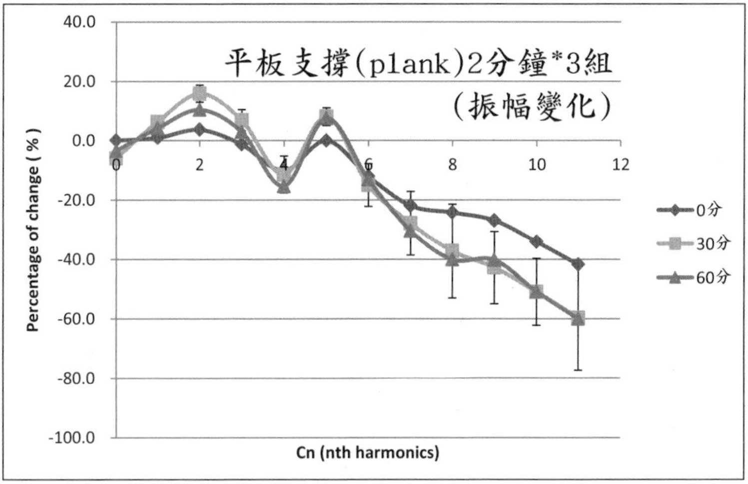

▲圖③平板支撐(plank)2分鐘之振幅變化

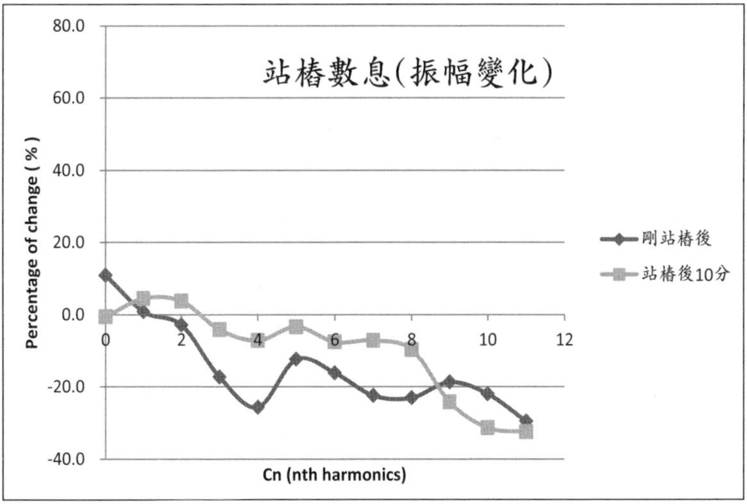

▲圖④站樁數息之振幅變化

【輯四】

PART

4

實練篇

修煉內功與腎氣的動作

人體的氣血有了初步共振，身體穴道都沒有重大傷害，

若想要更進一步，修煉需要有些訣竅，

第一個要訣就是「鬆」，接著是「運筋」和「運氣」……

PART 4

18 修煉內功的要訣

人體的氣血有了初步的共振，身體的穴道都沒有重大的傷害，這就已是心平氣和的身體了。

如果要更進一步，此時就需要有些訣竅。

內外功能量分布背道而馳

三、六、九諧波是把氣由內引到外的外功，比較接近人的本能。遇到危險時，腎上腺素大量分泌，血液充滿肌肉與皮下，此時會變得力大無比，人可以發出平時力量的好幾倍。

不論是準備打架、賽跑、打球、演講、演唱……，甚至是考試，相信大家都有過充分的經驗，氣血充滿全身體表，反應迅速、運動有力……但是腦子卻似乎不太靈光。

一旦事過境遷之後，就全身癱軟無力了。因為身體內第三諧波（脾經）的能量，全被抽調出來運用了。

而內功呢？卻要把血液送到二、四、六 諧波去。這豈不是與外功的三、六、九諧波能量分布背道而馳！

修煉內功有訣竅

所以要修煉內功，就先得解除這個我們與生俱來的枷鎖，加強三、六、九諧波的外功，將能量送到腠理，在肌肉緊張、準備受擊時，也儲存能量準備攻擊。

第一個要訣，就是「鬆」

鬆是最廣義的、全面的不用力也不用意。肌肉放鬆、皮膚放鬆、肚子放鬆、神經放鬆、眼光和眼神也放鬆、呼吸放鬆、嘴唇放鬆……，總而言之，全身上下一律放鬆，如棉花般的輕盈。

這是第一課，也是最難的第一步，一旦理解什麼是放鬆，也能感覺自己放鬆了沒有，又能真正的執行放鬆，那麼內功就已成就了一半。再往下的功課，也就順理成章了。

下一步，是「運筋」

一般而言，運筋其實與瑜伽動作的目的是相似的。

當我們把骨骼已放得平整，肌肉、皮膚也都沒有外傷，那麼此時妨害氣的運行的，就是身體中的濕氣或酸水了。這時候最恰當的動作，就是拉筋。

因為酸水最容易藏的位置，而且又最妨害氣的運行的，就是筋，尤其是關節部分的筋。這個筋也包含一些固定內臟的韌帶，如腸子、膀胱、胃……等；而內臟部分就要靠呼吸來拉、來鍛鍊。練內功時，呼吸訓練是為內臟運筋的最佳動作。

再下一步，就是「運氣」了

在談運氣前，我們先澄清一下，在內功中的氣，究竟是指什麼？

在本書，我們所談僅限於生理學上的所謂「氣」，也就是行血之氣。至於行血之後，所謂「精氣神」或「戒定慧」，除了血循環之外還有其他功能，我們就暫放一邊了。

氣行血，就是「心臟送出的血液壓力波是氣，也就是行血的動力，或行血的能量」，這個行血的效率，與組織共振狀態也是息息相關。血要送到某處，心臟要有力打出本處所需要的共振波，血管及周圍組織要順利把共振波能量送到該處，而該處之組織（主要是經絡或穴道）共振狀態要好，也就是有最低的阻抗，才能將此波動能量做為送血入組織的原動力，有效的將血液送達。

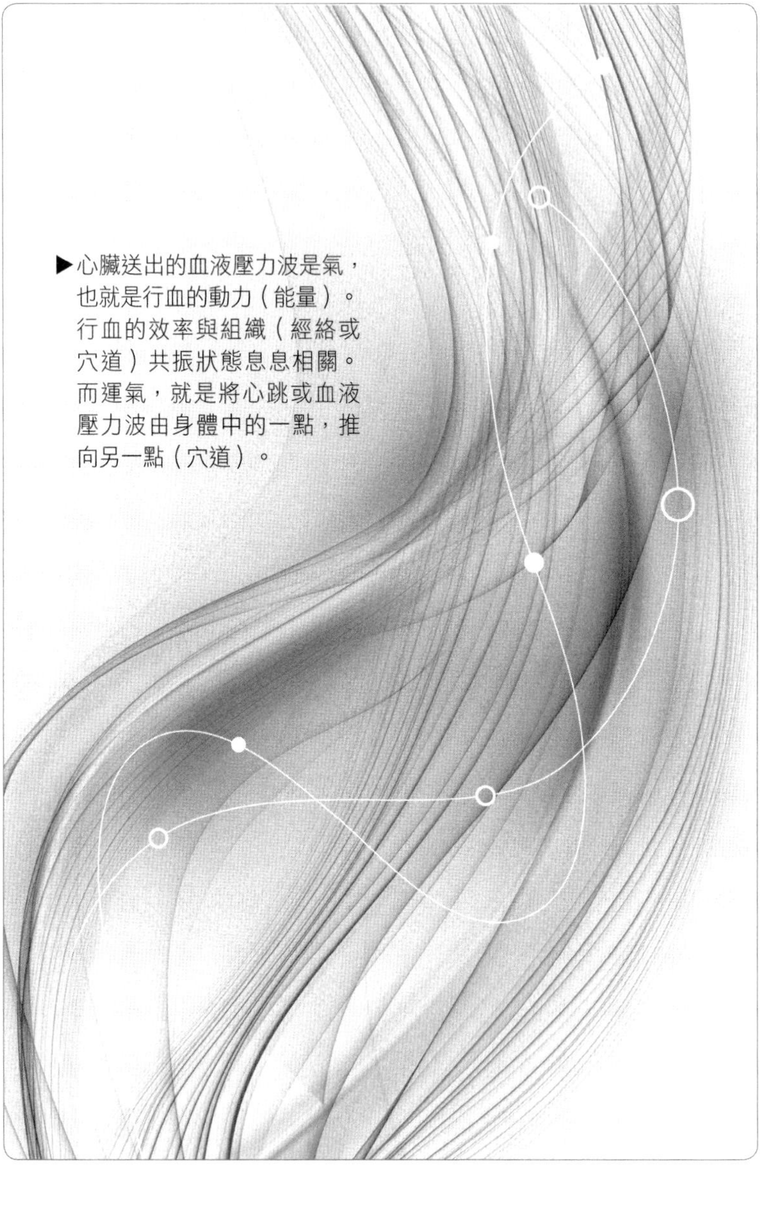

▶心臟送出的血液壓力波是氣，也就是行血的動力（能量）。行血的效率與組織（經絡或穴道）共振狀態息息相關。而運氣，就是將心跳或血液壓力波由身體中的一點，推向另一點（穴道）。

而運氣的目的，就是降低血管通路與穴道對其共振頻之阻抗。其運作的模式，是將心跳或血液壓力波試著由身體中的一點，推向另一點。所謂的點，就是穴道。如此不僅穴道的共振頻阻力變小，在兩個點之間的脈波傳送阻力，也會隨著練習次數增加而降低。脈波一次、兩次在自己控制之下，由一點傳至另一點，久而久之，身體中各條脈波通道（經絡）之脈波輸送阻抗就會逐漸降低了。

就像練習投籃，愈投愈準是一樣的道理。因為血管、肌肉、神經……等，彼此間的協調性被訓練出來，有助於投籃更準確，或血循環順暢。

PART 4

19

從放鬆開始的日常修煉

腎與氣功，談到這裡也快要接近尾聲了。

大家對於中醫理論所講的「腎」，有關第二諧波（腎經）的特殊性和重要性，道家的「精氣神」與佛家的「戒定慧」，以及內外功與身體兩組共振諧波的關係，經過這樣一環接一環的分辨解析，是否有覺得比較清楚了？有受到「當頭棒喝」的感覺嗎？

接下來要介紹的，是我在日常保健常做的幾個動作，用來修煉內功與腎氣，效果還不錯。同樣以君臣佐使（主輔佐引）的概念，搭配插畫做重點式解說，提供大家參考。（※手腳動作一邊做完一輪就換一邊，次數不拘，依個人的狀況衡量）

日常修煉①【君】站樁與靜坐

❶站樁

〔動作要點〕

- 兩腳張開與肩同寬。
- 腳尖朝前，雙膝微彎。
- 兩手在胸前成圈。
- 雙手合掌（手掌鏤空）。
- 十指相貼，指尖向上。

❶注意！全身放鬆，靜聽心音。

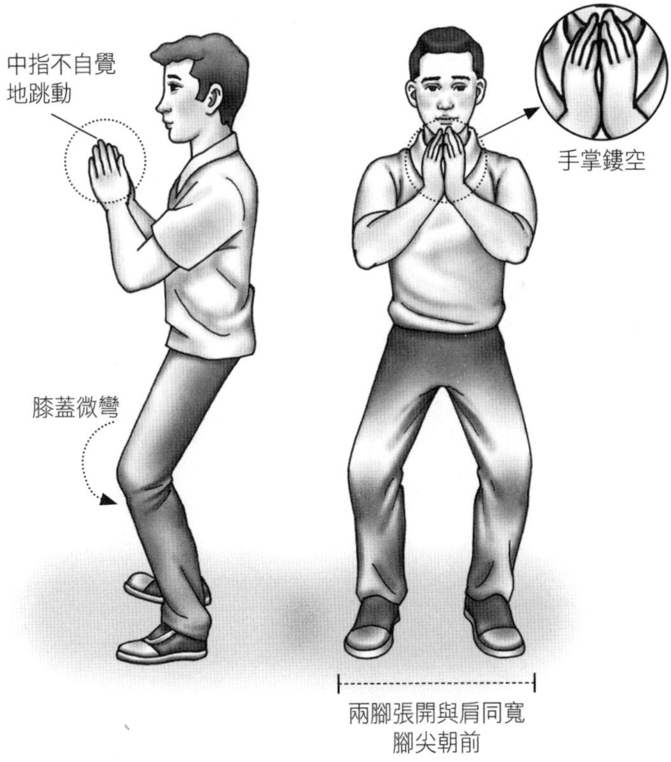

站樁要「**全身放鬆**」、「**靜聽心音**」，慢慢地就會感覺到心跳由膻中散發至中指，而相貼的兩手中指會不自覺地跳動。

此時，「**默數心跳**」自然就能忘卻紅塵。可默數數百至三、五千次，也就是五分鐘以上，或半小時、甚至一小時。

當心跳感覺非常明確，而且逐漸強烈，可嘗試將原來在中指及掌心（勞宮）的心跳感覺，試著帶到手臂、胸口、下腹，慢慢的去感覺身上比較不順暢的部位，就讓心跳在那個地方多跳幾下。

這個站樁的功法，能讓我們先學會放鬆，然後體會心跳（也就是「氣」），並漸漸的能帶著氣遊走於身上各部位，自然也就學會了運氣。

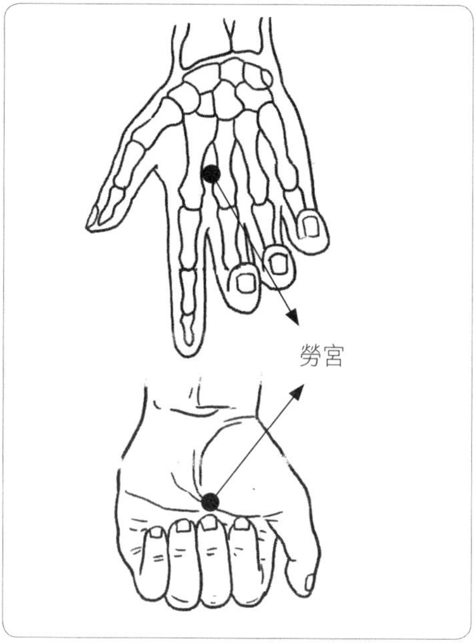

❷ 靜坐

〔動作要點〕

• 下半身輕鬆坐（不用勉強盤腿，而使骨盆歪斜）。
• 雙手輕鬆放在腿上。
• 背打直，坐姿端正。
• 兩眼微張。

⬇ 注意！脊椎要正，靜聽心音，靜數心跳，呼吸平穩輕鬆。

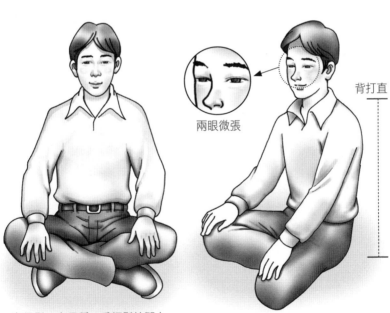

坐得鬆，坐得穩，手輕鬆放腿上

靜坐這個題目的討論已經太多了，其實最重要就是要坐得鬆、坐得穩，至於什麼盤不盤腿，單盤或雙盤，都不是重點。

姿勢要端正，尤其是脊椎。骨盆要平衡、平穩。

呼吸平穩輕鬆，靜聽心音，靜數心跳，自然百念不興，心如止水。

日常修煉②【臣】睡前躺床上做三式

❶足跟往臀部敲

〔動作要點〕

- 身體放鬆躺在床上。
- 一腳伸直，另一腳抬起，大腿與身體約呈九〇度。
- 以膝蓋為軸心，腳上下運動，足跟盡量往臀部敲。

（放床上的腳亦可屈起，手抱膝，另一腳敲臀部）

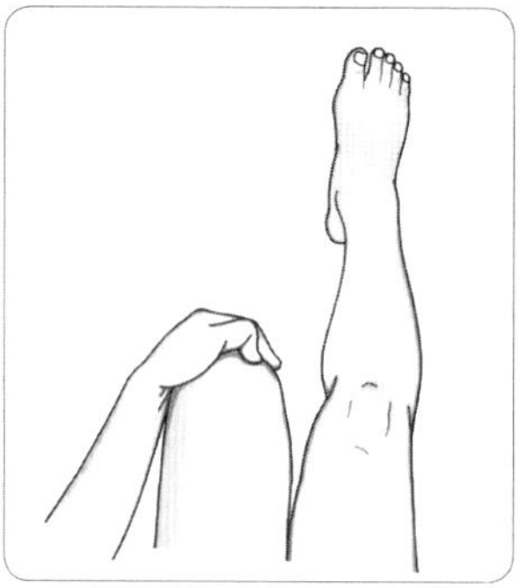

▲手抱膝，另一腳敲臀，也是一種做法。

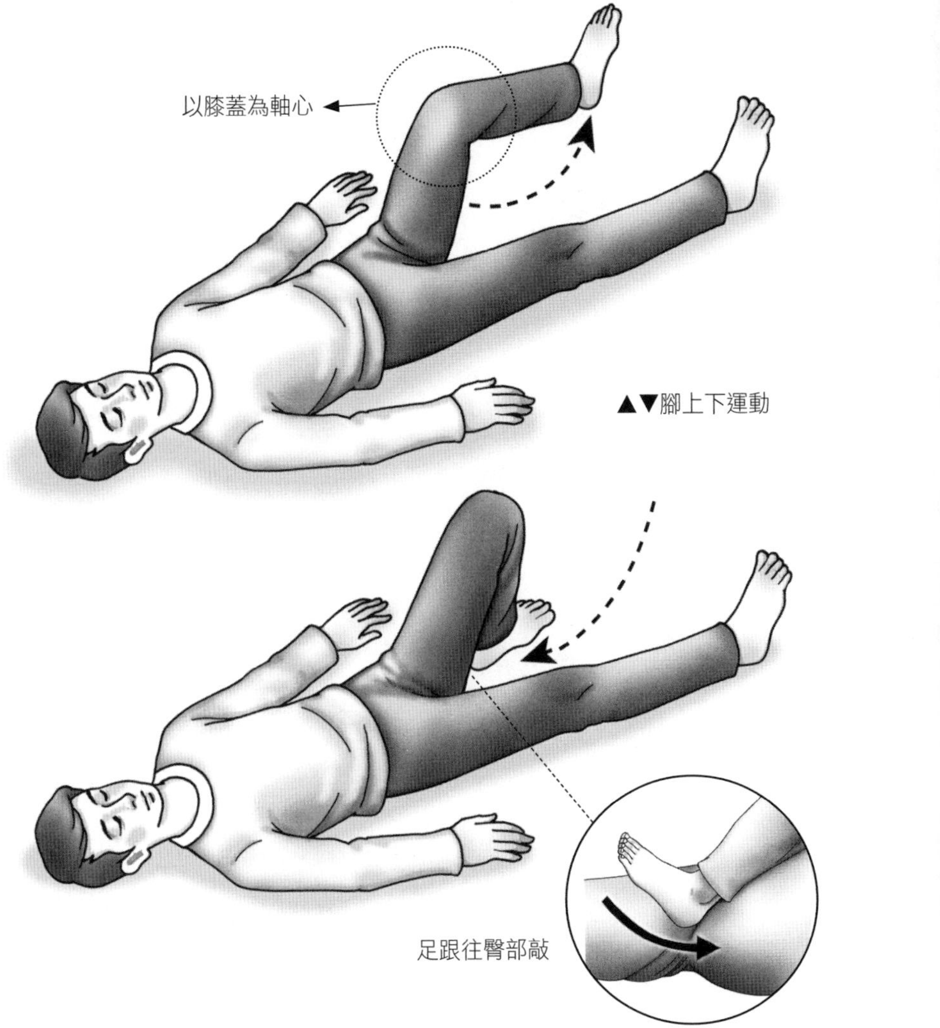

▲這動作是睡覺前躺床上做的。注意要全身放鬆，一腳伸直放在床上，或屈起以手抱膝（看哪個動作輕鬆，隨個人選擇），另一腳以膝蓋為軸心，上下運動，足跟盡量往臀部敲，這是最大的重點。

❷抬腳按摩

〔動作要點〕

- 抬起一腳，大腿與身體約呈九〇度，或往身體再靠近些。（另一腳可伸直，如上圖；或是腳踩床面、膝蓋彎曲，如下圖）
- 用兩手由下往上按摩小腿和大腿內側與外側。

❶注意！身體放輕鬆，配合按摩動作自然轉動。

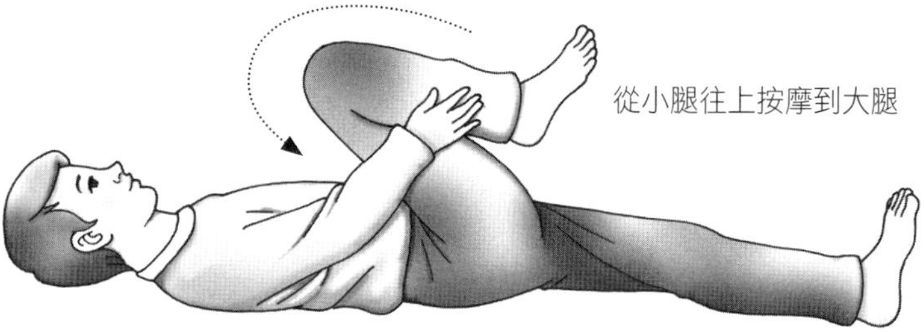
從小腿往上按摩到大腿

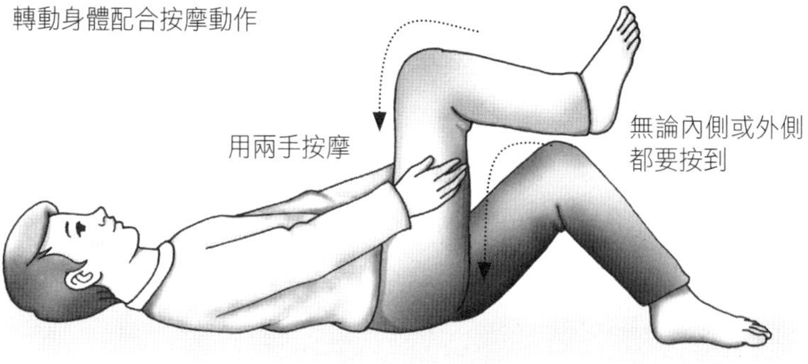
轉動身體配合按摩動作
用兩手按摩
無論內側或外側
都要按到

❸伸展拉筋

〔動作要點〕

- 一腳彎曲，足跟盡量貼近臀部。
- 腳用力踩床面，往前伸展，感覺大腿有拉到。
- 另一腳放床上伸直。
- 腳跟往前推，下壓，感覺小腿也拉到。

❶注意！如果是在床上做動作（運動），躺的床最好不要選太軟的。

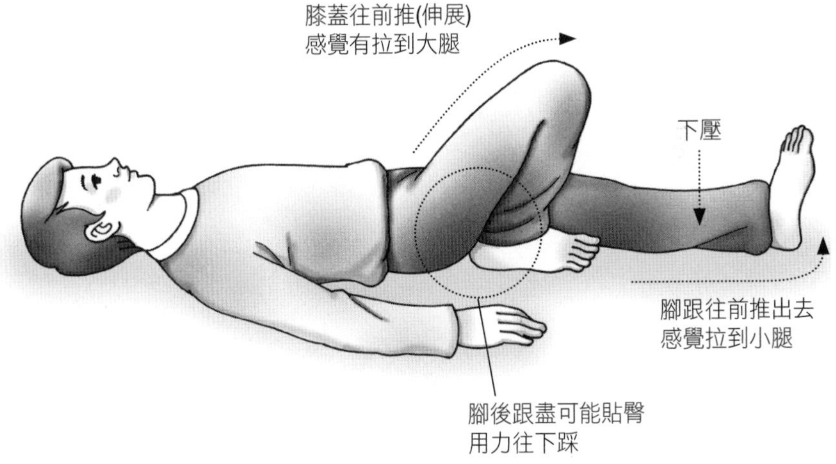

日常修煉③【佐】走路

〔動作要點〕

- 眼睛看前方。
- 抬頭挺胸。
- 腳踏實地。
- 雙手自然擺動。

注意！不要彎腰駝背，要配合心跳走路。加強各部位與心跳的協調性，也是「煉丹」的方式。

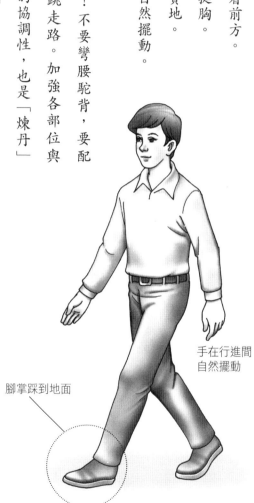

日常修煉④【使】拍打衝脈與環跳穴

❶拍打衝脈

〔動作要點〕

- 自然站立。
- 兩腳張開與肩同寬。
- 雙手握拳。
- 拍打衝脈之下丹田兩側。

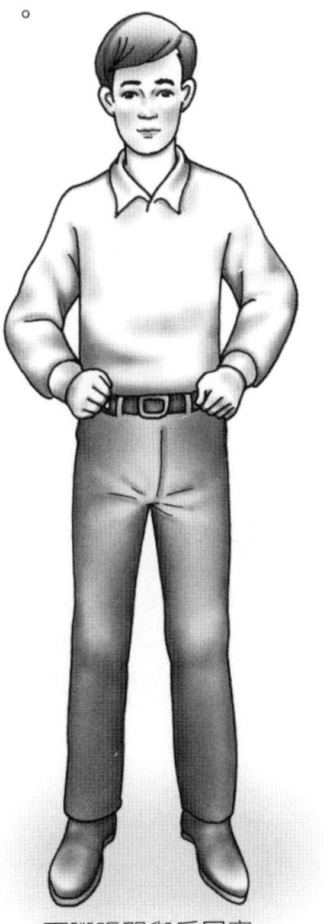

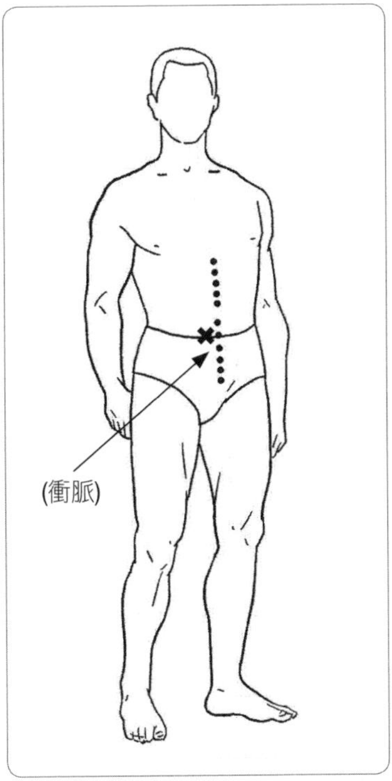

❷拍打環跳穴

〔動作要點〕

- 站立抬腳，架在支撐物上。
- 膝蓋打直。
- 以手掌（或握拳）拍打環跳及四周穴道。

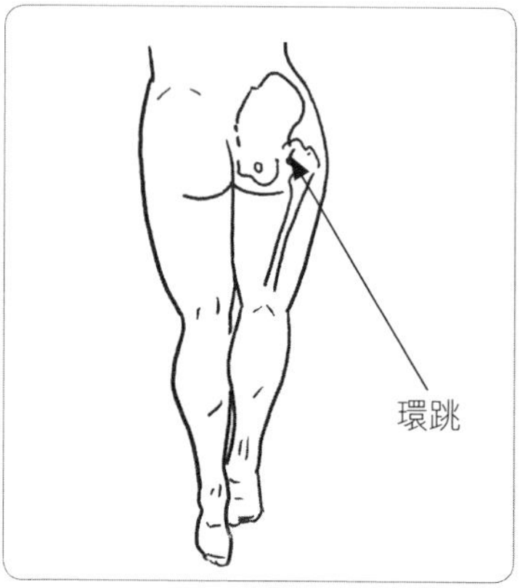

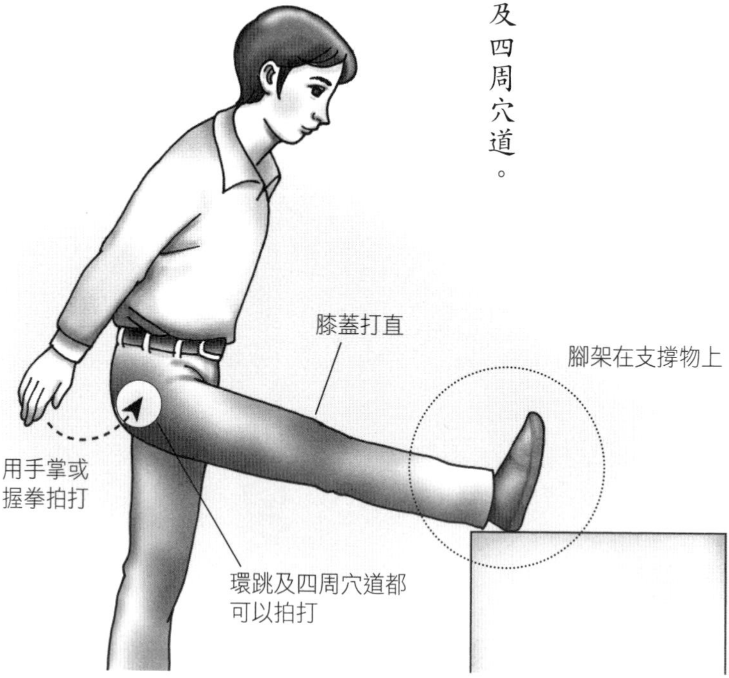

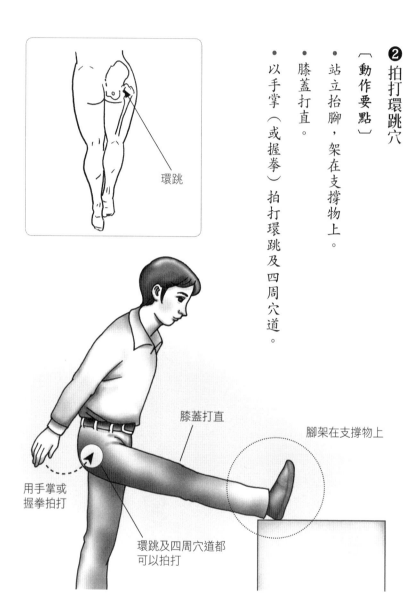

PART 4

20 女性與男性修煉之不同

男女之最大區別在生殖系統上，而且在細胞染色體上就有不同，男女性都有二十二對染色體，加一組性染色體——男性為XY，女性則為XX。

男性的性染色體

男性由於性染色體不成一對，在基因發生錯誤的機會上就大多了。一對的染色體，其中一個有誤，可由另一個來補救，不至於產生生理上的缺陷。而男性的性染色體是不一樣的X與Y，所以只要X或Y上有任何缺陷，就一定也會在生理上表現出缺陷。

假設二十二對加一組染色體都有相同基因數的比重，那麼男性基因出錯的機會，就會比女性高約百分之八．七（二除以二十三）。如果比較一下台灣男女的平均壽命——男性七十七歲、女性八十三．六歲，其差異約百分之八．一。也是有點接近。

女性的月經

而生理上，女性最大的不同是有月經。約每月一次的排卵，以及經血的排出。

在這個**月經期間，如果排經正常，量其脈象都會有肝腎氣上升的現象**，女性經期若肝腎氣上升有限，則有經血過少、經痛等問題。

中藥之調經藥，作用多為補肝腎脾及活血化瘀，但由於月經期間肝腎氣血的上升，在經期服用有失血過多之慮，因此都不建議在這時候服用。

女性在月經期間生理和情緒上的變化，很多是受到荷爾蒙分泌變化所影響。而這些荷爾蒙對於循環系統也有改變血管彈性的影響，進而對腎氣、肺氣都有直接影響，因此在量測女性脈象的時候，要把荷爾蒙周期的影響加入判斷的一部分，這就是為何中醫把脈會詢問女子是否在經期的原因。

女性練功有禁忌？

所以女性在練功時，不宜意守（將心跳引導至）下丹田。因為這裡是子宮所在的位置。尤其在月經期間，一定會增加經血量，甚至引起大量出血。

古籍也有一些煉女丹的文獻，多提倡修煉雙乳。正確的來說，應以膻中、中丹田為主才是。不論是意守中丹田或按摩胸部及乳房，皆是此意，但過了更年期，就沒有這個不練下丹田的禁忌了。

後記

畫龍點睛，為中西文化融合開光

在眾多的中西歌曲中，最貼近我心的是一首讚美上帝的聖歌——〈You Raise Me Up〉，其中有一句：

Then I am still and wait here in the silence,Until you come and sit a while with me.（我靜靜的與祢同坐一會兒）

這句淺顯的白話文，不就是內功的最高境界嗎？

放下一切，超越所有的疑慮，放棄所有的思緒，靜靜的與祂坐在一起。

亞聖孟子曾說：「吾善養吾浩然之氣。」在他所著《孟子》一書中亦有名言：「天將降大任於斯人也，必先苦其心志……，所以動心忍性，增益其所不能。」而此歌中最後一句You raise me up, to more than I can be.，不就是「增益其所不能」？但是〈You Raise Me Up〉這首歌中的心法，不是動心忍性，而是與祢靜坐一會。這使我想起了李白的詩句：「兩岸猿聲啼不住，輕舟已過萬重山。」

這本書是在我們心中盤算已久，而又下不了手的內容。

腎與氣功，這兩個題目，都是中華文化中最神秘而又最隱晦的部分，自然也就是荒煙蔓草，牛鬼蛇神。

在這麼多雜亂無章而又浩瀚如海的文獻之中，要如何整理出頭緒來，幾乎是不可能的任務。

如果要一個一個理論、一個一個現象來討論，那麼幾本書也不足夠來完成這個工作。更何況有些理論只是一個人做的夢，或是某位居士練功時的個人體會……，常常是完全神來之筆、天馬行空的創作，也許將它們當做《哈利波特》或《魔戒》來看，還比較有意義。

經過長久的思索，我們決定釜底抽薪，不再討論各個想法、做法、講法的對錯，而是直指問題的核心——

這個腎的基本生理功能究竟是什麼？

氣功其基本能量的來源是什麼？

我們專注本體，不再迷惑於表象，華麗的言辭、美豔的圖案、神奇的描述、難解的推論……，而與中醫藥理論的理解一樣，我們回到了生理學的本質，回到血循環的基本性質。

於是一層一層的剝下去，終於找到氣功的根源——能量，並選擇以數學——一個最純淨而完全沒有情緒的純粹邏輯做為手段。在這個過程中，我們快刀斬亂痲，直接分析了內功、外功的本質，撥開遮眼雲霧，只見一輪明月照耀大地，讓大千世界一切皆清晰能見。

我們在本書也只是提出一個看法、一個說法，還請大家努力的找出漏洞，盡力的作出批判。但是一切要根據邏輯。「理性」的討論總是能讓我們愈發接近一件事或物的本質！

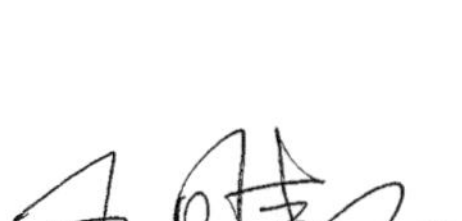

延伸閱讀

這幾年，我們的研究團隊就脈診實驗發表了許多論文，相關文章並刊登在中英文期刊。以下兩篇是有關改善腎經的論文摘要，附上查閱網址，有興趣的讀者可以直接下載參閱。

◎**題目：Effect of acupuncture at tai-tsih (K-3) on the pulse spectrum.**

作者：王唯工、徐則林、張修成、王林玉英（Wang WK, Hsu TL, Chang HC, Wang YY）

刊登期刊：The American journal of Chinese medicine. 1996;24:305-13.

摘要：針灸太谿改善腎經（C2能量上升）

期刊官網：http://www.worldscientific.com/worldscinet/ajcm

論文網址：https://goo.gl/t664dA

◎**題目：Liu-wei-dihuang: a study by pulse analysis.**

作者：王唯工、徐則林、王林玉英（Wang WK, Hsu TL, Wang YY）

刊登期刊：The American journal of Chinese medicine. 1998;26:73-82.

摘要：六味地黃丸改善腎經（C2能量上升）

期刊官網：http://www.worldscientific.com/worldscinet/ajcm

論文網址：https://goo.gl/d2RKNX

國家圖書館出版品預行編目資料

王唯工科學脈診全書 / 王唯工, 王晉中著. -- 初版. -- 臺北市：商周出版：家庭傳媒城邦分公司發行, 2020. 08
面；　公分. -- (商周養生館；65)
ISBN 978-986-477-881-2(精裝)

1.中醫 2.養生 3.脈診

413.21　　109009877

商周養生館 65

王唯工科學脈診全書（精裝典藏書盒版）

作　　者／王唯工、王晉中
企劃選書／黃靖卉
責任編輯／林淑華

版　　權／黃淑敏、吳亭儀
行銷業務／周佑潔、黃崇華、張媖茜
總 編 輯／黃靖卉
總 經 理／彭之琬
事業群總經理／黃淑貞
發 行 人／何飛鵬
法律顧問／元禾法律事務所王子文律師
出　　版／商周出版
台北市104民生東路二段141號9樓
電話：(02) 25007008　傳真：(02)25007759
E-mail：bwp.service@cite.com.tw
發　　行／英屬蓋曼群島商家庭傳媒股份有限公司城邦分公司
台北市中山區民生東路二段141號2樓
書虫客服服務專線：02-25007718；25007719
服務時間：週一至週五上午09:30-12:00；下午13:30-17:00
24小時傳真專線：02-25001990；25001991
劃撥帳號：19863813；戶名：書虫股份有限公司
讀者服務信箱：service@readingclub.com.tw
城邦讀書花園 www.cite.com.tw
香港發行所／城邦（香港）出版集團
香港灣仔駱克道193號_ E-mail : hkcite@biznetvigator.com
電話：(852) 25086231　傳真：(852) 25789337
馬新發行所／城邦（馬新）出版集團【Cite (M) Sdn Bhd】
41, Jalan Radin Anum, Bandar Baru Sri Petaling, 57000 Kuala Lumpur, Malaysia.
電話：(603) 90578822　傳真：(603) 90576622

封面設計／行者創意
排版設計／林曉涵
印　　刷／中原造像股份有限公司
經 銷 商／聯合發行股份有限公司
新北市231新店區寶橋路235巷6弄6號2樓　電話：(02) 2917-8022　傳真：(02)2911-0053

■2020年 8 月6日初版
■2021年11月9日初版1.9刷
定價990元

Printed in Taiwan

城邦讀書花園
www.cite.com.tw
 ISBN 9978-986-477-881-2

線上版讀者回函卡